中国毕业后医学教育省际联盟住院医师规范化培训教材

住院医师规范化培训
公共科目培训指导手册

主　　编　杨　薇　王国年

副 主 编　周宝森　张锦玉　宝　全　张磊晶

编　　者　(以姓氏笔画为序)

丁雅明　吉林大学第二医院

于　艺　大连医科大学附属第一医院

王国年　哈尔滨医科大学附属第四医院

杨　薇　吉林大学第二医院

吴晓梅　中国医科大学附属第一医院

张　顺　中国医科大学附属盛京医院

张锦玉　延边大学附属医院

张磊晶　哈尔滨医科大学附属第四医院

周宝森　中国医科大学附属第一医院

宝　全　大连医科大学附属第一医院

解文菁　吉林大学第二医院

编写秘书　付希英　吉林大学第二医院

人民卫生出版社

·北　京·

图书在版编目（CIP）数据

住院医师规范化培训公共科目培训指导手册 / 杨薇，王国年主编 . —北京：人民卫生出版社，2021.11
ISBN 978-7-117-31722-1

Ⅰ. ①住…　Ⅱ. ①杨…②王…　Ⅲ. ①医师 – 岗位培训 – 教材　Ⅳ. ①R192.3

中国版本图书馆 CIP 数据核字（2021）第 110921 号

人卫智网	www.ipmph.com	医学教育、学术、考试、健康，购书智慧智能综合服务平台
人卫官网	www.pmph.com	人卫官方资讯发布平台

住院医师规范化培训公共科目培训指导手册
Zhuyuan Yishi Guifanhua Peixun Gonggong
Kemu Peixun Zhidao Shouce

主　　编：杨　薇　王国年
出版发行：人民卫生出版社（中继线 010-59780011）
地　　址：北京市朝阳区潘家园南里 19 号
邮　　编：100021
E - mail：pmph @ pmph.com
购书热线：010-59787592　010-59787584　010-65264830
印　　刷：中农印务有限公司
经　　销：新华书店
开　　本：850 × 1168　1/32　印张：7.5
字　　数：260 千字
版　　次：2021 年 11 月第 1 版
印　　次：2021 年 12 月第 1 次印刷
标准书号：ISBN 978-7-117-31722-1
定　　价：35.00 元

打击盗版举报电话：010-59787491　E-mail：WQ @ pmph.com
质量问题联系电话：010-59787234　E-mail：zhiliang @ pmph.com

出 版 说 明

为了深入贯彻落实党和国家关于教育体制改革、医药卫生体制改革的方针政策,服务医药卫生人才培养,推动毕业后医学教育的改革和创新发展,由从事毕业后医学教育培训的各医院(基地)、相关院校自愿组成全国性、开放性、非营利性的中国毕业后医学教育省际联盟(以下简称"联盟")。

联盟以"根植医药卫生、创新教育模式、提升教育质量、服务人才培养"为宗旨。通过加强各成员单位间的广泛深入合作,强化全国优秀住培基地和相关院校、专家、教学资源的优势互补,促进中国特色的高质量毕业后医学教育教材体系建设,推动优质教学资源共享,加强医教协同,完善我国医师培养体系特别是毕业后医学教育的模式、教学方法、教学手段,适应高素质、创新性、复合型医药卫生人才的培养需要,服务广大民众健康。

2018 年 9 月,联盟启动了本套教材(共 4 种)的编写工作,涵盖基本诊疗、急症处理、技能操作规范、公共科目培训等,是对"国家卫生健康委员会住院医师规范化培训规划教材"有力的补充。本套教材主要围绕住培学员综合能力的培养,包括职业素养、知识技能、患者照护、沟通合作、教学科研和终身学习,并结合了住培过程中的常见问题,对中期考核、结业考核等有一定的指导作用。本套教材主要基于联盟成员单位住培工作的成功经验,其所涉及领域是当前住培实践急需的,同时注重创新编写模式,按需配套数字资源。希望可以通过本套教材,建立一定的区域性行业规范,指导学生培养工作,缩短各基地探索的过程,促进学员培养同质化。

前　言

住院医师规范化培训是毕业后医学教育的主要内容,目的是为各级医疗机构培养具有良好的职业道德、扎实的医学理论知识和临床技能,能独立、规范地承担本专业常见病和多发病诊疗工作的临床医生。

在医疗实践中,对医务工作者的要求包括扎实的医学基础理论体系,良好的临床实践技能,同时又要求依法进行医疗活动。《住院医师规范化培训公共科目培训指导手册》是以住院医师日常医疗、科研、教学中可能出现的法规、循证、相关的伦理问题等内容为出发点、着眼点,以临床实际案例结合理论,再从理论到实践,从提出问题到解决问题,简明地介绍了住培学员需要了解的问题及解决思路。本书以医师准入基本要求为依据,以岗位胜任力为导向,围绕《住院医师规范化培训内容与标准(试行)》,结合练习题,帮助住培学员有效地掌握必须具备的基础理论、基本知识和基本技能,强化住培学员的医学人文素养和职业素质教育,增强住培学员的岗位胜任能力。

全书共七章。第一章总论,介绍了住院医师规范化培训、公共科目概述、学员思想政治工作的重要性及优化策略,第二至六章描述了医师执业相关的基本知识,包括卫生法规、医学伦理、人际沟通、职业道德与职业素质、职业防护和传染病防治等与执业息息相关的内容,第七章探讨了临床科研设计与临床循证实践,为学员在科研方面打下坚实的基础。并在每章末设置了习题,巩固重点知识。全书内容不局限于考试,更贴近于临床医疗、科研及教学实践,以实际案例为引导,寻求解决问题的思路,希望住培学员通过对本教材的学习能够快速、系统地掌握基本知识、理论、技能,并进一步完美地将知识、技能和素质相结合。

由于编者个人水平的限制及公共科目涵盖内容宽泛且不断更新发展,本书难免存在不足和缺陷,欢迎广大教师、学员及读者不吝指正,以便再版时进一步完善,谢谢!

杨　薇　王国年

2021 年 10 月

目 录

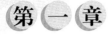

总论

李某是 2021 年某医学院本科毕业生,计划进入医疗行业做一名临床医生,需要进行住院医师规范化培训,他需要做哪些准备?

医学教育事业发展的实践证明,完整的医学教育包括连续统一的医学院校教育、毕业后医学教育和继续医学教育。作为毕业后医学教育,住院医师规范化培训(简称"住培")与专科医师规范化培训(简称"专培")的有机结合已成为医学毕业生成长为合格临床医生的特有阶段和关键途径。目前,以提高临床技能为核心的系统、规范的住院医师规范化培训,是提升临床医生的整体素质,加快卫生人才队伍建设,切实保证医疗服务质量和安全,更好地满足人民健康需求,服务健康中国建设的重要举措。

第一节　建立住院医师规范化培训体系

我国临床住院医师规范化培训制度化建设始于 20 世纪末。1993 年,卫生部颁布了《临床住院医师规范化培训试行办法》,1995 年制定了《临床住院医师规范化培训大纲》。2009 年,"建立住院医师规范化培训制度"被写进《中共中央　国务院关于深化医药卫生体制改革的意见》,"开展住院医师规范化培训工作"在《国家中长期人才发展规划纲要(2010—2020 年)》中被进一步明确。随着医学教育体系的逐步完善,2013 年底国家卫生计生委联合中央编办、国家发展改革委、教育部、财政部、人力资源和社会保障部、国家中医药管理局出台了《关于建立住院医师规范化培训制度的指导意见》,2014 年国家卫生计生委发布了《住院医师规范化培训管理办法(试行)》,同年,第一批 371 家住院医师规范化培训基地正式挂牌,标志着我国住院医师规范化培训工作全面启动。现已在全国范围内基本建立住院医师规范化培训制度,形成较为完善的政策体系和培训体系,所有新进医疗岗位的本科及以上学历临床医生均接受住院医师规范化培训,切实提升新一代医生的临床诊疗水平和综合能力。

　　住院医师规范化培训是指高等院校医学类专业本科及以上毕业生，包括临床医学类、中医学类、中西医结合类和口腔医学类专业，以住院医师身份按内科、外科、全科、儿科、精神科等不同专业方向接受的系统化、规范化培训。主要模式是"5+3"，即5年医学专业本科教育后，进行3年住院医师规范化培训。由省级及以上卫生行政部门认定的具备良好临床医疗和教育培训条件的培训基地组织开展，以在临床有关专科轮转为主，培训对象接受理论与实践紧密结合的教育培训，在上级医生指导下从事临床诊疗活动，着重培养和提高其临床医疗预防保健康复能力，达到能够独立、正确、规范地处理临床常见问题，并为今后具备处理复杂疑难问题的能力奠定基础，培训内容主要包括医德医风、政策法规、专业理论知识、临床实践技能、人际沟通交流等。完成培训并通过过程考核和结业考核者，可获得全国统一的"住院医师规范化培训合格证书"。

一、概述

（一）培训对象

　　拟从事临床医疗工作的高等院校医学类相应专业本科及以上学历毕业生，或已从事临床医疗工作并取得执业医师资格证书需要提高临床诊疗水平和相关业务能力等而接受培训的人员，以及其他需要培训的人员。培训对象的身份有单位委派人员、面向社会招收人员和研究生三类。

（二）培训基地

　　培训基地是承担住院医师规范化培训的医疗卫生机构，依据培训需求和基地标准进行认定，实施动态管理。培训对象在省级及以上卫生行政部门认定的培训基地接受培训。全国各省份培训基地相关内容查询可参考相应平台，如黑龙江省住院医师规范化培训综合管理平台（https://www.hlj.zygp.net/homepage/default.aspx）、吉林省住院医师规范化培训综合管理平台（http://www.jlrct.haoyisheng.com/jlrct/indexgo）、辽宁省住院医师/专科医师培训信息管理平台（http://www.lnzyyspx.com/）、内蒙古自治区住院医师规范化培训管理系统（http://nmzyy.wsglw.net/）等。

（三）培训时间

　　住院医师规范化培训时间一般为3年。已具有临床医学相应专业研究生学历的人员和已从事临床诊疗工作的医生参加培训，由培训基地根据其临床经历和诊疗能力确定接受培训的时间及内容。医学硕士专业学位研究生减免时间不超过1年，医学博士学位研究生减免时间不超过2年。培训基地必须为符合培训年限减免条件的人员制订个性化培训方案，并将培训方案报省卫生健康委备案。

（四）培训目标

为各级医疗机构培养具有良好的职业道德、扎实的医学理论知识和临床诊疗技能，能独立诊治常见病、多发病的合格医生是住院医师规范化培训的目标。

参考其他国家住院医师规范培训的要求及我国现有优秀医院的培训经验，希望学员在完成培训后能达到低年资主治医师水平，具体包括：①掌握相关二级学科的基础理论，具有较系统的二级学科知识，了解国内外相关三级学科的新进展，并能运用于实际工作；②有本专业三级学科较丰富的临床经验和较强的临床思维能力，较熟练地掌握本专业三级学科的临床技能，能独立处理本专业三级学科常见病及某些疑难病症，能对下级医生进行业务指导，并能担任指导教学工作；③初步掌握临床科研方法，能紧密结合临床实践，写出具有一定水平的学术论文；④能比较熟练地阅读本专业三级学科的外文书刊，并具有一定的听、说、写能力；⑤具备良好的从医所需的人文综合素质。

（五）培训内容

住院医师规范化培训以培养岗位胜任能力为核心，依据《住院医师规范化培训内容与标准（试行）》分专业实施。培训内容包括医德医风、政策法规、临床实践能力、专业理论知识、人际沟通交流等，重点提高临床规范诊疗能力，适当兼顾临床教学和科研素养。

（六）培训方式

住院医师规范化培训方式分为全科方向和专科方向。全科方向的住院医师规范化培训，以全科、内科、外科、妇产科、儿科、急诊科、中医科、精神科等学科轮转培训为主，并于基层医疗卫生机构完成足够时限的基层实践锻炼。专科方向的住院医师规范化培训重点完成本专业相关学科的轮转培训。住院医师规范化培训结束后，可按照医疗机构对不同专科的要求，进入相应的专科医师培养阶段，重点提高临床诊疗能力。

（七）执业注册与待遇

规范化培训前已取得"执业医师资格证书"的培训对象，应当将培训基地注册为执业地点。培训期间尚未取得"执业医师资格证书"的，可在具有执业资格的带教师资指导下进行临床诊疗工作。培训期间，可依照《中华人民共和国执业医师法》（简称《执业医师法》）相关规定参加国家医师资格考试，取得执业医师资格后，执业证书应当注明类别，可不限执业范围，但应当按照有关规定填写相应规范化培训信息。培训结束后，根据实际情况确定执业范围和地点，依法办理相应执业注册变更手续。培训对象是培训基地住院医师队伍的一部分，应遵守培训基地的有关管理规定,并依照规定享受相关待遇。

（八）招收程序

卫生行政部门会同有关部门制订中长期规划和年度培训计划。培训基地依据核定规模,按照公开公平、双向选择、择优录取的原则,主要通过招收考试形式,招收符合条件的医疗卫生单位委派人员和社会人员参加培训。根据医疗保健工作需求,适当加大全科、儿科、精神科等紧缺专业的招收规模。

①省级部门组织制定培训招收管理办法,并将招收计划、报名条件等相关信息通过网络或其他适宜形式向社会公布。②培训对象填报培训志愿,并按要求提供申请材料、缴纳报考费。③培训基地对申请材料进行审核,对审核合格者组织招收考试。④单位委派的培训对象由培训基地、委派单位和培训对象三方签订委托培训协议;面向社会招收的培训对象与培训基地签订培训协议。

二、考核

（一）入门考核

在招收程序中,培训对象填报培训志愿、提交申请材料、缴纳报考费后,培训基地对申请材料进行审核,对审核合格者组织招收考试。考试遵循公开公平、双向选择、择优录取的原则确定培训对象。

（二）过程考核

过程考核是对住培学员轮转培训过程的动态综合评价。一般安排在完成专业科室轮转培训后进行,包括医德医风、出勤情况、临床实践能力、培训指标完成情况和参加业务学习情况等内容。过程考核由培训基地依照各专业规范化培训内容和标准,严格组织实施。形式包括但不限于如下方式:

1. 院级培训考核　住培学员在经过院级培训教育后,院级组织统一入院考核,考核方式一般为笔试,具体常包括医院概况、法律法规、医疗规章制度、医德医风、医院感染控制、抗菌药物使用、科研思路培养、外语水平、医疗保险知识、计算机知识等。

2. 科室考核

（1）入科考核:由报到科室负责,各专科根据科室自身情况对轮转学员进行入科培训,内容常包括科室工作介绍、科室人员结构、工作纪律、值班制度、学术及教学活动安排、病历书写、用药及医疗保险注意事项等内容。

（2）日常考核:由培训轮转科室负责,考核内容包括医德医风、出勤情况、临床实践能力、查房时的表现、疑难病例讨论、培训指标完成情况和参加业务学习活动等方面。需对培训学员日常的临床工作量、收治病种及病例数、技能操作、病历书写等方面进行考核。

（3）出科考核：可包括理论考试、技能考试和出科汇报（案例分享、科室学习总结）等形式。考核内容包括所轮转科室的临床专业理论知识、临床技能操作、临床思维能力、病历和处方书写、病程记录、医德医风、敬业态度和团队精神等内容。学员每轮转完一个专科时，需明确所轮转专科病例特点，需完成《住院医师规范化培训内容与标准（试行）》要求的各项内容，填写完成该培训专科的"住院医师规范化培训登记手册"。

（三）结业考核

结业考核包括理论考核和临床实践能力考核。笔试内容包括公共科目、医学专业理论、临床实践能力和相关人文知识。临床实践技能考核重点评价住培学员对常见病、多发病的临床诊治能力。通过公共理论考试、培训过程考核合格并取得执业医师资格者，方可参加结业考核。

1. 参加考核条件　培训对象申请参加培训结业考核必须同时满足以下条件：①过程考核合格（出科考核、年度考核）；②依法取得执业医师资格。

2. 结业考核实施流程　①符合结业条件的学员可在住院医师规范化培训综合管理平台进行网上申报。填写"住院医师规范化培训结业考核报名表"并打印；②培训基地现场审核学员结业材料；③学员进行公共科目考试；④学员进行四部分考核：专业理论知识考试、床旁考核、心肺复苏考核及临床实践技能考核。通过考核者可获得"住院医师规范化培训合格证书"。

3. 结业考核内容

（1）公共科目考试

1）考试内容：有关法律法规（如《中华人民共和国执业医师法》《中华人民共和国药品管理法》《中华人民共和国侵权责任法》等）、循证医学与临床科研、临床思维与人际沟通（包括医患沟通）、重点传染病防治知识等。

2）考试方式：统一命题，统一时间考试，采取闭卷形式。

（2）专业理论知识考试

1）考试内容：《住院医师规范化培训内容与标准（试行）》中规定的培训专科需要掌握的医学专业理论知识。

2）考试方式：统一组织实施，统一考核模式，统一考核方案，统一评分标准。

（3）临床实践技能考核：①病例分析及辅助检查判读，包括病例分析（如根据所给病例解答所提问题）、影像学检查判断［如 X 线片、计算机体层摄影（CT）、造影、磁共振成像（MRI）等］、临床检验报告分析（如化学检验、免疫学检验、血液检验等）及心电图判断等；②问诊、体格检查及书写病历，包括接诊、询问病史、体格检查、书写首次病程、诊断及治疗方案、回答考核专家提问等；③急救技能操作，主要考核心肺复苏操作；④基本技能操作，主要考核"四穿"（胸椎穿刺、腰椎穿刺、腹腔穿刺、骨髓穿刺）及外科基本操作等（穿脱手术衣、无菌术、清创缝合术等）。

综上所述，参加住院医师规范化培训的学员从申请参加培训到培训结束需参加多次考核，入门考核给予申请者成为培训学员的机会，并进一步了解成为一名合格住院医师的差距，有利于规划、完善培训计划。正式进入培训后，以培训过程考核为重点，在培训过程中不断完善提升自我，使自己尽快成为一名合格的医生。对结业考核合格者颁发统一制式的"住院医师规范化培训合格证书"。取得"住院医师规范化培训合格证书"是临床医学专业中级专业技术岗位职务聘用的条件之一。聘用岗位职务应当与"住院医师规范化培训合格证书"标注的培训专业一致。

（杨　薇　丁雅明）

第二节　住院医师规范化培训公共科目

作为一名合格的住院医师应具备医学知识（medical knowledge）、专业素质（professionalism）、临床能力（patient care and procedural skills）、从临床实践中学习和自我提升的能力（practice-based learning and improvement）、人际沟通和交流技能（interpersonal and communication skills）及利用体系内资源的能力（systems-based practice）。上述能力涉及各个方面，既需要在临床实践中磨炼，又需要理论结合实际。规范化培训公共科目是住院医师必须掌握的理论知识，也是需要在实践中不断应用并逐渐提升的素质和技能。公共科目涉及内容宽泛，广义上涉及所有与医疗卫生专业技术岗位密切相关的基本素质和能力要素。具体涉及学员思想政治工作建设、卫生法规、人的医学伦理学、人际沟通、职业道德与职业素质、职业防护和传染病防治、临床科研设计与临床循证实践等内容。本书为了帮助住培学员快速提升岗位胜任能力，内容上以解决住培学员临床实际问题为主，概述如下。

一、学员思想政治工作建设

住培学员是医疗卫生事业发展的建设者和接班人。深入学习贯彻习近平新时代中国特色社会主义思想,接受良好的思想政治教育及心理健康教育,可以帮助住培学员树立崇高理想,坚定信念,促使其自觉将加强思想道德素质修养和专业文化学科知识相结合,不断提高自身综合素质,为成为德才兼备、全面发展的合格医疗领域接班人奠定基础,为建设健康中国、实现中华民族伟大复兴的中国梦而奋斗!

二、卫生法规

由国家制定或认可,并由国家强力保证实施的,旨在调整卫生活动中所发生的社会关系的法律规范的总称为卫生法,以保障公民生命健康权为宗旨,是人们在从事卫生活动过程中必须遵守的各种准则。依法执业是维护患者权益及医生自身权益的根本保障。住培学员应强化依法执业意识,认真学习《执业医师法》《医疗质量管理办法》《医疗纠纷和预防处理条例》等卫生法规,规范医疗服务行为,切实保障医疗质量与安全。

三、涉及人的医学伦理学

伦理学属哲学学科,主要探讨道德价值,从理论层面建构一种指导行为的法则体系,捍卫并鼓励对的行为,劝阻错的行为。医学伦理学是其分支之一。医务人员在日常医疗实践、医学研究中常常碰到各样问题,"救死扶伤""治病救人"和"维护人类健康"的医学人道主义精神始终贯穿于其中,而扎实的伦理学理论基础有利于提供解决问题的思路,进而合理地解决医疗实践、科学研究中与伦理学相关的问题。作为住培学员应掌握涉及人的伦理学内容,在医疗实践中不断完善自我,助力医、教、研、防、管的能力提升。

四、人际沟通

充分、有效的沟通在诊疗疾病、多学科协作、满足人民群众健康需求的过程中必不可少且至关重要。其中,医患沟通就是医患双方在医疗健康服务过程中,围绕疾病、诊疗、健康等相关主题,通过全流程、多途径信息交流,形成共识并建立信任合作关系,达到诊疗疾病、维护人类健康、促进医学发展及社会进步的目的。同时,优质医疗服务实践需要医务人员的团结协作,中西医之间、医护之间、学科之间各个角色的协作是保证医疗质量与安全的重要因素,并具有其特殊性。沟通交流知识和技能的学习之所以需要贯穿于医学教育全程,尤其是在住院医师规范化培训这个重要基础阶段,是因为医者的交流水平直接和间接地影响着医疗质量、效率与安全。所以,住培学员在了解沟通学基本概念的基础上,还需要掌握一些基本理论、基本技巧,在实践过程中不断认识自己,摸索适合自己的沟通方式,最终实现高效、愉快的沟通。

五、职业道德与职业素质

医生的崇高使命是保护人民的生命和健康,基本的道德义务就是一切为人民的健康服务。习近平同志在 2016 年全国卫生与健康大会上发表的重要讲话有力阐述了新时代医疗卫生职业精神:"长期以来,我国广大卫生与健康工作者弘扬'敬佑生命、救死扶伤、甘于奉献、大爱无疆'的精神,全心全意为人民服务,特别是在面对重大传染病威胁、抗击重大自然灾害时,广大卫生与健康工作者临危不惧、义无反顾、勇往直前、舍己救人,赢得了全社会赞誉。"自觉地加强医德修养和素质提升是成为社会主义医务工作者不可推卸的责任与义务。住培学员应在学习期间及未来的从医之路上,努力培育悬壶济世的爱国情怀,塑造精益求精的敬业精神,锤炼求真务实的诚信品格,铸就仁心仁术的友善风范。弘医德之风,铸大医之魂。

六、职业防护和传染病防治

医院职业安全防护是指医疗机构工作人员在诊疗活动中暴露于有毒、有害物质或感染性疾病等所采取的防护措施。住培学员在初涉医学诊疗活动时,应及时掌握基本的职业防护知识,掌握重大突发公共卫生事件、突发疫情、院感防控措施,并提升对由细菌、病毒、寄生虫或真菌等致病微生物引起的,可直接或间接地在人群中传播的传染病的职业暴露防护能力。黑龙江、吉林、辽宁三省及内蒙古自治区临床常见传染病包括肺结核、病毒性肝炎、艾滋病、梅毒及布鲁氏菌病,前两者在系列教材中已有介绍,本书主要介绍艾滋病、梅毒及布鲁氏菌病的基本诊治思路,学员可据参考文献扩展知识。

七、临床科研设计与临床循证实践

以患者为主要研究对象,以医疗服务机构为主要研究基地,开展以探索疾病发生、发展及转归规律、提高或创造新的疾病诊疗方法为主要研究目的和内容的临床研究,有助于解决临床关键问题,必要时正确使用循证医学可以更好地改善临床预后,对促进临床医学不断发展进步具有重要意义。在这个信息潮涌的年代如何去伪存真,如何进行科学的临床研究?培养临床研究思维,掌握临床科研设计及合理使用临床循证证据是住培学员应掌握的基本技能。

(杨　薇　丁雅明)

第三节　住培学员思想政治工作的重要性及其优化策略

为深入贯彻习近平总书记系列重要讲话精神和全国高校思想政治会议精神,适应 21 世纪医学教育的进步和教学模式的转换,作为承担高等医学人才培养的高校附属医院,步入新时代,也必须适应新形势、新任务、新要求,加强和改进医学生思想政治教育工作。住院医师规范化培训是医学生毕业后教育的重要组成部分,它向上承接医学院校基本教育,向下开展继续医学教育,对于培养临床高层次医生、提高医疗质量极为重要。在此种形势下,务必做好住培学员的思想政治教育工作,为医疗领域培养合格的接班人,促进住培学员的全面发展。

一、住培学员思想政治工作的重要性

(一)提升住培学员个人综合素质

1. 有效提高住培学员思想道德素质　　思想道德素质是住培学员素质结构的核心灵魂,主要指住培学员的政治观点、理论信念、思想意识、价值观念、行为准则及医德医风等。住院医师规范化培训最终是为卫生系统输送合格的医疗人才,因此不仅要求住培学员掌握扎实的理论知识和专业技能,也对他们的道德水准有较高的要求。通过对住培学员的思想政治工作,能够让他们在繁忙的工作之余坚定理想信念,牢记自己作为一名医务工作者的初心与使命,树立为患者服务的意识,在提高自身思想道德素质的同时更好地开展工作。

2. 构建住培学员正确的价值取向　　随着对外开放程度的加深,我国社会思想意识日益复杂多样,人们的自主意识、竞争意识不断加强,并出现了利己主义、功利主义、拜金主义等思想。同时,医疗行业中的一些不正之风,也冲击着住培学员的伦理道德观。在这样的背景下,加上互联网与新媒体的盛行,虽然人们能够快速获得最新资讯,但其中包含大量繁杂且负面的信息,部分学员在获取新观念、新思想的同时,由于思想不够成熟,容易被社会上的一些不良思想所误导。住培学员大多数毕业不久,他们年纪尚浅,很容易受到功利化和世俗化的不良价值观影响。加强和改

进思想政治教育工作,能够在一定程度上帮助住培学员构建正确的价值取向,引导他们树立正确的世界观、人生观和价值观。

3. 提高住培学员心理健康水平　作为一名医务工作者,具有稳定的心理素质及健康的人格特征至关重要。住培学员处于上承院校教育,下接专科医师培训的阶段,学医多年受到来自学业和就业等多方面的压力,加上我国医疗卫生事业处于改革阶段,社会竞争日益激烈,以及未来前途的不确定性增加了他们的心理压力,因此需要重视对住培学员的心理健康教育。做好住培学员的思想政治工作和心理健康教育,能够缓解他们的心理压力,帮助他们走出思想困境,正确处理紧张、焦虑、抑郁等不良情绪。

(二)促进住培学员未来职业发展

1. 培育住培学员的职业意识　职业意识是专业人员对职业价值的认识并在此基础上形成的职业习惯、职业学习态度、职业思维模式、职业团队精神、职业敏感度和职业忠诚度。住培学员处于人生观与价值观形成的关键时期,如果缺乏科学的理论指导,就容易陷入思想误区,将财富收入作为衡量个人价值的重要标准,唯金钱是从,忽视自身作为一名医务工作者应具有的服务意识与奉献精神。因此开展住培学员的思想政治工作,能够使其对职业价值形成正确的认识,为今后良好的职业习惯、学习态度、思维模式等奠定思想基础,在工作中做到爱岗敬业、勤奋好学、无私奉献,使其对自己的职业产生自豪感和责任感。

2. 树立良好医德医风,潜在缓解医患矛盾　我国目前仍处于社会主义初级阶段,医疗体制尚不完善,医疗资源分布不均,社保体系不够健全,"看病贵看病难"的问题十分突出,造成了医患关系日趋紧张的现实情况。随着新媒体时代的到来,频繁曝出医疗纠纷事件,医患关系早已成为公众关注的焦点。在此背景下,需要加强对住培学员的医德医风教育,在钻研医术的同时要尊重、同情、关心患者,对患者的不良情绪及时进行疏导,使患者得到心理支持,便容易得到患者的配合。此外,还需要有针对性地对住培学员进行思想政治教育,通过对医患纠纷案件的剖析,总结经验教训,使住培学员在今后的医疗工作中能够正确处理类似事件,未雨绸缪,潜在缓解医患矛盾。

3. 调动住培学员学习工作积极性　思想政治工作是一切工作的生命线,它能够起到思想引领的作用。对住培学员进行一系列思想政治工作,通过临床带教老师的教育引导、举办丰富的文体活动、互联网平台信息推送等,将爱岗敬业、刻苦钻研、精益求精、无私奉献等精神传播给住培学员。同时,适时给住培学员讲解优秀专家和骨干医生的先进事例,呼吁他们向榜样学习,以此激发住培学员的工作热情,调动他们工作的积极性和主动性。

(三)为社会培养合格的医疗领域接班人

1. 培育新时期医生接班人的需要　在"健康中国"战略的指引下,我国需要大批量的规范化培养的医生,需要组建起足够数量的医生团队。随着部分医生逐渐到了退休年龄,亟须补充新鲜血液,让新生力量加入这个团队,完成良好的"新陈代谢",保证这个队伍稳定和可持续发展,尤其是年龄梯队建设,更是首要任务,住培工作是保证后续新生代医生培养的重要途径,一定要把好关口,注重培训质量,坚持以需求为导向,以社会需要、人民期待为出发点,坚持德才兼备、以德为先的培训方针,做好住培学员的培训工作。

2. 培育高等医学人才的基础　习近平总书记在全国高校思想政治工作会议上强调,高校思想政治工作关系高校培养什么样的人,如何培养人及为谁培养人这个根本问题,要坚持把立德树人作为中心环节,把思想政治工作贯穿教育教学全过程,实现全程育人、全方位育人。总书记的论述同样适用于住培工作。住培工作的对象是未来走上医疗"战场"的学员,他们是我国医疗卫生事业的希望,也是我们培养高等医学人才的希望,只有把住培学员培养成德才兼备、能力出众的未来医者,他们才能担负起国家富强、民族振兴的重任。我国的医疗卫生事业需要大量高精尖人才,"万丈高楼平地起",住培阶段就是打基础的时段,这个时候一定要筑牢思想基础,打牢思想的根基,未来才可堪大任。

3. 有利于社会发展,社会主义建设的需要　医院是治病救人的神圣场所,医务人员的工作职责是治病救人,拥有救死扶伤的社会责任。但现阶段有部分医务工作者价值观扭曲,被利益蒙蔽双眼,追求享乐主义、奢侈主义和拜金主义,渐渐丧失医德。医院也是住培学员学习和工作的场所,医院的风气直接关系住培学员价值观的养成,因此医院和各学科带教教师,要坚持不懈地加强对住培学员的思想政治教育,引导他们坚决抵制不良风气,牢记"敬佑生命、救死扶伤、甘于奉献、大爱无疆"的医学精神。要从住培阶段做起,不断提高服务水平,为医院树立良好的社会形象,从而缓解医患矛盾,促进社会主义和谐社会的构建。

二、住培学员思想政治工作的优化策略

(一)指导教师方面

1. 重视德育工作,改变"重教书,轻育人"观念　从现实来看,思想政治工作"做与不做"差异不大,短期难以收到成效,从而导致"重医术、轻

医德"的情况普遍存在。有的带教老师不愿意开展医德教育,认为这是浪费时间。殊不知,思想政治工作是住院医师规范化培训的首要任务,不仅要做,而且要旗帜鲜明地做、大张旗鼓地做,这是一名医生的底色和根本。长远来看,做与不做差别很大。思想工作就是培养住培学员的根,而业务培训就是枝干;如果根坏了,那枝干必然容易倒掉。在住院医师规范化培训工作中,思想政治工作应该居于中心位置,要从根本上教育学员注重医德医风、价值观念、伦理道德等。有着高超的技术可能会走得很快,但有着高尚的医德才能走得更远。因此,指导老师要花大力气进行思想政治引导工作,加强价值引领,在打好基础之后再进行业务培训。要对学员进行思想道德教育,引导住培学员爱岗敬业、精益求精、无私奉献。此外,指导教师还要紧紧抓住临床教学、能力培养、人文关怀等环节,在培养住培学员临床思维的同时注重医德医风建设。

2. 注重住培学员的心理健康教育 心理健康教育是住培学员思想政治工作的重要组成部分,住培学员在培训期间面临工作、考研、就业等多重压力,极易出现心理问题。指导教师要充分意识到住培学员心理健康的重要性,将心理健康教育贯穿整个培训过程、渗透在教学之中,重点培养他们的社会适应能力和人际交往能力。此外,还可以充分利用医院心理专科的优势,通过建立心理健康辅导站、开设心理辅导课、开展心理健康咨询等方式,引导住培学员自我发现,增强自我审视,加强对学员的关心关爱,举办心理沙龙、心理观影等形式多样的活动,从内在促使学员自我调节,增强学员的抗压能力,从而有效预防和解决住培学员的心理问题。

3. 转变教学方式,突出住培学员的主体地位 指导教师对住培学员进行思想政治教育通常是采用说教式,这一方式已经不能适应当前的培训要求,不能一味追求"短平快",而不考虑效果和意义,这样做就是"头疼医头、脚疼医脚",不能从根本上解决问题。这在短期内能够起到一定的效果,但从长远来看对住培学员的发展是不利的。带教老师要将"情景教学"融入教育教学,运用启发式教学,如引导住培学员关注医患关系、就业选择等问题,让其在相互讨论中交换不同的观点以找到解决问题的方法。住培学员意识到自身的作用,便能发挥主观能动性,主动分析问题并解决问题,从而增强他们的自信心和自豪感。

(二)住培学员方面

1. 主动进行思想政治教育内化吸收 住培学员要主动认识到思想政治教育的重要性,在学习好专业理论知识和相关技能的同时,更要接受思想政治教育。通过指导教师教导、新闻报道及微博网站等新媒体平台,及时将所学习到的思想政治教育知识内化吸收,对党和国家在医疗行业的政策规则解读到位,优化自身知识结构。只有经过内化这个过程,才能将学到的知识转化为自身的思想观念,从而规范自己的行为,提升思想道德境界,有利于培养住培学员良好的医德医风。住培学员只有在政治上合格,素质上过硬,才是一名合格的医学人才,才能更好地为医疗事业的发展服务。

2. 摆正价值取向,摒弃功利化、庸俗化价值观 社会主义市场经济蓬勃发展,在使社会进步的同时也带来了一定的负面影响。由于受到国外资本主义金钱观的影响,社会上一些人的价值观出现了偏移,更加注重物质利益。医院中也存在不少问题,部分工作人员受到钱财的诱惑,逐渐忘记了自身最重要的职责,为人民服务的奉献精神慢慢被抛之脑后。思想政治教育是塑造世界观、人生观、价值观的重要手段,住培学员要提高自身思想意识,自觉摒弃功利化、庸俗化价值观,牢记学医的目的不是为了自身,不是为了金钱,而是为了广大人民的健康,要关爱生命、尊重患者,承担起作为一名医生的责任和使命。

3. 树立正确的职业道德观念与责任意识 住培学员未来的职业是救死扶伤的医生,因此需要他们具备良好的职业道德和高度的责任心,只有这样才能履行好医生的使命,对患者负责。因此,住培学员要树立正确的职业道德观念与责任意识,首先通过学习思想道德理论知识,不断充实自己,提升思想境界;其次要向身边的道德榜样学习,见贤思齐,促使自己在思想上不断向医德医风良好的医生们靠拢。住培学员在提升责任意识的同时,还要树立全心全意为人民健康服务的行业精神,做到爱岗敬业、文明行医、开拓进取、乐于奉献,在工作中找到职业成就感,实现自身价值。

(三)营造良好的外部环境

1. 丰富住培学员的学习生活 思想政治教育与其他学科相比较为抽象和枯燥,只有通过不同的媒介和载体才能更好地被认识和理解,因此进行适当的教育创新、改变思想传递方式,会达到事半功倍的效果。可以通过举办各类活动,如思想政治工作研讨会、座谈会,并邀请名医分享他们的成功经验,为住培学员的学习和生活等各个方面提出积极有益的指导。还可以鼓励住培学员积极参与社会活动,如义诊、公益活动、志愿服务等,提升他们的思想政治修养,并培养乐于奉献的精神,增强社会责任感,为以后的行医之路奠定基础。此外,还可以积极组织技能培训、拓展训练、知识竞赛、才艺展示等多样化的实践活动,丰富住培学员的业余生活,为他们的成长积聚能量。

2. 增强住培学员思想政治教育实训锻炼 习近平总书记强调思想政治工作要围绕学生、服务学生,急学生之所急,想学生之所想,用学生喜闻乐见的方式,创新性地开展思想政治教育活动。坚持以理论指导实践,在实践服务中长才干。基于此,可以通过举办读书交流会、知识竞赛等,践行社会主义核心价值观,帮助住培学员树立正确的世界观、人生观、价值观。医院需要提供健康和谐的环境,让住培学员在培训过程中感到被信任、被接受、被尊敬、被理解,促使他们心理健康发展。积极组织住培学员参加医院的各类活动,如参与社会健康普查,使他们对民情有进一步的了解;参与紧急救治工作,使他们充分意识到专业技术知识学习的重要作用等。通过增强住培学员的实训锻炼,以实践促学习,引导他们学会辨别、思考,建立科学的思维方式,构建完善的信仰体系。

3. 开展榜样教育,构建医德教育新模式 在医德教育中引入"榜样示范引领"工程,要充分发挥培训基地老专家、老教授、老模范的余热,开展榜样示范引领工作,宣传他们的医德故事,开展医德讲座,不断激励住培学员向他们学习,汲取他们身上的医德力量,内化成为自己前进的磅礴动力。组织住培学员参与医德劳动模范学习活动,使其在活动过程中意识到医德高尚、全心全意为患者服务的重要性,最终提升他们的社会责任感,以一颗真诚的心回报社会。住培学员进入工作状态以后,安排他们在专家的指导下进行新技术的研究与创新,定期开展老专家和住培学员的工作经验交流会,帮助住培学员更好地提升自身医疗水平与医德医风。加强榜样引领,广泛树立宣传敬业爱岗、刻苦钻研、志愿公益、无私奉献等各类先进榜样,并开展走近榜样、学习榜样活动,聘请榜样与住培学员"一对一"结对子,形成长效机制,进而潜移默化地影响住培学员的价值取向。

(四)创新育人载体,搭建网络育人平台

1. 创新宣传媒介,紧抓时政热点 增强住培学员思想政治教育,只有通过不断学习,才能开阔眼界和胸襟、解放思想,学会灵活运用。住培学员年纪尚轻,思想不够成熟,容易受外界的影响,课余时间更偏向娱乐活动,对时政热点、政治理论学习的兴趣不高。针对此现状,可以通过建立微信公众号和专题网站,定期推送时政热点和政治理论知识,以及医疗产业发展方面的最新政策,及时对住培学员进行思想政治教育,引导他们正确认识国家和世界的发展趋势。

2. 加强住培学员"两微一端"管理 培训基地要善于运用互联网做好住培学员的思想政治工作,通过加强"两微一端"的管理,将思想政治教育融入微博、微信和新闻客户端之中,用住培学员喜爱的网络作品引导他们树立正确的世界观、人生观和价值观。"两微一端"是近些年流行的宣传媒介，不同于传统的宣传方式，网络宣传有其自身的优势，速度快，传播范围广，受众群体大等。培训基地可以充分运用这些宣传载体，使其在对住培学员的教育引导中发挥主阵地作用。可以探索以住培学员自我教育、自我服务、自我管理为理念的新型网络宣传教育途径，以住培学员为主体，发挥学员积极性和各自的优势，在平台上开设住培感悟、住培故事、住培技能、住培日记、师长点评、住培竞赛、住培政策等板块，将网络阵地交到住培学员手中，培训老师做好把关和引导，最大程度地发挥住培学员的才能，形成彼此间交流互通、良性竞争的氛围。这样可以变被动为主动，吸引住培学员更多地参与培训工作，以主人翁姿态面对培训工作和任务，会产生事半功倍的效果。但要注意的是，"两微一端"的管理必须由培训老师负责，特别是注意不要出现意识形态方面的问题，这是底线和原则。

3. 建立网络思想政治教育对话平台　利用新媒体创新思想政治教育形式，搭建"互联网＋思想政治教育"对话平台，拉近教师与住培学员之间的距离。通过建立微信公众号、官方微博等，将思想政治教育工作的学习内容以文章、资讯等形式推送给住培学员，提升思想政治教育传播的时效性，发挥出思想政治教育的育人功能。除此之外，通过建立 QQ 群、微信群等，有针对性地对住培学员进行思想政治教育，通过线上和线下的有效互动，增进师生感情，消除距离感和陌生感，增强住培学员思想政治教育的实效性。

住培学员的思想政治工作是整个培训阶段的一项重要内容，需要导师和带教老师、住培学员、培训基地的共同努力。在教育过程中要加强住培学员的理论和实践能力，勇于创新，努力探索新形势下思想政治工作的方法和途径，加大人才培养效率。要发挥好思想政治工作在住培学员教育中的引领作用，要把思想政治工作作为顶层设计来抓，只有解决了思想政治问题，把牢了价值观，才能培养好住培学员。要注重将思想政治工作和业务培训结合起来，充分挖掘带教老师的主观能动性，强化住培学员的思想建设，在培训中做到让思想政治教育优先于业务培训，为业务培训把好关口，做好引路，筑牢住培学员的理想信念，以社会主义核心价值观和医者仁心为价值导向，在培训实践中逐渐强化学员的职业道德和医者使命，引导他们加强自身修养，锤炼过硬品格，打造人文素养，提升业务技能，为成为一名合格的医生不懈奋斗！

———————————— • 习　　题 • ————————————

【A1 型题】

1. 提出"决胜全面建成小康社会,夺取新时代中国特色社会主义伟大胜利"的总目标的大会是(　　)

A. 党的十五大　　　　B. 党的十六大　　　　C. 党的十七大

D. 党的十八大　　　　E. 党的十九大

答案:E

2. 以下不属于"八个明确"的内容是(　　)

A. 明确新时代总任务是实现社会主义现代化和中华民族伟大复兴

B. 明确新时代我国社会主要矛盾是人民日益增长的物质文化需要同落后的社会生产力之间的矛盾

C. 明确全面推进依法治国总目标是建设中国特色社会主义法治体系、建设社会主义法治国家

D. 明确中国特色大国外交要推动构建新型国际关系,推动构建人类命运共同体

E. 明确中国特色社会主义最本质的特征是中国共产党领导

答案:B

3. 党在新时代的强军目标是(　　)

A. 建设一支听党指挥、能打胜仗、作风优良的人民军队

B. 巩固国防和强大人民军队

C. 党对军队的绝对领导

D. 构建中国特色现代作战体系,全面提高新时代备战打仗能力

E. 召之即来,来之能战,战之必胜

答案:A

4. 从党的十九大到党的二十大是"两个一百年"奋斗目标的(　　)

A. 历史转折期　　　　B. 战略决胜期　　　　C. 历史交汇期

D. 战略机遇期　　　　E. 攻坚克难期

答案:C

5. 我国第二个百年奋斗目标可以分为两个阶段,第一个阶段指的是(　　)

A. 从 2020 年到 2035 年,基本实现社会主义现代化

B. 从 2035 年到 21 世纪中叶,把我国建成富强民主文明和谐美丽的社会主义现代化强国

C. 从 2020 年到 2035 年,把我国建成富强民主文明和谐美丽的社会主义现代化强国

D. 从 2035 年到 21 世纪中叶,基本实现社会主义现代化

E. 到 2020 年,基本实现社会主义现代化

答案:A

解析:党的十九大综合分析国际国内形势和我国发展条件,既对决胜全面建成小康社会提出明确要求,又将实现第二个百年奋斗目标分为两个阶段安排。第一个阶段,从 2020 年到 2035 年,在全面建成小康社会的基础上,再奋斗 15 年,基本实现社会主义现代化。第二个阶段,从 2035 年到 21 世纪中叶,在基本实现现代化的基础上,再奋斗 15 年,把我国建成富强民主文明和谐美丽的社会主义现代化强国。

6. 新时代我国社会主要矛盾是(　　　)

A. 生产力与生产关系之间的矛盾

B. 人民日益增长的美好生活需要和不平衡不充分的发展之间的矛盾

C. 公有制经济与非公有制经济之间的矛盾

D. 人口众多与资源短缺之间的矛盾

E. 人民日益增长的物质文化需要同落后的社会生产力之间的矛盾

答案:B

7. 全面深化改革的总目标是(　　　)

A. 完善和发展中国特色社会主义制度,推进国家治理体系和治理能力现代化

B. 积极创造社会财富,提高人民物质生活水平

C. 提高综合国力,增强国际竞争力

D. 推进社会全面进步

E. 建立市场在资源配置中起决定性作用的经济体制

答案:A

8. 国家一切权力属于(　　　)

A. 党员干部　　　　　B. 社会精英　　　　　C. 人民

D. 人大代表　　　　　E. 政府官员

答案:C

9. 社会主义核心价值体系的主题是(　　　)

A. 马克思主义指导思想

B. 民族精神和时代精神

C. 中国特色社会主义共同理想

D. 社会主义荣辱观

E. 以爱国主义为核心的民族精神

答案:C

10. (　　)反映了"中国梦"的实现道路:中国特色社会主义

A. 倡导富强、民主、文明、和谐

B. 倡导自由、平等、公正、法治

C. 倡导爱国、敬业、诚信、友善

D. 倡导富强、和谐、自由、敬业

E. 倡导富强、自由、爱国、敬业

答案:A

解析:党的十八大提出,倡导富强、民主、文明、和谐,倡导自由、平等、公正、法治,倡导爱国、敬业、诚信、友善,积极培育和践行社会主义核心价值观。而中国特色社会主义道路是一条富强、民主、文明、和谐之路。

11. 对社会主义核心价值观的认识错误的是(　　)

A. 社会主义核心价值观是中国特色社会主义的主流意识形态

B. 是公民思想道德建设的核心

C. 是学校德育工作的灵魂

D. 是当代青年正确的价值取向

E. 社会主义核心价值观与《希波克拉底誓言》理念并不统一

答案:E

解析:社会主义核心价值观是中国特色社会主义的主流意识形态,是公民思想道德建设的核心,是学校德育工作的灵魂,是当代青年正确的价值取向。作为医学生,作为医务工作者,毫无疑问要树立社会主义核心价值观,大力践行社会主义核心价值观。社会主义核心价值观也是与医务工作者的最高道德规范——《希波克拉底誓言》相统一的。

12. (　　)是一定社会形态社会性质的集中体现,在一个社会的思想观念体系中处于主导地位,体现着社会制度、社会运行的基本原则和社会发展的基本方向

A. 人生观　　　　B. 法治素质　　　　C. 核心价值观

D. 思想道德素质　E. 世界观

答案:C

13. "四个自信"不包括(　　)

A. 道路自信　　　B. 理论自信　　　C. 制度自信

D. 文化自信　　　E. 实力自信

答案:E

解析:四个自信即中国特色社会主义道路自信、理论自信、制度自信、文化自信,由习近平总书记在庆祝中国共产党成立95周年大会上提出,是对党的十八大提出的中国特色社会主义"三个自信"的创造性拓展和完善。

14. (　　　)是志愿服务的生力军,学校是开展志愿服务教育的主阵地

A. 广大党员干部　　　　　　　　B. 青年

C. 共青团员　　　　　　　　　　D. 社会知名人士

E. 民主党派人士

答案:B

15. 中国特色社会主义的总布局是(　　　)

A. 经济、政治、文化、社会建设"四位一体"

B. 实现社会主义现代化和中华民族伟大复兴

C. 社会主义初级阶段

D. 经济、政治、文化、社会、生态文明建设"五位一体"

E. 全面建成小康社会、全面深化改革、全面依法治国、全面从严治党

答案:D

解析:"五位一体"就是"经济建设、政治建设、文化建设、社会建设、生态文明建设"总体布局。"五位一体"的总体布局是一个有机整体,其中经济建设是根本,政治建设是保证,文化建设是灵魂,社会建设是条件,生态文明建设是基础。坚持"五位一体"建设全面推进、协调发展,才能形成经济富裕、政治民主、文化繁荣、社会公平、生态良好的发展格局,把中国建设成为富强民主文明和谐的社会主义现代化国家。

16. 下列不是**要构建住培学员正确价值取向的原因**的是(　　　)

A. 社会思想意识日益复杂,利己主义、功利主义、拜金主义等思想不断兴起

B. 现代社会人们能够快速获得最新资讯,但一些学员不够成熟,缺乏判断信息是非的能力

C. 医疗行业中的一些不正之风,冲击着住培学员的伦理道德观

D. 学员年纪尚浅,价值取向有一定的偏差,很容易受到功利化和世俗化的不良价值观影响

E. 住培学员工作业务忙碌,没有时间学习思想理论

答案:E

17. 住培学员的综合素质包括思想道德素质、专业素质、文化素质和(　　　)

A. 心理素质　　　　　B. 身体素质　　　　　C. 科学素质

D. 人文素质　　　　　E. 创新素质

答案:A

18. 习近平总书记在全国高校思想政治工作会议上强调,高校思想政治工作关系高校培养什么样的人,如何培养人以及为谁培养人这个根本问题,要坚持把( )作为中心环节,把思想政治工作贯穿教育教学全过程,实现全程育人、全方位育人,努力开创我国高等教育事业发展新局面

    A. 科教兴国　　　　　B. 诚信育人　　　　　C. 以文化人

    D. 立德树人　　　　　E. 教书育人

答案:D

19. 利用新媒体手段对住培学员进行思想政治教育,最能体现出互动性的是( )

    A. 微信公众号　　　　B. 官方微博　　　　　C. QQ群、微信群

    D. 主题网站　　　　　E. 贴吧、论坛

答案:C

解析:通过建立微信公众号、官方微博等,将思想政治教育工作的学习内容以文章、资讯等形式推送给住培学员,提升思想政治教育传播的时效性,发挥出思想政治教育的育人功能。除此之外,通过建立QQ群、微信群,有针对性地对住培学员进行思想政治教育,通过线上和线下的有效互动,增进师生感情,消除距离感和陌生感,增强住培学员思想政治教育的实效性。

20. 能从根本上培育住培学员良好医德医风的是( )

    A. 注重住培学员的心理健康教育

    B. 住培学员主动进行思想政治教育内化吸收

    C. 向身边的先进典型和道德模范学习

    D. 教师要转变观念,突出住培学员的主体地位

    E. 多带领住培学员临床实践

答案:B

解析:只有经过内化这个过程,才能将学到的知识转化为自身的思想观念,从而规范自己的行为,提升思想道德境界,有利于培育住培学员良好的医德医风。

【案例分析题】

    小王在某医院已进行住院医师规范化培训一年,是家里的独生子,临床医学本科毕业继续攻读硕士及博士学位,已经到了谈婚论嫁的年龄。自培训以来,他的工作大多是最枯燥的基础性事务:采集病史、查体、写病历记病程、开化验单、粘贴化验单、向上级医生汇报所分管患者病情等。他虽有怨言,但仍能做到严格遵守医院和科室的各项规章制度,认真学习专业知识,努力提高专业实践能力,听从科主任、护士长和老师们的安排,服从调配,不折不扣

地完成了应承担的工作任务。但是最近同事发现他的情绪越来越低落,询问原因得知是来自工作、学业、就业、人际交往等多方面的压力。

在得知此类问题后,住培基地的指导教师给予了高度重视,在提升住培学员专业技能的同时也开始注重对他们的心理健康教育,做好住培学员的思想政治工作,努力为他们营造一个良好的培训环境,让住培学员们能够健康成长、安心工作、快速进步,早日成为一名合格的住院医师。

1. 为提升住培学员心理健康水平,教师最主要的做法是(　　　)

A. 建立住培学员心理档案

B. 将心理健康教育渗透在教学之中

C. 定期开展心理健康教育活动

D. 进行心理健康宣传教育

E. 解决住培学员的实际经济问题

答案:B

解析:解决方式主要由住培基地的指导教师牵头,在提升住培学员专业技能的同时也注重对他们的心理健康教育。

2. 做好住培学员思想政治工作的重要内容包括(　　　)

A. 构建住培学员正确的价值取向

B. 提高住培学员的心理健康水平

C. 开展榜样教育,构建医德教育新模式

D. 调动住培学员学习工作积极性

E. 给予住培学员适当的经济补助

答案:C

解析:主要内容包括丰富住培学员的学习生活,增强住培学员思想政治教育实训锻炼,开展榜样教育,构建医德教育新模式

（宝　全　于　艺）

第二章

卫生法规

　　患者,男,78岁,某年10月18日23时许,因胸痛、呼吸困难2小时到某医院急诊科就诊,入院诊断为急性心肌梗死,高血压3级(极高危)。经胸痛中心医生会诊后,建议患者急诊行介入治疗。但患者及家属考虑到介入治疗的风险及较高的医疗费用,坚决不同意,并签字确认。医生再三告知病情,但家属仍坚持拒绝介入。患者在转往心内科冠心病重症监护室(CCU)的途中心跳呼吸骤停,经积极抢救无效死亡。家属认为,医疗机构未能及时给予救治,导致患者死亡,应承担相应的赔偿责任,因此起诉医院。

　　问题:本案例是否属于医疗事故? 为什么?

第一节　卫生法概论

一、卫生法概念

　　1. 卫生法的概念　卫生法是由国家制定并由国家保证实施的,调整在卫生活动中所发生的社会关系的法律规范的总称,包括全国人民代表大会及其常务委员会制定的各种卫生法律,以及被授权的其他国家机关颁布的卫生条例、规则、决定、标准、国际条约和双边条约中有关卫生的法律规范。

　　2. 卫生法的特征

　　(1)卫生法以调整卫生社会关系为主要内容,是法学与医学相结合的产物,通过法定程序将医疗技术规范加以法律化,构成卫生法的重要内容。

　　(2)卫生法的规定既有强制性又有非强制性,是强制性规范与任意性规范相结合的法律。

　　(3)卫生法的根本任务是维护人体健康,这也是全人类的根本利益,具有一定的国际性。

二、卫生法律关系

1. 卫生法律关系的概念　卫生法律关系是在卫生活动中依据卫生法律规范所形成的卫生权利义务关系。卫生法律关系包括卫生管理法律关系和卫生服务法律关系(表 2-1)。

表 2-1　卫生管理法律关系和卫生服务法律关系的区别

项目	卫生管理法律关系	卫生服务法律关系
概念	卫生行政管理部门在行使卫生管理职权过程中与被管理者之间形成的卫生权利义务关系	在卫生活动中,提供卫生服务的单位和个人与接受服务者之间形成的卫生权利义务关系
特点	卫生管理法律关系的一方必定是卫生行政主体,双方的权利义务是法定的,主体双方的权利义务不对等	卫生服务法律关系中的一方必定是取得特殊许可的组织或个人,主体双方法律地位平等

2. 卫生法律关系产生的条件　卫生法律关系的产生需具备卫生法律规范和卫生法律事实。

卫生法律规范是指由全国人民代表大会及其常务委员会所制定的卫生法律,被授权的其他国家机关颁布的卫生条例、规则、决定、标准、章程、办法等,宪法和其他部门法律中调整卫生关系的法律规范,以及国际条约和双边条约中有关卫生的法律规范。

卫生法律事实是指卫生法律规范所规定的,能够引起卫生法律关系产生、变更和消灭的客观事件和行为。

卫生法律事件是卫生法律规范规定的,不以当事人的意志为转移的,引起卫生法律关系产生、变更、消灭的客观事实,如卫生行政部门对疾病预防控制机构传染病防控的监管从而形成卫生管理法律关系。

卫生法律行为是卫生主体所实施的,有意识有目的的活动,如患者到医疗机构救治形成医患关系。

3. 卫生法律关系的构成　卫生法律关系由卫生法律关系主体、卫生法律关系客体、卫生法律关系内容三要素构成。

卫生法律关系主体是指参与卫生活动享有卫生权利,承担卫生义务的法律主体。卫生法律关系主体包括国家卫生行政管理部门、食品药品监督管理部门、国境检验检疫部门、医疗机构及其医务人员、自然人、法人和其他组织等。

卫生法律关系客体是指卫生法律关系中卫生权利与义务所指向的对

象,是将卫生法律关系主体间的权利和义务联系在一起的媒介,一般包括人的生命健康权益、行为、物和智力成果等。

卫生法律关系内容是指卫生法律关系主体享有的卫生权利和承担的卫生义务。卫生权利是卫生法律关系主体以相对自由的作为或不作为的方式获得利益的一种可能性。卫生义务则是指卫生法律关系主体以作为或不作为的方式保障权利主体获得利益的必要性。

三、卫生法律责任

卫生法律责任是指卫生法律主体由于违反卫生法律规范所承担的赔偿、补偿或接受惩罚等法律后果,是法律责任在卫生领域的具体运用,是卫生行政责任、卫生民事责任和卫生刑事责任的综合。

卫生行政责任是指卫生法律关系主体违反卫生行政法律规范,尚未构成犯罪,所应承担的法律后果,包括卫生行政处罚和卫生行政处分。

卫生民事责任是指卫生法律关系主体违反卫生法律规范所承担的法律责任。

卫生刑事责任是指卫生法律关系主体侵害刑法所保护的社会关系构成犯罪时承担的法律责任。刑事责任是所有法律责任中最严厉的处罚形式,刑罚种类从罚金刑到自由刑,直至死刑。

第二节　执业医师法律制度

一、医师资格考试与注册

1. 医师的概念、考试资格　医师是指依法取得执业医师资格或者执业助理医师资格,经注册在医疗、预防、保健机构中执业的医务人员,分为执业医师和执业助理医师。

执业医师是指依法取得执业医师资格并经注册,在医疗、预防、保健机构中按照其注册的执业类别和范围,独立从事相应的医疗工作的人员。职业医师资格考试条件见表 2-2。

表 2-2　执业医师资格考试条件

学历条件	年限要求
医学本科	在医疗、预防、保健机构中试用期满 1 年
医学专科	取得执业助理医师执业证书后医疗相关工作满 2 年

学历条件	年限要求
医学中专	取得执业助理医师执业证书后医疗相关工作满 5 年
师承方式学习	医疗相关工作满 3 年,并考核合格

执业助理医师是指依法取得执业医师资格并经注册,在医疗、预防、保健机构中执业医师的指导下,按照其注册的执业类别和范围执业的人员。

2. 执业医师注册　取得医师资格,经注册后方能从事医师执业活动。不予注册和注销情形见表 2-3。

表 2-3　不予注册和注销注册情形

类别	具体情形
不予注册的情形	不具有完全民事行为能力
	刑事处罚完毕之日起 2 年之内
	吊销医师执业证书之日起 2 年之内
	健康状况不宜或不能执业
	重新申请注册,考核不合格的
注销注册的情形	死亡或者被宣告失踪
	受刑事处罚
	吊销医师执业证书
	身体健康状况不宜继续执业
	考核不合格,再次考核仍不合格
	中止医师执业活动满 2 年
	出借、出租、抵押、转让、涂改医师执业证书

3. 执业医师执业范围　医师应按照注册的执业地点、执业类别、执业范围,从事相应的医疗、预防、保健活动,并在执业地点取得相应的处方权。进行紧急救治、住院医师规范化培训、进修、会诊、医疗支援等不属于超范围执业。

二、医师执业规则

1. 医师的权利

(1)在注册的执业范围内,进行医学诊查、疾病调查、医学处置、出具相应的医学证明文件,选择合理的医疗、预防、保健方案。这是医师为履行其职责而必须具备的基本权利。

（2）获得与本人执业活动相当的医疗设备基本条件。

（3）从事医学研究、学术交流,参加专业学术团体。

（4）参加专业培训,接受继续医学教育。

（5）在执业活动中,人格尊严、人身安全不受侵犯。

（6）获取工资报酬和津贴,享受国家规定的福利待遇。

（7）对所在机构的医疗、预防、保健工作和卫生行政部门的工作提出意见和建议,依法参与所在机构的民主管理。

2. 医师的义务

（1）遵守法律、法规,遵守技术操作规范。

（2）树立敬业精神,遵守职业道德,履行医师职责,尽职尽责为患者服务。

（3）关心、爱护、尊重患者,保护患者的隐私。

（4）努力钻研业务,更新知识,提高专业技术水平。

（5）宣传卫生保健知识,对患者进行健康教育。

3. 医师执业要求

（1）医师实施医疗、预防、保健措施,签署有关医学证明文件,必须亲自诊查、调查,并按照规定及时填写医学文书,不得隐匿、伪造或者销毁医学文书及有关资料。医师不得出具与自己执业范围无关或者与执业类别不相符的医学证明文件。

（2）对急危患者,医师应当采取紧急措施进行诊治;不得拒绝急救处置。

（3）医师应当使用经国家有关部门批准使用的药品、消毒药剂和医疗器械。除正当诊断治疗外,不得使用麻醉药品、医疗用毒性药品、精神药品和放射性药品。

（4）医师应当如实向患者或者其家属介绍病情,但应注意避免对患者产生不利后果。医师进行实验性临床医疗,应当经医院批准并征得患者本人或者其家属同意。

（5）医师不得利用职务之便,索取、非法收受患者财物或者牟取其他不正当利益。

（6）遇有自然灾害、传染病流行、突发重大伤亡事故及其他严重威胁人民生命健康的紧急情况时,医师应当服从县级以上卫生行政管理部门的调遣。

（7）发生医疗事故或者发现传染病疫情时,医师应当按照有关规定及时向所在机构或者卫生行政部门报告。医师发现患者涉嫌伤害事件或者非正常死亡时,应当按照有关规定向有关部门报告。

（8）执业助理医师应当在执业医师的指导下,在医疗、预防、保健机构中按照其执业类别执业。在乡、民族乡、镇的医疗、预防、保健机构中工作的执业助理医师,可以根据医疗诊治的情况和需要,独立从事一般的执业活动。

第三节　病历管理法律制度

一、病历书写规范

1. 病历的概念　病历是指医务人员在医疗活动过程中形成的文字、符号、图表、影像、切片等资料的总和,是由医务人员通过问诊、查体、辅助检查、诊断、治疗、护理等医疗活动获得有关资料,并将其进行归纳、分析、整理而形成的医疗活动记录,包括门(急)诊病历和住院病历。

2. 病历书写要求　病历书写前应进行认真问诊和全面细致的体格检查,对所获得的信息进行归纳、分析。

书写病历应当客观、及时、规范,使用规范的医学术语,表述准确。

病历内容应真实记录患者病情变化、辅助检查结果及临床意义、上级医生查房意见、会诊意见、诊疗措施及效果、医嘱更改及理由、向患者告知的重要事项等,并在规定的时间内完成,如入院记录于患者入院 24 小时内完成,首次病程记录于患者入院 8 小时内完成,手术记录于术后 24 小时内完成等(表 2-4)。

表 2-4　病历书写基本要求

条目	概念	记录内容
主诉	患者就诊的主要症状(或体征)及持续时间	主要症状(或体征)、持续时间
现病史	患者本次疾病的发生、演变与诊疗等方面的详细情况	发病情况、主要症状、伴随症状、发病后诊疗经过及结果、睡眠和饮食等一般情况的变化,以及与鉴别诊断有关的阳性或阴性资料等
病程记录	对患者病情和诊疗过程所进行的连续性记录	患者的病情变化情况、重要的辅助检查结果及临床意义、上级医生查房意见、会诊意见、医生分析讨论意见、所采取的诊疗措施及效果、医嘱更改及理由、向患者及其近亲属告知的重要事项等

续表

条目	概念	记录内容
抢救记录	对病情危重患者采取抢救措施时的记录	病情变化情况、抢救时间及抢救措施、参加抢救的医务人员姓名及专业技术职称等
疑难病例讨论记录	对诊断不明确或治疗效果不确切病例讨论的记录	讨论日期、主持人、参加讨论的医务人员姓名及专业技术职务、具体讨论意见及主持人小结意见等
出院记录	经治医生对患者此次住院期间诊疗情况的总结	入院日期、出院日期、入院情况、入院诊断、诊疗经过、出院诊断、出院情况、出院医嘱、医生签名等

3. 病历书写资质　病历书写应由具有相应资质的医务人员完成，上级医生有审查修改下级医务人员（包括实习生、住培学员）所书写的病历的责任（表2-5）。

表2-5 病历书写人员

条目	书写人员
首次病程记录	经治医生或值班医生
日常病程记录	经治医生、实习医务人员或试用期医务人员
入院记录	经治医生
手术记录	手术者记录，特殊情况下由第一助手记录

二、病历管理

1. 病历存档　医疗机构应当建立病历管理制度，设置专门部门或者配备专（兼）职人员，具体负责病历的保存和管理工作，任何人不得涂改、伪造、隐匿、销毁、抢夺、窃取病历。门（急）诊病历的保存期自患者最后一次就诊之日起不少于15年，住院病历的保存期不得少于30年。

2. 病历查阅　除涉及为患者实施医疗活动的医务人员及医疗服务质量监控人员外，其他任何机构和个人不得擅自查阅患者的病历。因科研、教学需要查阅病历的，需经医疗机构有关部门同意后查阅，不得泄露患者隐私。患者本人或其近亲属、代理人及保险机构等申请复印病历资料时，应提交有关证明材料。

3. 病历封存　患方提出封存病历申请时，医疗机构负应当在患者或者其代理人在场的情况下封存病程记录等病历资料。封存的病历资料由医疗机构保管。

三、法律责任

医师未经亲自诊查、调查,签署诊断、治疗、流行病学等证明文件或者有关出生、死亡等证明文件,或隐匿、伪造或者擅自销毁医学文书及有关资料,由县级以上卫生行政部门给予警告或者责令暂停六个月以上一年以下执业活动的处罚。

第四节 药品及处方管理法律制度

一、药品管理

1. 药品的概念 药品是指用于预防、治疗、诊断人的疾病,有目的地调节人的生理功能并规定有适应证或者功能主治、用法和用量的物质,包括中药材、中药饮片、中成药、化学原料药及其制剂、抗生素、生化药品、放射性药品、血清、疫苗、血液制品和诊断药品等。

2. 药品质量管理 医疗机构必须配备依法经过资格认定的药学技术人员,建立健全药品质量管理体系,完善药品购进、验收、储存、调配及使用等环节的质量管理制度。

《中华人民共和国药品管理法》规定禁止生产、销售假药、劣药(表2-6)。

表 2-6　假药和劣药概念及论处情形

类别	概念	论处情形
假药	药品所含成分与国家药品标准规定的成分不符的和以非药品冒充药品或者以他种药品冒充此种药品的	规定禁止使用的 未经批准生产、进口,未经检验即销售的 变质的 被污染的 使用未取得批准文号的原料药生产的 所标明的适应证或者功能主治超出规定范围的
劣药	药品成分含量不符合国家药品标准规定的药品	未标明有效期或者更改有效期的 不注明或者更改生产批号的 超过有效期的 直接接触药品的包装材料和容器未经批准的 擅自添加着色剂、防腐剂、香料、矫味剂及辅料的 其他不符合药品标准规定的

3. 麻醉药和精神类药品管理 医疗机构应当经所在地市级卫生主管部门批准,取得麻醉药品、第一类精神药品购用印鉴卡,凭印鉴卡向本省级行政区域内的定点批发企业购买麻醉药品和第一类精神药品。经麻醉药品和精神药品培训、考核合格后,执业医师方可获得麻醉药品和第一类精神药品处方权,但不得为自己开具此类药品。

4. 药品不良反应 药品不良反应是指合格药品在正常用法用量下出现的与用药目的无关的有害反应。

药品生产、经营企业和医疗机构发现或者获知药品不良反应,须进行药品不良反应信息报告,报告内容应当真实、完整、准确。

二、处方管理

1. 处方的概念 处方是指由注册的执业医师和执业助理医师在诊疗活动中为患者开具的,由取得药学专业技术职务任职资格的药学专业技术人员审核、调配、核对,并作为患者用药凭证的医疗文书,包括住院患者的用药医嘱单。

经注册的执业医师可在执业地点取得相应的处方权。

2. 处方开具 执业医师应依据诊疗规范,按照药品说明书中的药品适应证、药理作用、用法、用量、禁忌、不良反应和注意事项等开具处方,处方中药品名称应使用药品通用名称、新活性化合物的专利药品名称和复方制剂药品名称。

书写处方应清晰、完整地记录患者的一般情况和临床诊断,不得涂改。处方中药品名称应使用规范的中文名称,药品名称、剂量、规格、用法、用量要准确规范,不得使用"遵医嘱""自用"等含糊不清的字句。

处方原则上当日有效,用量不超过 7 日用量,急诊处方不得超过 3 日用量。延期使用处方或超用量时,应注明理由。每张处方限于一名患者的用药,不得超过五种药品。

3. 麻醉药品和精神类药品处方管理 门诊癌性疼痛、慢性中重度疼痛患者需长期使用麻醉药品和第一类精神药品时,执业医师应当诊查患者,通过滴定确定用药剂量,并与患方签署"知情同意书",核实疾病诊断证明和患者、代办人的身份证明材料(表 2-7、表 2-8)。

表 2-7 门(急)诊患者麻醉药品和精神类药品处方剂量

剂型	麻醉药品	第一类精神药品	第二类精神药品
注射剂	一次常用量	一次常用量	不超过 7 日常用量

剂型	麻醉药品	第一类精神药品	第二类精神药品
控缓释制剂	不超过 7 日常用量	不超过 7 日常用量	不超过 7 日常用量
其他剂型	不超过 3 日常用量	不超过 3 日常用量	

表 2-8　门（急）诊癌痛、慢性疼痛患者麻醉药品和精神类药品处方剂量

剂型	麻醉药品	第一类精神药品
注射剂	不超过 3 日常用量	不超过 3 日常用量
控缓释制剂	不超过 15 日常用量	不超过 15 日常用量
其他剂型	不超过 7 日常用量	不超过 7 日常用量

住院患者使用麻醉药品和第一类精神药品时，医师应逐日开具处方，每张处方只能开具 1 日常用量。

医师利用计算机开具、传递处方时，须同时打印纸质处方，并签名。

三、处方监督与管理

1. 处方点评　医疗机构负责处方开具、调剂和保管等相关工作的管理，进行处方点评，动态监测处方，超常预警，通报不合理处方。出现不合格处方 3 次以上，对医师进行警告并限制其处方权；若再次出现 2 次以上不合格处方，则取消处方权。

2. 处方保存　处方由调剂处方药品的医疗机构妥善保存。保存期满后，由医疗机构主要负责人批准、登记备案，方可销毁处方。各类处方保存期限见表 2-9。

表 2-9　处方保存期限

处方	保存期限
普通处方、急诊处方、儿科处方	1 年
医疗用毒性药品、第二类精神药品处方	2 年
麻醉药品和第一类精神药品处方	3 年

3. 医疗机构取消医师处方权的情形

（1）被责令暂停执业。

（2）考核不合格离岗培训期间。

（3）被注销、吊销执业证书。

（4）不按照规定开具处方，造成严重后果的。

（5）不按照规定使用药品，造成严重后果的。

（6）因开具处方牟取私利。

第五节 血液管理法律制度

一、无偿献血

无偿献血是指公民自愿捐献全血或血液成分而不收取任何报酬的行为。《中华人民共和国献血法》提倡18周岁至55周岁的健康公民自愿献血，献血者每次献血量一般为200~400ml，两次献血间隔6个月以上。

无偿献血的血液必须用于临床，不得买卖，不得出售给血液制品生产单位。患者用血时，缴纳用于血液的采集、储存、分离、检验等成本费用。

二、临床用血

临床输血是指医疗机构将血液或血液成分输注于患者体内对患者进行抢救、治疗的行为。临床输血包括使用全血和成分血。

临床医师应严格掌握输血适应证，正确应用临床输血技术。临床输血流程见表2-10。

表2-10 临床输血流程

流程	工作内容
采集血样	医务人员双人核对输血申请单和试管标签的患者姓名、性别、年龄、病案号、床号、血型和诊断等信息
送血样	送血样人员和输血科核对患者姓名、性别、年龄、病案号、床号、血型和诊断等信息
取血	取血人员和输血科核对患者姓名、性别、年龄、病案号、床号、血型、血液有效期及配血试验结果，核对保存的血液外观等
输血前	向患方说明输血风险，征得同意，签署"输血治疗同意书"。医务人员双人核对交叉配血报告单及血袋标签内容，检查血袋有无破损渗漏，血液颜色是否正常
输血时	医务人员双人带病历在床旁核对患者个人信息，确认与配血报告相符，再次核对血液

患者输血发生不良反应时,临床医生应填写"输血不良反应回报单"交输血科保管,输血科每月汇总交医务管理部门。

第六节　传染病防治法律制度

一、概述

1. 传染病防治法的概念　传染病是由病原微生物引起的能在人与人、动物与动物或人与动物之间相互传播的疾病,是危害人民群众健康的重要疾病。传染病防治法是指由国家制定或认可的,调整在预防、控制和消除传染病的发生和流行,保障人体健康和公共卫生活动中产生的各种社会关系的法律规范的总和。

2. 传染病的分类　《中华人民共和国传染病防治法》将法定传染病分为甲、乙、丙三大类,实施分类管理(表 2-11)。

表 2-11　法定传染病

分类	病种
甲类	鼠疫、霍乱
乙类	严重急性呼吸综合征、人感染高致病性禽流感、病毒性肝炎、细菌性和阿米巴性痢疾、伤寒和副伤寒、艾滋病、淋病、梅毒、脊髓灰质炎、麻疹、百日咳、白喉、流行性脑脊髓膜炎、猩红热、流行性出血热、狂犬病、钩端螺旋体病、布鲁氏菌病、炭疽、流行性乙型脑炎、疟疾、登革热、肺结核、血吸虫病、新生儿破伤风
丙类	流行性感冒,流行性腮腺炎,风疹,急性出血性结膜炎,麻风病,流行性和地方性斑疹伤寒,黑热病,棘球蚴病,丝虫病,除霍乱、细菌性和阿米巴性痢疾、伤寒和副伤寒以外的感染性腹泻病,手足口病

3. 传染病的隔离　甲类传染病采取强制管理的措施。乙类传染病中严重急性呼吸综合征、甲型 H1N1 流感、炭疽中的肺炭疽和人感染高致病性禽流感,采取甲类传染病的预防、控制措施。

在我国领域内的一切单位和个人,必须接受疾病预防控制机构、医疗机构有关传染病的调查、检验、采集样本和隔离治疗等预防控制措施。

二、传染病预防

按照预防为主、防治结合的卫生方针,预防传染病的发生,控制传染病的流行,保障公民健康和公共卫生。

依靠科学,依靠群众做好传染病预防工作。积极开展预防传染病的教育,进行以消除传染病的传播媒介为中心的爱国卫生运动,建设和改造公共卫生设施,改善饮用水的卫生条件。

国家实行有计划的预防接种制度,对所有适龄儿童进行疫苗接种,预防传染病的发生。

医疗机构对被传染病病原体污染的污水、污物、场所和物品等应按照院感要求,进行严格消毒处理。消毒是采用化学、物理、生物的方法杀灭或消除环境中的致病微生物,是切断传染病传播途径的重要措施。医疗机构必须严格执行传染病防控管理制度、医疗技术操作规范,防止传染病的医源性感染和医院感染。

传染病患者、病原携带者在治愈前,疑似传染病患者在排除前,不得从事易使该传染病扩散的工作。从事饮水、饮食、公共场所、整容、保育等人员,须取得健康合格证后上岗。

三、传染病疫情报告、通报、公布

1. 传染病的报告　传染病疫情报告实行属地化管理,疾病预防控制机构、医疗机构和采供血机构及其执行职务的人员发现《中华人民共和国传染病防治法》规定的传染病疫情或者发现其他传染病暴发、流行及突发原因不明的传染病时,应进行传染病疫情报告。报告内容及时限见表 2-12。

表 2-12　传染病报告

报告内容	报告时限
甲类传染病和乙类传染病中的肺炭疽、严重急性呼吸综合征、甲型 H1N1 流感、脊髓灰质炎、人感染高致病性禽流感病例或疑似病例	2 小时内
传染病和不明原因疾病暴发	2 小时内
除按甲类管理之外的乙类、丙类传染病病例、疑似病例和病原携带者	24 小时内

不得隐瞒、谎报、缓报传染病疫情。

2. 传染病的信息公布　国家建立传染病疫情信息公布制度。国务院卫生行政部门定期公布全国传染病疫情信息。省级卫生行政部门定期公布本行政区域的传染病疫情信息。公布传染病疫情信息应当及时、准确。

四、传染病医疗救治

医疗救治机构是传染病防治体系中的重要组成部分,由定点医疗机构、传染病医院承担传染病救治任务。医疗机构的设置、布局等,应符合传染病防治的要求。医疗机构应实行预检分诊制度,执行灭菌消毒制度,预防医源性感染,为传染病患者、疑似传染病患者提供医疗救护、现场救援和接诊治疗。医疗机构应当按照传染病诊断标准和治疗方案,予以科学救治。

第七节　突发公共卫生事件应急处理法律制度

一、概述

1. 突发公共卫生事件的概念　突发公共卫生事件是指突然发生,造成或者可能造成社会公众健康严重损害的重大传染病疫情、群体性不明原因疾病、重大食物和职业中毒及其他严重影响公众健康的事件。

2. 突发公共卫生事件的分类　突发公共卫生事件包括重大传染病疫情、群体性不明原因疾病、重大食物中毒和职业中毒、其他严重影响公众健康事件。

重大传染病疫情是指某种传染病在短时间内发生、波及范围广,出现大量发病或死亡病例,其发病率远远超过常年的发病率水平。

群体性不明原因疾病是指在短时间(通常为 2 周)内,某个相对集中的区域内同时或者相继出现具有共同临床表现的患者,且病例不断增加,范围不断扩大,又暂时不能明确诊断的疾病。这种疾病可能是某种传染病(包括新发传染病)、中毒或其他未知因素引起的疾病。

重大食物中毒和职业中毒是指由于食品污染和职业危害等原因造成的人数众多或者伤亡较重的中毒事件。

3. 突发公共卫生事件的分级　根据突发公共卫生事件的性质、危害程度和涉及范围,突发公共卫生事件分为特别重大(Ⅰ级)、重大(Ⅱ级)、较大(Ⅲ级)和一般(Ⅳ级)四个级别,分别用红色、橙色、黄色、蓝色进行预警。

二、报告与信息发布

1. 应急报告单位
(1)突发事件日常监测机构。

（2）各级各类疾病控制、卫生监督、医疗、保健等与卫生有关的机构。

（3）突发事件的发生单位。

（4）卫生行政主管部门。

（5）县级以上地方人民政府。

2. 应急责任报告人　医疗卫生机构的医务人员、检疫人员、疾病控制机构人员、乡村医生和个体诊所医务人员是责任报告人。

3. 应急报告　突发事件监测机构、医疗卫生机构和有关单位发现发生或可能发生传染病暴发、流行，发生或者发生不明原因的群体性疾病，发生传染病菌种、毒种丢失，发生或者可能发生重大食物中毒和职业中毒事件时，应在 2 小时内向所在地卫生行政主管部门报告。卫生行政主管部门接到报告后，向地方人民政府和上一级卫生行政主管部门报告，同时立即组织人员核实报告事项，采取必要的控制措施。任何单位和个人不得隐瞒、缓报、谎报或者授意他人隐瞒、缓报、谎报。

三、应急处理

1. 应急预案主要内容

（1）突发事件应急处理指挥部的组成和相关部门的职责。

（2）突发事件的监测与预警。

（3）突发事件信息的收集、分析、报告、通报制度。

（4）突发事件应急处理技术和监测机构及其任务。

（5）突发事件的分级和应急处理工作方案。

（6）突发事件预防、现场控制，应急设施、设备、救治药品和医疗器械及其他物资和技术的储备与调度。

（7）突发事件应急处理专业队伍的建设和培训。

2. 预防措施　贯彻预防为主、统一领导、分级负责、反应及时、依靠科学、加强合作的方针与原则。

医疗机构应定期开展突发公共卫生事件应急处理知识与技能培训，进行突发公共卫生事件应急演练，提高应对能力。

县级以上人民政府卫生行政部门应当开展突发公共事件应急知识教育，增强全社会防范突发公共卫生事件的意识和应对能力。

3. 应急处置　卫生行政部门组织专家进行评估，判断突发公共卫生事件的类型、性质、影响面、严重程度，以及发展趋势，提出是否启动突发公共卫生事件应急预案的建议。省（自治区、直辖市）人民政府决定启动突发公共卫生事件应急预案。

启动应急预案后，医疗卫生机构应服从突发事件应急处理指挥部的统一指挥,集中力量开展医疗救治工作,对因突发事件致病的人员提供现场救援和医疗救护,协助疾病控制人员开展流行病学调查、检测标本采集等。在突发公共卫生事件中需要接受隔离治疗、医学观察时,相关人员应配合医疗卫生机构采取的医疗措施,拒绝配合者,由公安机关强制执行。

第八节 医疗事故与医疗损害法律制度

一、概述

1. 医疗事故的概念 医疗事故是指医疗机构及其医务人员在医疗活动中,违反医疗卫生管理法律、行政法规、部门规章和诊疗护理规范、常规,过失造成患者人身损害的事故。

2. 医疗事故分级 分为四个等级,见表2-13。

表 2-13 医疗事故分级

分级	情形	等级
一级医疗事故	造成患者死亡、重度残疾的情形	甲、乙两个等级
二级医疗事故	造成患者中度残疾、器官组织损伤导致严重功能障碍的情形	甲、乙、丙、丁四个等级
三级医疗事故	造成患者轻度残疾、器官组织损伤导致一般功能障碍的情形	甲、乙、丙、丁、戊五个等级
四级医疗事故	造成患者明显人身损害的其他后果的情形	

3. 不属于医疗事故的情形

(1)在紧急情况下为抢救垂危患者生命而采取紧急医学措施造成不良后果的。

(2)在医疗活动中由于患者病情异常或患者体质特殊而发生医疗意外的。

(3)在现有医学科学技术条件下,发生无法预料或者不能防范的不良后果的。

(4)无过错输血感染造成不良后果的。

(5)因患方原因延误诊疗导致不良后果的。

(6)因不可抗力造成不良后果的。

4. 医疗损害的概念 医疗损害是指医疗机构及其医务人员在医疗活动中,因过错诊疗行为或有缺陷的医疗物品等造成的患者损害。

医疗损害责任是指医疗机构及其医务工作者在医疗过程中因主观过失,或者在法律规定的情况下无论主观有无过失,造成患者人身或其他损害,依法由医疗机构承担的一种民事侵权赔偿责任。

按照法律效力高于行政法规的原则,《医疗事故处理条例》的规定与《侵权责任法》不一致时,按照《侵权责任法》处理。

5. 医疗损害的预防 医疗机构及其医务人员应预防医疗事故等医疗损害的发生,在医疗活动中严格遵守医疗卫生法律法规、部门规章和诊疗护理规范,恪守职业道德,尊重患者的知情同意权,保护患者的隐私,使用合格的药品、医疗器械、消毒药剂及血液。

医疗机构应设置医疗质量管理部门,负责本医疗机构医务人员的法律法规、部门规章、诊疗护理规范的培训和职业道德教育,监管医务人员的医疗服务工作,接受患者的投诉。

二、医疗损害责任

1. 医疗损害责任主体 医疗损害责任的主体是取得执业许可的医疗机构和注册的执业医师,医疗机构及其医务人员的过错责任认定应当按照法律法规、部门规章及诊疗规范进行,违反法律法规、部门规章及诊疗规范的诊疗行为与患者损害之间具有因果关系时,医疗机构及其医务人员承担医疗损害责任。

2. 推定医疗机构有过错的情形

(1)违反法律、行政法规、规章及其他有关诊疗规定的规定。

(2)隐匿或者拒绝提供与纠纷有关的病历资料。

(3)伪造、篡改或者销毁病历资料。

3. 医疗机构不承担赔偿责任的情形

(1)患者或者其近亲属不配合医疗机构进行符合诊疗规范的诊疗。

(2)医务人员在抢救生命垂危的患者等紧急情况下已经尽到合理诊疗义务。

(3)限于当时的医疗水平难以诊疗。

4. 尸体解剖 医患双方对患者死亡原因不能确定或对死亡原因有异议的,可进行尸检,尸检须在患者死亡后48小时内完成,具有尸体冷冻保存条件的可以延长到患者死亡7日之内。

5. 赔偿责任 患者在诊疗活动中受到损害,可由省(自治区、直辖市)管辖的县(市、区)级地方医学会进行医疗事故技术鉴定或进行司法鉴定。经鉴定构成医疗事故或医疗机构及其医务人员有过错的,由医疗机构承担赔偿责任,包括赔偿医疗费、护理费、交通费、误工费、残疾赔偿金等,造成患者死亡的,还包括丧葬费和死亡赔偿金。

● 习　　题 ●

【A1 型题】

1. 不属于卫生法律关系主体的是(　　)

A. 计划生育管理部门

B. 食品药品监督管理部门

C. 医务人员

D. 生命健康权益

E. 自然人

答案:D

2. 卫生法律责任中最严厉的处罚形式是(　　)

A. 卫生行政处罚　　　B. 卫生行政处分　　　C. 刑事责任

D. 民事责任　　　　　E. 行政法律责任

答案:C

3. 执业医师与执业助理医师的最主要的区别是(　　)

A. 取得执业医师资格　　　　　B. 独立诊疗

C. 注册　　　　　　　　　　　D. 确定执业类别

E. 确定执业地点

答案:B

4. **具有下列条件之一的,可以参加执业医师资格考试,除了(　　)**

A. 具有高等学校医学专业本科以上学历,在执业医师指导下,在医疗、预防、保健机构中试用期满 1 年的

B. 取得执业助理医师执业证书后,具有高等学校医学专科学历,在医疗、预防、保健机构中工作满 2 年的

C. 取得执业助理医师执业证书后,具有中等专业学校医学专业学历,在医疗、预防、保健机构中工作满 3 年的

D. 以师承方式学习传统医学满 3 年或者经多年实践医术确有专长的,经县级以上卫生行政管理部门确定的传统医学专业组织或者医疗、预防、保健机构考核合格并推荐

E. 在 1998 年 6 月 26 日前获得医士专业技术职务任职资格,后又取得执业助理医师资格的,医士从业时间和取得执业助理医师执业证书后执业时间累计满 5 年

答案:C

5. 卫生行政管理部门不予医师执业注册情况中,错误的是( )

A. 不具有完全民事行为能力的

B. 受刑事处罚,自刑罚执行完毕之日起至申请注册之日止满3年的

C. 受吊销医师执业证书行政处罚,自处罚决定之日起至申请注册之日止不满2年的

D. 甲类、乙类传染病传染期和精神病发病期及身体残疾等健康状况不宜或者不能胜任医疗、预防、保健业务工作的

E. 重新申请注册,经卫生行政部门指定机构或组织考核不合格的

答案:B

6. 医师注册后有下列情形之一的,其所在的医疗、预防、保健机构应当在30日内报告注册主管部门,办理注销注册,收回医师执业证书,除了( )

A. 受卫生行政处罚

B. 死亡或者被宣告失踪

C. 中止医师执业活动满2年

D. 身体健康状况不宜继续执业

E. 有出借、出租、抵押、转让、涂改"医师执业证书"行为

答案:A

7. 医师在执业过程中的基本权利是( )

A. 在注册的执业范围内,进行医学诊查、疾病调查、医学处置、出具相应的医学证明文件,选择合理的医疗、预防、保健方案

B. 按照国务院卫生行政部门规定的标准,获得与本人执业活动相当的医疗设备基本条件

C. 从事医学研究、学术交流,参加专业学术团体

D. 参加专业培训,接受继续医学教育

E. 获取工资报酬和津贴,享受国家规定的福利待遇

答案:A

8. 医师在执业活动中应当履行下列义务,除了( )

A. 遵守法律、法规,遵守技术操作规范

B. 对所在机构的提出意见和建议,依法参与所在机构的民主管理

C. 树立敬业精神,遵守职业道德,履行医师职责,尽职尽责为患者服务

D. 努力钻研业务,更新知识,提高专业技术水平

E. 宣传卫生保健知识,对患者进行健康教育

答案:B

9. 病历书写有明确的时间要求,按照要求以下病历资料书写时间不符合规范的是( )

A. 首次病程记录于患者入院 8 小时内完成

B. 手术记录于术后 24 小时内完成

C. 抢救记录应在抢救结束后 12 小时内完成

D. 入院记录于患者入院 24 小时内完成

E. 死亡讨论记录于患者死亡后 7 天内完成

答案：C

10. 医疗机构应妥善保存相关病历资料，其中住院病历应保存（　　　）

A. 5 年　　　　　　B. 10 年　　　　　　C. 15 年

D. 20 年　　　　　　E. 30 年

答案：E

11. 医师未经亲自诊查、调查，签署诊断、治疗、流行病学等证明文件或者有关出生、死亡等证明文件，或隐匿、伪造或者擅自销毁医学文书及有关资料，按照《中华人民共和国执业医师法》有关规定由县级以上人民政府卫生行政部门给予以下处罚（　　　）

A. 责令暂停 1 个月以上 3 个月以下执业活动的处罚

B. 责令暂停 3 个月以上 6 个月以下执业活动的处罚

C. 责令暂停 6 个月以上 1 年以下执业活动的处罚

D. 责令暂停 1 年以上 2 年以下执业活动的处罚

E. 责令暂停 2 年执业活动的处罚

答案：C

12. 根据《中华人民共和国药品管理法》规定，按假药论处的情形，除了（　　　）

A. 未标明有效期或者更改有效期的

B. 变质的

C. 被污染的

D. 所标明的适应证或者功能主治超出规定范围的

E. 国务院药品监督管理部门规定禁止使用的

答案：A

13. 根据《中华人民共和国药品管理法》规定，按劣药论处的情形，除了（　　　）

A. 变质的

B. 未标明有效期或者更改有效期的

C. 超过有效期的

D. 不注明或者更改生产批号的

E. 擅自添加着色剂、防腐剂、香料、矫味剂及辅料的

答案:A

14. 医师开具的处方应当日有效,特殊情况下需延期的,处方有效期最长不得超过(   )

A. 2 天   B. 3 天   C. 4 天

D. 5 天   E. 7 天

答案:B

15. 医师开具处方,每张处方不得超过几种药品(   )

A. 3 种   B. 4 种   C. 5 种

D. 6 种   E. 7 种

答案:C

16. 为门(急)诊癌症疼痛患者开具的麻醉药品注射剂,每张处方为(   )

A. 1 次常用量   B. 2 次常用量   C. 3 次常用量

D. 1 日常用量   E. 3 日常用量

答案:A

17. 处方由调剂处方药品的医疗机构妥善保存,麻醉药品和第一类精神药品处方保存期限为(   )

A. 1 年   B. 2 年   C. 3 年

D. 4 年   E. 5 年

答案:C

18. 无偿献血是指公民自愿捐献全血或血液成分而不收取任何报酬的行为,《中华人民共和国献血法》提倡(   )健康公民自愿献血。

A. 16 周岁以上   B. 18 周岁以上   C. 16~50 周岁

D. 18~55 周岁   E. 18~60 周岁

答案:D

19.《中华人民共和国传染病防治法》将法定传染病分为甲、乙、丙三大类,实施分类管理。属于甲类传染病的是(   )

A. 甲型 H1N1 流感

B. 传染性非典型性肺炎

C. 霍乱

D. 流行性乙型脑炎

E. 猩红热

答案:C

20. 以下情形均不属于医疗事故,除了(   )

A. 在紧急情况下为抢救垂危患者生命而采取紧急医学措施造成不良后

果的

B. 由于患者病情异常或患者体质特殊而发生医疗意外的

C. 在现有医学科学技术条件下,发生无法预料或者不能防范的不良后果的

D. 因患方原因延误诊疗导致不良后果的

E. 输血感染造成不良后果的

答案:E

【A2 型题】

1. 青年李某,右下腹疼痛难忍,到医院就诊。经医师检查、检验,当即诊断为急性阑尾炎,遂对其实施阑尾切除术。手术情况正常,但拆线时发现伤口愈合欠佳,有淡黄色液体渗出。手术医师告知,此系缝合切口的羊肠线不为李某人体组织吸收所致,在临床中少见,经过近 1 个月的继续治疗,李某痊愈。依据《医疗事故处理条例》的规定,李某被拖延近 1 个月后才得以痊愈这一客观后果,应当属于( )

A. 二级医疗事故

B. 三级医疗事故

C. 四级医疗事故

D. 因患者体质特殊而发生的医疗意外

E. 因不可抗力而造成的不良后果

答案:D

解析:医疗事故是指医疗机构及其医务人员在医疗活动中,违反医疗卫生管理法律、行政法规、部门规章和诊疗护理规范、常规,过失造成患者人身损害的事故。但是,在紧急情况下为抢救垂危患者生命而采取紧急医学措施造成不良后果,在医疗活动中由于患者病情异常或患者体质特殊而发生医疗意外,在现有医学科学技术条件下发生无法预料或者不能防范的不良后果,无过错输血感染造成不良后果,因患方原因延误诊疗导致不良后果,以及因不可抗力造成不良后果等不属于医疗事故。本案例中患者李某切口延迟 1 个月愈合,是因切口缝合线不吸收所造成,是其自身体质的原因,因此,不属于医疗事故。

2. 内科医师张某,乘火车出差,一孕妇早产,列车广播寻找医生。张某遂自告奋勇为产妇接生,因手法不规范,导致婴儿臂丛神经损伤。张某的行为属于( )

A. 违规操作,构成医疗事故

B. 非法行医,不属医疗事故

C. 采取紧急医疗措施,不属医疗事故

D. 见义勇为,不构成医疗事故

E. 超范围执业,构成医疗事故

答案:C

解析:医疗事故的界定见上题解析。本案例中,内科医师张某是在紧急情况下为产妇接生,虽然出现了婴儿臂丛神经损伤,但不属于医疗事故。

(张锦玉)

第三章

医学伦理

2018年11月，某高校学者贺某宣布一对婴儿在中国健康出生，这对婴儿的基因经过编辑、修改后，能够天然抵抗艾滋病。这一消息迅速激起了轩然大波，震惊世界。国家卫生健康委员会依法依规对该学者进行了处理。中国科协生命科学学会联合体发表声明，坚决反对有违科学精神和伦理道德的所谓科学研究与生物技术应用。我国科技部副部长表示此次"基因编辑婴儿"如果确认已经出生，则应属于被明令禁止的行为，将按照中国有关法律对其进行处理。

问题："基因编辑婴儿"事件违背了哪些医学伦理原则？

第一节　医学伦理的理论基础

一、医学伦理学的研究对象和内容

医学伦理学是以医疗卫生活动中出现的道德现象及其发展规律为主要研究对象的科学。医学道德（简称"医德"）现象是医疗卫生领域中存在的能被人们感知的具有善恶、正邪、荣辱等评价意义的社会现象的总称。它包括医德的意识现象、规范现象和活动现象等。医德意识现象是指医务人员在处理医德关系实践中表现出来的行为、态度、伦理思想、道德观念和伦理学说的总和。医德规范现象是评价医务人员行为的道德标准，是判断医德活动善恶、荣辱、正义与非正义的行为准则。医德活动现象是指在医疗卫生领域中，人们按照一定伦理理论的善恶观念而采取的道德行为或活动总和。

医学伦理学的内容主要包含以下几方面：

（一）医德规范

医学伦理学是一门实践伦理科学，无疑更应该注重医德规范的研究和确定，不仅要研究一般道德规范，借鉴和吸收历史的经验，继承和发扬优良道德,而且还要研究医学不同学科及医学执业不同分工中的具体规范和要求。医德规范是在对人类社会长期的道德实践活动进行理性反思的基础上概括总结出来的。

（二）医德的基本实践

实现医德的基本实践,就是通过医德教育、医德培养、医德修养、医德评价等,使医德在医务工作者自身能够得以体现,从而能够形成良好的医学美德。医德规范是外在的,客观的社会要求,如果其价值能够得到体现,则其必须转化成为医务工作者自身主观信念。

（三）医学伦理难题与伦理分析

医学和生命科学的长足发展及社会道德的进步,引发并带来了许多医德两难选择问题或称两难伦理问题。医德难题主要有两类:其一是医学新知识、新技术研究应用与现有医德观念之间形成的伦理冲突,例如心肺复苏术、基因诊断与治疗技术、人类辅助生殖技术、人体试验等应用过程中出现的某些伦理难题;其二是新的医改举措及其道德反思进入医德领域后与多年流行的职业行为模式之间形成伦理冲突。

二、医学伦理学的基本理论

医学伦理学的基本理论主要包含生命神圣论、生命质量论、生命价值论,关于死亡理念的中西方死亡文化、科学死亡观、死亡教育,关于医德本位理念的医学人本论、医学后果论、医学公正论,关于医德关系理念的医者义务论、医者美德论、患者权利论等。

三、医学伦理学的基本原则

美国学者比彻姆和查尔瑞斯提出的生命伦理四原则:尊重原则、不伤害原则、有利原则和公正原则。在欧美等国家,这被许多医学组织视为医师的执业行为依据。在欧美不同文化背景的国家中,尽管仍对其存在争议,但作为一种较早和较为成熟的医学伦理学思想方法,还是逐渐被越来越多的国家接受或借鉴。

（一）尊重原则

尊重原则(the principle of respect for autonomy)是指医务人员尊重患者的伦理原则。其合理性源于患者享有人格尊严和医疗自主权,但其实现取决于医务工作者对其合理性的认同及对医患平等关系的认同。尊重原则的内容主要包括尊重患者的生命、人格、隐私权、自主权及处理好相关的特殊问题,如尊重患者的生命及价值,尊重患者的人格权、隐私权、自主权。

（二）不伤害原则

不伤害原则（the principle of nonmaleficence）是指医务人员的医疗行为，无论其动机还是结果均应避免对患者造成伤害，是底线原则，是对医务人员的最基本要求。然而，临床诊疗中的任何手段都可能存在利弊两重性，有些伤害是难以避免的，如药物的副作用，诊断、检查中的痛苦，手术中的创伤及不可预见性的伤害等。因此，不伤害的意义不是在于消除医疗行为所导致的危害，而是在于使医务工作者建立保护患者生命健康和对患者高度负责任的理念，并能够正确对待医疗行为对患者产生的伤害，努力使患者避免受到医疗伤害，包括精神上、身体上的伤害和经济上的损失。为了预防医务工作者对患者的恶意伤害，必须对医务人员提出以下要求：培养为患者健康着想的自主意识，杜绝故意伤害，尽力提供最佳的诊疗方案，把伤害降低到最低程度，对有危害的医护措施进行积极评价，选择利大于弊的措施。

（三）有利原则

有利原则（the principle of beneficence）是把有利于患者健康放在第一位并切实为其谋利益的伦理原则。《希波克拉底誓言》中，明确提出"为患者谋利益"的行医准则。有利原则要求医务人员树立全面利益观，真诚关心患者以生命为核心的健康利益，提供最优化服务，努力使患者受益。

（四）公正原则

公正原则（the principle of justice）是指尽量减小社会人群在医疗卫生服务中的不公平的差距，从而使每个社会成员都能够达到最基本的生存标准。医疗公正原则主要体现在医疗卫生相关服务、医疗卫生服务的筹资、卫生资源的分配三个方面。

上文中提到的"基因编辑婴儿"违背了伦理原则中的尊重、不伤害原则。婴儿同样享有人格尊严和医疗自主权，尊重患者的生命、人格、隐私权、自主权是医学伦理学的基本原则。同时，基因编辑过程具有利弊两重性，有些伤害是难以避免的，例如药物的副作用，诊断、检查中的痛苦，以及不可预见性的伤害等，因此，还违背了不伤害原则。

（王国年）

第二节　医患关系伦理

一、医患关系概述

医患关系是指在医学实践活动中,医方与患方之间的人际关系。作为一种特殊的人际关系,医患关系具有以下特征:利益的相关性及价值实现的统一性、人格权利的平等性及医学知识的不对称性、明确的目的性及目的的统一性、选择的不对称性及情感的中立性、医患冲突的敏感性及不可避免性。

二、医患关系的权利和义务

(一)医方的权利与义务

1. 医方的权利　医师和护士是医疗活动的主体,目前我国关于医疗机构从业人员的权利与义务有明文规定的也主要局限在这两个群体,具体文件包括《中华人民共和国执业医师法》和《中华人民共和国护士条例》。《中华人民共和国执业医师法》第二十一条法规规定了医师的以下权利:在注册的执业范围内,进行医学诊查、疾病检查、医学处置、出具相应的医学证明文件,选择合理的医疗、预防、保健方案;按照国务院卫生行政部门规定的标准,获得与本人活动相当的医疗设备基本条件;从事医学研究、学术交流,参加专业学术团体;参加专业培训,接受继续医学教育。在执业活动中,人格尊严、人身安全不受侵犯;获取工资报酬和津贴,享受国家规定的福利待遇;对所在机构的医疗、预防、保健工作和卫生行政部门的工作提出意见和建议,依法参与所在机构的民主管理等。同时从某种意义上来说这也是医师的道德权利,此外医师的道德权利还包括要求患者及其家属配合诊治、对患者的不当行为进行特殊干涉等。医师的特殊干涉权只有在患者的行为涉及自主权与生命健康权、个人利益与社会公益等发生根本冲突时才具有合理性,其目的在于确保患者自身、他人和社会的更为重要的权益不受到损害而限制患者的某些自主权利。

2. 医方的义务

(1)医师对患者的义务:树立爱岗敬业的精神,严格遵守医师职业道德,严格履行医师义务,兢兢业业为患者服务;刻苦钻研业务,努力更新专业领域知识,不断完善专业技术水平;关心爱护患者,尊重患者的隐私;遵守相关法律法规,遵守执业技术操作规范;积极宣传卫生保健知识,对患者的健康观念进行正确的指导。

（2）医师对社会的义务：开展预防保健的义务，主动对社会公民宣传并普及卫生医药知识，尽心尽力对社会公民开展健康教育；参加社会现场急救的义务；提高人类生命质量的义务。

（二）患方的权利与义务

1. 患者的权利

（1）基本医疗权：世界卫生组织（WHO）明确提出健康是人的基本权利。保护人民健康的最根本途径就是确保公众患病时能够得到必要的、合理的、平等的、最基本的诊治。

（2）知情同意权：在临床诊疗过程中，医务工作者为患者作出诊断及确定治疗方案后，应向患者提供包括诊断、治疗方法、预后及诊治费用等方面的具体信息，在患者及其家属经过认真考虑且自主选择同意后才可实施治疗方案，同时患者及其家属也有权接受或拒绝治疗方案及措施。当患者或家属拒绝治疗时，应要求患者或其家属在病历中签字，以示其对患者的拒绝治疗负责。

（3）隐私保护权：医务人员有权了解患者与病症诊疗相关的一些隐私，患者也有权维护自己的隐私，患者享有不被擅自公开隐私的权利。

（4）经济索赔权：因医疗机构或其医务人员违反相关医疗卫生管理法律、行政法规，而造成了患者人身损伤或财产损害时，患者及其家属有权利要求适当的经济补偿，并追究医疗机构或其医务人员的法律责任。

（5）医疗监督权：就医过程中，患者及其家属有权对医疗活动的合理性、公正性等进行监督，有权检举、控告侵害患者权益的医疗机构及其工作人员的违法失职行为。

（6）社会免责权：患者在获得了有资质的医疗机构开具的医疗证明文件后，有根据其病情的性质、程度、对功能影响情况，暂时或长期地免除其相应的社会义务的权利，从而获得康复的权利，且得到社会、家庭或他人的支持和谅解。

2. 患者的义务

（1）保持和增进健康的义务：健康不仅是每个人的权利，也是每个人的义务，它直接关系着个人、家庭的幸福，也关系着人类种族和社会的发展。每个人都有义务保持或恢复自身健康，维护良好的健康环境，并为自己、他人和社会作出健康贡献的道德义务。

（2）配合诊疗的义务：在医疗过程中，患者为了早日康复有义务配合医方的诊治。

（3）遵守医院的规章制度，尊重医务人员及其劳动成果的义务：为了使医院职能得到充分发挥,使医疗质量及工作效率得到提高,患者和家属都应当自觉遵守医院的规章制度,尊重医务人员的劳动成果。

（4）给付医疗费用的义务:医疗服务并不是以治疗是否成功或有效为收取费用前提的,因此,即便是治疗失败了,但医务人员付出了劳动且不存在过错,患者及其家属就应缴纳医疗费用。

三、医患关系模式

医患关系模式可分为主动 - 被动模式、指导 - 合作模式和共同参与模式。

1. 主动 - 被动模式　在此模式中,医生对患者单向发生作用,医生处于主动地位,患者处于被动地位,且患者须以服从为前提。这种模式类似父母与婴幼儿的关系,医生的责任是"为患者做什么"。

2. 指导 - 合作模式　在此模式中,患者是有思想、有意识的个体,且具有一定的主观能动性,可向医生主动告知病情及病情的发展经过,并且对相关检查及治疗积极配合,但对于诊疗措施无异议,也提不出反对意见,此时,医者仍具有权威性责任,即"告诉患者做什么"。这种模式适用于大多数患者,它类似父母与青少年的关系,是目前较普遍采用的一种模式。

3. 共同参与模式　在此模式中,医患双方需共同参与到诊疗方案的讨论及制订。其适用于一些有医学背景或者患有慢性疾病的患者,医生的责任是帮助患者自己进行治疗。这种模式是最为理想的,其有利于医患双方建立和谐的医患关系。

四、和谐医患关系的构建

和谐医患关系(harmonious relationship of doctor-patient)的构建,需要政府不断改进医疗相关的政策法规、加快医疗体制改革,医务人员也必须提高自身业务水平,医患双方还必须遵守伦理要求和道德规范。

1. 强化医患沟通与交流　医患关系首先是人与人的关系,沟通交流是人际交往的基本方式。因此,为了防止医疗纠纷,促进医患关系和谐,医务人员必须加强语言的密切沟通,并且注意克服文化差异、心理障碍,以达到相互了解,发生矛盾时才能互相宽容、理解,将医患纠纷消灭于萌芽状态。

2. 维护医患双方的权利　随着时代的发展及观念的转变,医患双方的权利已成为人权的重要组成部分,受到了医患双方的关注,大量的事实也证明了医患双方中任何一方有不尊重或侵犯对方的权利的行为都可能引起医患纠纷。因此,须对医务人员和公众普及伦理、法律的相关知识。

3. 履行医患各自的义务 医患双方均须提高自身的认识、端正态度,认识到履行各自义务有助于保障其相应权利的实现。医患双方也要克服认知及观念上存在的误区,比如医患双方在履行各自的义务时,必须发自内心地认为是其应尽的责任。

（王国年）

第三节 临床诊疗中的伦理问题

一、临床诊疗的伦理原则

（一）诊断的伦理准则

1. 及时原则 要求医务人员尽快地对疾病作出合理的分析判断,尽早诊断才能早治疗。

2. 准确原则 包括树立科学的诊疗目的、积极利用现实条件、严肃认真地作出判断。

（二）治疗的伦理准则

1. 治疗的最优化准则 包括治疗方法的最优化、医疗服务的最优化。

2. 药物治疗的伦理准则 包括认真负责,安全有效;对症下药,因人施治;合理配伍,适时调整。

3. 手术治疗的伦理准则 术前确定手术治疗的充分性和必要性,保证患者知情同意权,认真做好术前准备,术中严密观察,认真操作并严肃对待,团结协作,术后关心患者病情,尽力消除患者各种不适。

4. 心理治疗的伦理准则 遵循保密、尊重、科学、真诚的准则。

二、临床诊疗的知情同意

（一）临床诊疗工作中的知情同意

1. 告知的内容 包括患者的病情,已确定的诊断及各种检查结果,疾病可能带来的后果目前可供选择的各种治疗方案,以及各种治疗方案的利弊、费用和所需的时间,拟行的检查措施及实施这些检查的目的、可能给患者带来的不利影响及可能产生的费用。使用自费药品或医疗耗材时,需告知患方并填写知情同意书。需要输血或血制品时应说明必要性,并对患者进行人类免疫缺陷病毒（HIV）、梅毒、乙型肝炎病毒、丙型肝炎病毒等的筛查。

2. 知情同意的形式　一般医疗行为推定患者同意及必须征得患者及家属的知情同意并签署知情同意书。

（二）临床诊疗知情同意书的基本内容

1. 临床诊疗知情同意书签署的一般性规定　医患双方当事人主体适合，双方意思表示真实，行为的内容和形式合法，内容包括临床诊疗知情同意书的基本要素。

2. 签署知情同意书的特殊规定　包括手术医生术前亲自查看患者情况，细化知情同意书的医生签名，患者既要签字也要签署意见，医院代签的规定仍需完善等。

（三）签署知情同意书的注意事项

1. 知情同意权注重的是患者的权益和人格尊严。

2. 医院知情同意书不能出现"医院概不负责"或"医院不承担任何责任"的内容。

3. 知情同意书签署过程中，应避免信息不对称导致患者完全不能理解或误解医生的告知内容。

4. 知情同意书的版本要根据医学进展不断改进。

三、临床诊疗的隐私保护

（一）隐私和患者隐私权

1. 隐私的含义　与公共利益、群众利益无关，且当事人不愿他人知道或他人不便知道的私人信息。

2. 患者的隐私权　指患者对于其不为他人知晓或者不愿为他人知晓的疾病、身体隐秘部位在内的个人信息而享有的不被他人知悉，且禁止他人干涉的权利。

3. 患者隐私权的限制　①隐私权的保护范围受公共利益的限制；②不能为了保护患者隐私权而剥夺公民合法的知情权；③对隐私保护不得违反国家法律。

（二）侵害患者隐私权的主要形式

1. 诊疗过程中侵犯患者隐私权的行为　如非法获得患者的隐私、随意泄露患者的个人信息或随意暴露患者的隐私部位等。

2. 诊疗结束后侵害患者隐私权的行为　如在医院的广告宣传材料中公开患者信息、非法散布和利用患者隐私等。

3. 临床示教中侵害患者隐私权的行为　如强迫患者进行临床示教。

（三）加强对患者隐私权的保护

1. 门诊患者的隐私保护　有良好的诊疗环境;医方重视其"专家责任"。具有特别知识和技能的专业人员在履行专业职能的过程(执业)中给他人造成损害所应承担的民事责任即专家责任。医务人员的专家责任主要表现为需履行三项义务:高度的注意、忠实及保密义务。医务人员在承担专家责任之后就不能简单地履行一般人的注意义务,以合理人为标准不仅要做到对患者的隐私不公开、不窃取、不宣扬、不传播,医务人员还必须履行高于一般职业的注意义务,防止患者的隐私权受到损害。

2. 手术患者的隐私保护　术前充分告知,让患者知情同意;强化细微服务,保护患者的身体隐私;严守秘密,保护患者的信息资料。

3. 病历档案中患者的隐私保护　认真落实《医疗机构病历管理规定》;建立完善病历档案利用制度;保障网络安全。

（王国年）

第四节　死亡医学伦理

一、脑死亡伦理

（一）脑死亡与死亡的标准

死亡的概念和标准存在着多样性和复杂性。部分国家采用心肺死亡作为判断死亡的标准;部分国家采用心肺死亡与脑死亡两种标准并存的方式,而选择权则交由患者本人或其亲属。脑死亡是指全脑的功能丧失并且达到不可转复的状态,采取任何医疗措施都无法挽救患者的生命。

（二）脑死亡的立法与伦理困境

1. 脑死亡立法的伦理价值　①脑死亡立法应当尊重人的自主选择权;②脑死亡立法应当体现伦理学中的不伤害原则;③脑死亡立法应当符合公平正义。

2. 脑死亡的伦理困境对我国立法进程的影响　①科学技术探索永无止境;②中国传统文化难以接受脑死亡作为人的死亡标准。

二、安乐死伦理

1. 安乐死的伦理分歧　①安乐死是无痛苦的死亡,使人有尊严地死去;②安乐死可能导致对生命的亵渎。

2. 安乐死的分类　①主动安乐死;②被动安乐死。

3. 安乐死的对象　①晚期恶性肿瘤或失去治愈可能者;②重要生命器官不可逆转衰竭者;③大脑功能丧失者;④老年痴呆患者及高龄、重伤残、重病者;⑤有严重缺陷的新生儿;⑥有严重精神病,已无正常知觉、感觉等,且经长期治疗已无法恢复者;⑦先天智力丧失且无独立生活能力者。

4. 医生如何应对患者及其家属的安乐死要求　目前中国法律禁止安乐死。①患有无法治愈的疾病且遭受巨大痛苦的患者主动要求安乐死时,医生应对其进行开导,联系家属,安抚其情绪,采取必要措施减轻患者痛苦,并给予更多关怀;②若某些亲属为了逃避赡养义务而要求对患者施行安乐死,医生应严词拒绝。

三、安宁养护伦理

1. 安宁养护定义　又称临终关怀,是对现代医学治愈无望的末期患者提供以控制症状、缓解痛苦、提高末期生命质量为目的的姑息治疗,以及为患者及其家属提供包括居丧在内的心理、社会、情感关怀等综合社会卫生保健服务。

2. 安宁养护的组织形式　专门的机构、综合性医院内附设临终关怀病房、居家照料。

3. 安宁养护的特征　①照顾对象是临终患者及家属或者其他对患者意义重大的人;②场所可以在医院或者家里;③以控制症状为目的;④临终患者的全面照顾;⑤志愿服务是重要部分;⑥服务不以患者的支付能力为限;⑦为患者家属提供包括居丧在内的一系列支持服务。

(王国年)

第五节　医学科研伦理

某医院的呼吸科进行一种抗菌药物的临床试验,需要选取特定的肺炎患者作为研究对象,负责该药物临床试验的一名医生在某位患者签署知情同意书的时候对该患者说:"你占便宜了,这种药物的抗菌谱很广,尤其对你所得的肺炎疗效非常好。"患者签署知情同意书并进行药物试验,试验后复查血常规发现白细胞减少,该患者十分不解,表示医生并未详细告知该药物的不良反应。而医生则认为,签署知情同意书时已向患者宣读告知书内一切内容,当然包括药物不良反应。

问题:医学科研工作应注意什么? 应遵循哪些伦理准则?

一、医学科研一般伦理

(一)医学科研伦理概念

医学科研的任务在于揭示人类的生命活动具有何种性质,提示人类疾病如何发生和发展,在诊断、治疗及预防疾病的过程中,探索使人类健康得到保护和增进的方法。其根本宗旨在于推动医学科学的进步、保障人类的健康、促进社会的发展。

从事医学科研不仅要具备相关知识、熟悉相关技能操作、了解相关设备及使用方法,更要注重医学科研伦理。在医学科研活动中,医学科研伦理发挥着重要作用。

医学科研伦理(或称为医学科研道德),是医学科研过程中一切医德现象的总和,是指导医学科研人员从事医学科研、调整各种科研利益关系、解决各种伦理问题所必须遵循的行为准则。

医学科研伦理指导医学科研人员在科研过程中正确处理个人与他人、个人与集体、个人与社会之间的各种关系,它制约着医学研究并贯穿整个过程。

(二)医学科研伦理的基本准则

1. 动机纯正,目的正确 医学科研是为了使医学科学得到发展,使其更好地为人民健康服务。医学科研的根本任务是探索防病治病的规律及方法,维护并增强人类的健康。故而医学科研的动机只能是揭示生命的特点,了解健康源起何处,探索疾病规律,找寻有效途径来治疗疾病。除此之外,任何出于个人、政治、军事、经济等非医学目的的医学研究都是有违医学科研伦理的。

2. 不畏风险,献身事业 真正的医学科研特别需要每一位从事医学科研的工作者具有不畏风险、献身事业的精神。只有具有此种精神,医学科研人员方可迸发无穷的创造力和形成百折不挠的科研精神,从而在科研道路上,不畏艰险,不怕失败,在困难、挫折面前不低头,坚定不移地去勇敢拼搏。可以通过如下途径做到献身医学科学事业:勇往直前,排除一切艰难险阻;攻克难关,将个人得失最小化;追求真理,义无反顾;将所得的医学科技成果无私地投入到人类的医学事业中去。

3. 热爱科学,实事求是 热爱科学,具体来说,就是要求医学科研人员发自肺腑地尊重和热爱自己的职业,对医学科研事业怀有坚定的意志和深厚的感情。热爱医学科研事业是对医学科研人员的基本职业伦理要求。参加住院医师规范化培训的学员应从热爱本职、学好基础开始，在学习过程中逐渐养成热爱科学的良好品格。实事求是，是科学的基本精神，医学科研人员要以严肃的态度、严谨的作风、严格的要求、严密的方法，去追求医学科学的真实面目。做医学科研的人必须要尊重事实。实事求是要求医学科研人员做到：科研选题要合理；实验设计要严谨科学；各项实验步骤要实实在在地完成；如实记录实验中的问题；对实验结果进行客观的分析和评价；报告成果时严禁捏造、篡改和剽窃；科研成就公正地与世人分享。

4. 谨慎谦虚，团结协作　谨慎谦虚是医学科研工作者必须拥有的品德。在医学科研中充分发挥个人作用是符合科学发展规律的，但同时，个人成果的取得离不开集体。随着现代医学科研事业的日益发展，更多的研究是跨地域、跨学科、跨专业，甚至是跨时空的多方位合作。团结协作更有利于发挥集体的优势。在团体协作中要正确认识自己的科研工作与他人科研工作的关系。协作者之间应平等互惠、信守承诺、成果共享、分配合理。

5. 勇于探索，大胆创新　创新使得医学科研具有蓬勃向上的生命力。勇于探索，大胆创新对医学科学的发展具有重大的意义。只有具有创新精神的医学科研工作者，在进行医学研究的过程中，经过不断探索，勇于质疑，敢于尝试，不惧失败，才能取得最后的成功。医学创新中需要具备的伦理素质：注重医学知识基础；谨记医学科学精神；理论与实践相结合；时刻具有批判精神；强调个人作用同时注重团体协作。

二、人体试验伦理

（一）人体试验概述

人体试验一般是指以人作为研究对象所进行的科学研究。其中受试者既可能是患者，也可能是健康人。在医学科研中，人体试验是特殊且重要的，人体试验在很多医学成就中作出了贡献。

根据2016年国家卫生和计划生育委员会颁布的《涉及人的生物医学研究伦理审查办法》，涉及人的生物医学研究包括以下活动：

1. 采用现代物理学、化学、生物学、中医药学和心理学等方法对人的生理、心理行为、病理现象、疾病病因和发病机制，以及疾病的预防、诊断、治疗和康复进行研究的活动。

2. 医学新技术或者医疗新产品在人体上进行试验研究的活动。

3. 采用流行病学、社会学、心理学等方法收集、记录、使用、报告或者储存有关人的样本、医疗记录、行为等科学研究资料的活动。

（二）人体试验的伦理原则

1. 正当医学目的原则　人体试验的目的必须和医学目的一致，必须是正确、正当的，其目的只能是找寻病因、了解发病机制、探寻疾病规律、寻找战胜疾病的方法。有利于患者提高健康水平，有助于医学及社会的发展是最终目的。

2. 控制风险原则　受试者的安全和健康权益必须首先得到保障，研究的风险与受益比例要合理，应尽最大可能避免伤害受试者。具体措施：进行人体试验前，必须有足够的科学依据且确认动物实验无明显毒害作用；无论多么重要的试验，过程中一旦发生了严重危害受试者利益的情况，都要立即停止，并要采取有效措施使不良影响最小化；全程必须有医学专家或经验丰富的专家参与、指导，并运用最安全、最优化的方法。

3. 知情同意原则　受试者应该在完全知情同意、没有任何压力且自愿的情况下参加试验。尊重和保障受试者的自主决定权，受试者不应该在利诱、欺骗、胁迫等手段下同意参加研究。严格履行知情同意程序。知情是指预备参加人体试验的受试者应得到充分的、正确的试验信息，受试者能够完全理解所得到的信息，并且提出的质疑应得到回答。同意是指当预备参加人体试验的受试者理解和决定能力正常时，要取得他们的自主同意；当受试者的自主行为能力缺乏或丧失时，应得到他们法定监护人的同意。签署知情同意书后，方可在受试者身体上进行试验。本节开头的引导案例中，在签署知情同意书时，医学科研人员应避免使用诱导性语言；同时，应在确保受试者在对试验充分知情的前提下取得其自主同意。

正在参与人体试验的受试者，在任何阶段均可无条件退出研究，若退出的受试者是患者，其正常的治疗和护理不能因此受到影响。

4. 科学性原则　医学科学研究的原理必须贯穿人体试验的整个过程，保证结果的可检验性和可重复性；人体试验必须有严格的审批和监督程序；人体试验结束后必须作出科学报告。

5. 免费和补偿原则　选择受试者应当公平、合理，不得收取任何费用，适当补偿受试者在受试过程中的合理支出。

6. 保护隐私原则　保护受试者的隐私，受试者应了解其个人信息的使用及保密等措施，未经受试者同意，其个人信息不得向第三方透露。

7. 依法赔偿原则　受试者因参加研究而受到损害时，应得到及时、免费的治疗，并依据法律法规及双方约定给予其赔偿。

8. 特殊保护原则　智力低下者、孕妇、儿童、精神障碍患者等特殊人群受试者应得到特殊保护。

三、伦理委员会与伦理审查

（一）伦理委员会的设立和组成

根据我国国家食品药品监督管理局于 2010 年颁布的《药物临床试验伦理审查工作指导原则》，伦理委员会（图 3-1）应由多学科背景的人员组成，包括从事医药相关专业人员、非医药专业人员、法律专家，以及独立于研究／试验单位之外的人员，至少 5 人，且性别均衡。根据我国国家卫生和计划生育委员会 2016 年颁布的《涉及人的生物医学研究伦理审查办法》，从事涉及人的生物医学研究的医疗卫生机构是涉及人的生物医学研究伦理审查工作的管理责任主体，应当设立伦理委员会，并采取有效措施保障伦理委员会独立开展伦理审查工作。医疗卫生机构未设立伦理委员会的，不得开展涉及人的生物医学研究工作。伦理委员会的委员应当从生物医学领域和伦理学、法学、社会学等领域的专家和非本机构的社会人士中遴选产生，人数不得少于 7 人，并且应当有不同性别的委员，少数民族地区应当考虑少数民族委员。必要时，伦理委员会可以聘请独立顾问。根据中国医院协会于 2019 年发布的《涉及人的临床医学研究伦理审查委员会建设标准（征求意见稿）》，伦理审查委员会应由多学科专业背景的委员组成，可以包括临床研究领域、研究方法学领域、临床医学、药学领域、伦理学领域的专家学者和律师。应该有一名不属于本机构且与项目研究人员并无密切关系的委员（同一委员可同时符合这两项要求）。人数不少于 7 人。必要时可聘请特殊领域专家作为独立顾问参加审查。

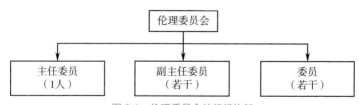

图 3-1　伦理委员会的组织构架

（二）伦理审查概述

1. 申请人提出申请　首先由涉及人的生物医学研究项目的负责人提出伦理审查申请。申请伦理审查时应当提交下列材料：

（1）伦理审查申请表。

（2）研究项目负责人信息、研究项目所涉及的相关机构的合法资质证明,以及研究项目经费来源说明。

（3）研究项目方案、相关资料,包括文献综述、临床前研究和动物实验数据等资料。

（4）受试者知情同意书。

（5）伦理委员会认为需要提交的其他相关材料。

2. 伦理委员会审查

（1）审查内容:伦理委员会收到申请材料后组织伦理审查,并重点审查以下内容。

1）研究者的资格、经验、技术能力等是否符合试验要求。

2）研究方案是否科学,且符合伦理原则的要求。中医药项目研究方案的审查,还应当考虑其传统实践经验。

3）受试者可能遭受的风险程度与研究预期的受益相比是否合理。

4）知情同意书提供的信息是否完整易懂,获得知情同意的过程是否合规恰当。

5）是否有对受试者个人信息及相关资料的保密措施。

6）受试者的纳入和排除标准是否恰当、公平。

7）是否向受试者明确告知其应当享有的权益,包括在研究过程中可以随时无理由退出且不受歧视的权利等。

8）受试者参加研究的合理支出是否得到了合理补偿;受试者参加研究受到损害时,给予的治疗和赔偿是否合理、合法。

9）是否具备资格或者经培训后的研究者负责获取知情同意,并随时接受有关安全问题的咨询。

10）对受试者在研究中可能承受的风险是否有预防和应对措施。

11）研究是否涉及利益冲突。

12）研究是否存在社会舆论风险。

13）需要审查的其他重点内容。

（2）批准标准:伦理委员会批准研究项目的基本标准如下。

1）坚持生命伦理的社会价值。

2）研究的科学价值;研究方案科学。

3）公平选择受试者。

4）合理的风险与受益比例。

5）知情同意书规范。

6）尊重受试者权利;保护隐私与保密。

7）遵守科研诚信规范。

3. 审查结果　伦理委员会应当对审查的研究项目作出批准、不批准、修改后批准、修改后再审、暂停或者终止研究的决定,并说明理由。伦理委员会作出的决定应当得到伦理委员会全体委员的 1/2 以上同意。

4. 审查程序　为确保临床研究项目伦理审查申请符合规范及伦理问题得到及时的考虑和处理,伦理审查委员会应进行初始审查和跟踪审查程序。伦理审查委员会对已经批准实施的临床研究进行年度审查,或者按照研究风险程度和发生的可能性进行定期(少于一年)跟踪审查。除对符合简易程序审查条件的方案进行简易程序审查外,伦理审查委员会要求对研究方案的初始审查进行会议审查,审查决定有效期最长不超过 12 个月。对于超过一年的临床研究进行年度跟踪审查,直到不再从受试者那里产生新的数据为止。

5. 审查程序类别　伦理审查委员会主任委员决定对研究方案的审查程序所应该采取的审查类别(图 3-2)。

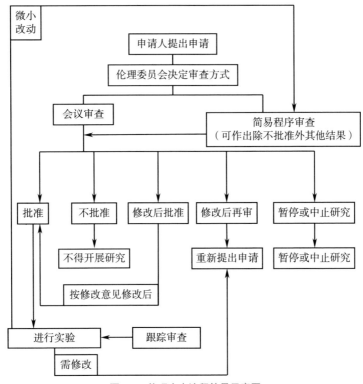

图 3-2　伦理审查流程简易示意图

（1）会议审查：召开伦理审查委员会会议进行审查，包括但不限于对研究方案的初始审查、年度 / 定期跟踪审查、修订方案的审查，对不良事件的审查等。

（2）简易程序审查：伦理审查委员会主任委员可指定一个或几个有相关专业背景和经验的委员，对研究方案进行简易程序的审查。

符合简易审查的条件：

1）已经获得伦理审查委员会批准并在批件有效期内，对研究方案的微小改动。

2）在多中心临床研究中，参与单位可通过简易审查程序认可单一伦理审查的决定。

3）在实施简易程序审查时，伦理审查委员会主任委员（或者指定委员）接收并且审查申请材料；简易程序可以履行伦理审查委员会所有职权（除不批准该研究之外）。

4）如果对简易审查的决定是不予批准，或者认为不符合简易程序条件的，应将决定书提交伦理审查委员会。

5）审查结果和理由应当及时报告伦理委员会。

（张　顺）

第六节　医疗新技术伦理

一、医疗技术临床应用负面清单管理制度

（一）医疗新技术概念

医疗新技术是指在本单位或国内外均尚未开展过或使用过的、在人体上进行试验或首次临床应用的医疗技术，包括新的技术方法、方案、产品及新的生物医学技术等医学专业手段和措施。

医疗新技术临床研究是指以获取关于医疗新技术的临床知识或积累临床应用经验为直接目的的医疗活动，包括具有试验性治疗或治疗性试验性质的医疗新技术临床应用。

（二）医疗技术临床应用负面清单管理制度

2018 年国家卫生健康委员会发布的《医疗技术临床应用管理办法》中明确规定，生物医学新技术临床研究实行分级管理。国家建立医疗技术临床应用负面清单管理制度，对于禁止临床应用的医疗技术实施负面清单管理，对于部分需要严格监管的医疗技术进行重点管理，对于其他临

床应用的医疗技术由决定使用该类技术的医疗机构自我管理。

1. 医疗技术具有下列情形之一的,禁止应用于临床(以下简称"禁止类技术"):

(1) 临床应用安全性、有效性不确切。

(2) 存在重大伦理问题。

(3) 该技术已经被临床淘汰。

(4) 未经临床研究论证的医疗新技术。

2. 医疗技术具有下列情形之一的(禁止类技术目录以外),作为需要重点加强管理的医疗技术(以下简称"限制类技术"):

(1) 技术难度大、风险高,对医疗机构的服务能力、人员水平有较高专业要求,需要设置限定条件的。

(2) 需要消耗稀缺资源的。

(3) 涉及重大伦理风险的。

(4) 存在不合理临床应用,需要重点管理的。

二、医疗技术的伦理审查

医疗技术的伦理审查要点:

1. 对拟开展临床研究的医疗新技术,医疗机构应当进行技术评估和伦理审查,确保其安全有效、符合伦理,必要时可以咨询省级和国家医学伦理专家委员会或国家伦理审查专家委员会。

2. 医疗机构伦理审查委员会应审慎判断拟采用的医疗新技术临床研究的伦理问题或风险,如判断存在重大伦理问题或健康风险,应当给予禁止临床研究的伦理审查意见。

3. 禁止类技术目录由国家卫生健康委员会制定发布或者委托专业组织制定发布,并根据情况适时予以调整,禁止类新技术禁止进行临床研究。

4. 限制类新技术临床研究应当重点进行管理、评估和论证,对限制类技术实施备案管理。

5. 未经本机构伦理审查委员会批准的医疗新技术项目,特别是限制类医疗技术项目不得开展临床研究。

6. 医疗机构在医疗新技术临床研究过程中,发现该项医疗新技术存在重大健康风险或伦理问题的,应当立即停止该项临床研究,并应立即提请本机构伦理审查委员会对该医疗新技术研究进行复审。

7. 未纳入禁止类技术和限制类技术目录的医疗技术,医疗机构可以根据自身功能、任务、技术能力等自行决定开展临床应用,并应当对开展的医疗技术临床应用实施严格管理。

（张　顺）

第七节　特殊医学伦理问题

本节主要介绍生殖伦理、器官移植伦理和遗传筛查伦理。

一、生殖伦理

（一）计划生育伦理

1. 计划生育概述　　计划生育是通过有计划地控制生育的时机、数量、密度等来生育子女。国际上有两种计划生育方式，一种被称为"生育控制"，另一种被称为"家庭计划"（表 3-1）。

表 3-1　计划生育方式

方式	内容
生育控制	政府通过预先设计生育的数量实行人口再生产的计划，采用行政手段控制人口，夫妇生育需要经过计生部门的审批
家庭计划	以家庭为单位，夫妇自主决定生育子女的数量和生育间隔，政府或家庭计划生育机构提供指导和适当的辅助措施

我国实行的是第一种计划生育方式。1982 年，计划生育被确定为我国基本国策。中国共产党第十八次全国代表大会以来，根据我国人口发展变化趋势，中共中央、国务院先后作出实施单独两孩、全面两孩等重大决策。2021 年 5 月 31 日，中共中央政治局召开会议并指出，为进一步优化生育政策，实施一对夫妻可以生育三个子女政策及配套支持措施。

2. 计划生育的伦理价值

（1）计划生育有利于人、自然、社会之间的和谐发展。人口增长过快会带来一系列问题，包括影响人民生活水平、增加入学就业困难、消耗过多自然资源、加重环境污染等。人口增长过慢同样也带来一系列问题，包括劳动力短缺、经济发展迟缓、人口老龄化、社会养老负担加重等。实行计划生育，可以使人口的增长与资源、环境相协调，与社会经济发展相适应，达到人与自然、社会间的和谐发展。

（2）计划生育有利于提高人口素质，促进公众的健康与幸福。实行计划生育有利于优化资源配置，提高人均资源水平，提高人口质量。"三孩"政策的实施,标志着计划生育重大意义的权重从对国家发展向个人健康和家庭幸福的大幅度倾斜。家庭人口结构与家庭发展相适应,使家庭更加幸福,社会愈加稳定。

3. 生育控制的伦理

(1)生育控制的含义:生育控制是指通过各种手段和方法干预人类的自然生育过程,使人避免和终止妊娠。生育控制的对象包括正常人群和特定人群。针对正常人群,通常是国家为了控制人口数量制定的普遍适用的政策或法规,比如计划生育政策;针对特定人群,则是国家为了提高人口质量制定的特定适用的政策或规范,如医学上患有严重精神病和严重遗传病的患者不适宜生育的法律规定。

(2)生育控制的意义:生育控制在立足国情、遵循人口发展规律的基础上,有利于统筹解决人口问题,改善人口年龄结构,从而促进人口长期均衡发展,最大限度发挥人口对社会发展的能动作用。

(3)生育控制的伦理原则

1)尊重原则:生育控制的基本要求是要尊重服务对象,尊重他们的人格权利和生育权利。当服务对象的生育需求与社会利益相冲突时,切忌强制进行生育控制,而应将提供技术服务和健康教育、宣传政策法规结合起来,帮助其认识国家相关政策,使服务对象自觉将个人权利与国家社会的利益相结合,从而自觉接受节制生育的措施。

2)有利原则:各项生育控制技术的实行均应有利于服务对象的身心健康,有利于人民生活质量的提高,有利于促进社会的发展。

3)知情同意原则:对于接受生育控制技术服务的人群,医务人员有义务告诉他们有关生育控制的方法、原则、程序、风险等基本医疗信息,只有服务对象或其授权人签署书面知情同意书后方可进行生育控制技术操作。

4)保密原则:生殖和性是生育控制技术实施过程中不可避免的敏感话题,医务人员在提供服务的时候,要特别注意保护服务对象的隐私,让服务对象放心接受各项生育控制技术。

4. 生育控制的方法及伦理　目前,临床上实施生育控制的具体手段主要有避孕、人工流产和绝育(表3-2)。

表3-2　主要生育控制方法

方法名称	定义
避孕	通过阻断受精过程的方式来防止怀孕的生育控制方法。其实质是将性行为与生育分割开

续表

方法名称	定义
人工流产	以人为的方法,通过药物或器械的方式,在母体内中断妊娠的一种生育控制方法,即在婴儿出生前结束妊娠
绝育	对男性输精管或女性输卵管实施手术,阻止精子和卵子的结合,达到永久避孕的生育控制方法

(1)避孕的伦理分析:越来越多的人接受了避孕这项生育控制手段,但由于其应用会受到特定社会的经济、文化、心理等多种因素的影响,自然也会引起伦理的争议。

1)是否会出现放弃生育、低生育率的现象? 避孕的产生,使性行为与生育分离,使妇女从传统生育负担中解放出来成为可能,出于自身发展、追求自由生活、经济因素等各种不同原因,部分妇女选择放弃生育。如果这种放弃生育的现象大量出现,必然会降低生育率,使人类繁衍无法正常延续。

2)是否会出现性关系混乱的社会问题? 避孕的产生,使性行为与婚姻生活分离成为可能。随着避孕技术的成熟,人们拥有了单纯享受性行为带来的快乐而不必担心意外受孕的条件,为一些人解除婚姻生活的约束提供了可能,虽然这并非主要由避孕产生,但社会上确实客观存在着非法同居、婚外恋等混乱的现象。

(2)人工流产的伦理分析:人工流产作为避孕失败或计划外妊娠的补救措施,如果目的是保护母体的健康和生命,现代社会是给予支持的,但如果因为受到强暴、婚外孕等非婚性行为引起的妊娠,或是因为事业需要、家庭经济原因及避免缺陷新生儿等因素中断妊娠,再加上涉及的是胚胎或胎儿,所以自然会引起伦理道德,乃至法律上的争议。

1)胚胎是不是生命,有没有生命权利? 传统伦理观认为胎儿也是生命,从受精卵形成就具有了生命价值,就应该享有生存的权利,如果中断妊娠不具有合理合法的原因,就相当于杀人,是不符合道德的。另一种观点认为,人是自然属性与社会属性的统一,人的本质属性在于其社会性,即作为人,要有生物学生命基础,更要具有人格生命。胚胎发育成胎儿的过程存在于母体中,并没有独立地参与社会活动,没有形成社会关系,因此不具备人格生命。因而,如果出于妇女的身体健康、意愿及社会利益等原因,为节制生育而进行的人工流产,是合乎道德的。

2)会不会导致性别选择泛滥,造成男女性别比例失衡? 如果人们受"重男轻女"传统观念的影响,为了性别选择而进行人工流产,会造成男女比例失衡,从而引起严重的社会问题。

（3）绝育的伦理分析:绝育涉及的问题是人为地消除人的生育能力,在实践中要进行认真的伦理思考。

1）正当性:针对的是绝育的目的。以生育控制为目的的绝育是可接受的,以惩罚教育等为目的的绝育则存在剥夺人生命权的嫌疑。

2）合理性:针对的是绝育的程序。符合绝育条件的对象,要实行知情同意原则,受施对象要自愿;一定要符合医学和法律的程序。

3）合法性、公正性与有利性:针对的是受施对象。此点既复杂又重要。我国法律规定绝育不得用于未成年人,但法律并没有规定智力严重低下者是否允许生育。那可否对智力严重低下者实行非自愿性绝育? 研究显示智力严重低下者生育严重缺陷子女的比例高,会增加社会和他人的负担,而如果对他们实施绝育,又有可能侵犯了人的基本生育权利和人格尊严权利,也不能体现社会的公平正义,是与伦理道德相违背的。

（二）辅助生殖技术伦理

1. 人类辅助生殖技术概述　人类辅助生殖技术是指应用医学技术来替代人类自然生殖过程中某一步骤或全部步骤。最基本的生殖技术有两种:人工授精、体外受精胚胎移植及其衍生技术（表3-3）。有观点认为无性生殖（克隆技术）也是人类辅助生殖技术的一种。目前克隆在技术方面已不是难题,但对于其应用还存在着许多不能逾越的伦理难题。

表 3-3　生殖技术分类

类别	定义
人工授精技术	通过人工方法将精液注入女性体内达到妊娠目的。该技术替代了自然生殖过程中的性交过程。分为夫精人工授精和供精人工授精
体外受精胚胎移植及其衍生技术	将卵子从女性体内取出并在器皿内培养,加入经技术处理的精子,待卵子受精后继续培养,形成早期胚胎时转移到子宫内着床,发育成胎儿直至分娩的技术 试管婴儿利用该技术替代了自然生殖过程中的性交过程、输卵管受精、植入子宫三个步骤

2. 人类辅助生殖技术的伦理意义

（1）治疗不孕不育,解决社会问题:由于多数家庭盼子心切,不孕不育使夫妇承受了相当大的精神心理压力,甚至产生了婚外恋、离异、自杀等家庭和社会问题。人类辅助生殖技术的存在,既实现了不孕不育夫妇妊娠生子的愿望,也解决了不孕不育引起的相关社会问题。

（2）实现优生优育,提高人口素质:人类辅助生殖技术的存在,是实现优生的重要手段之一。有遗传缺陷的育龄夫妇,不论是否不育,都可通过此技术的供精、供卵、供胚或胚胎移植前遗传学诊断等方法,提高生育健康婴儿概率,提高人口素质。

（3）提供生殖保险,有利于计划生育:可以为采取节育措施的夫妇提供冻存配子或胚胎以保留生育能力的技术,也可以为绝育后再生育提供可靠的技术支持,因而可以作为计划生育的保障,确保计划生育政策顺利实施。

（4）推动医学进步:通过人类辅助生殖技术,不仅可以进行生殖相关的基础研究,了解生殖生理和生育奥秘,还可以进行遗传病等相关学科的研究,使医学和生命科学不断发展和进步。

3. 人类辅助生殖技术的伦理原则　根据国家卫生部于 2003 年颁布的《人类辅助生殖技术和人类精子库伦理原则》,在人类辅助生殖技术实施的过程中,应遵循以下七大伦理原则:

（1）有利于患者的原则:综合考虑患者病理、生理、心理及社会因素,医务人员有义务告诉患者目前可供选择的治疗手段、利弊及其所承担的风险,在患者充分知情的情况下,提出有医学指征的选择和最有利于患者的治疗方案;禁止以多胎和商业化供卵为目的的促排卵;不育夫妇对实施人类辅助生殖技术过程中获得的配子、胚胎拥有其选择处理方式的权利,技术服务机构必须对此有详细的记录,并获得夫、妇或双方的书面知情同意;患者的配子和胚胎在未征得其知情同意情况下,不得进行任何处理,更不得进行买卖。

（2）知情同意的原则:人类辅助生殖技术必须在夫妇双方自愿同意并签署书面知情同意书后方可实施;对符合人类辅助生殖技术适应证的夫妇,医务人员须使其了解实施该技术的必要性、实施程序、可能承受的风险,以及为降低这些风险所采取的措施、该机构稳定的成功率、每周期大致的总费用及进口、国产药物选择等与患者作出合理选择相关的实质性信息;接受人类辅助生殖技术的夫妇在任何时候都有权提出中止该技术的实施,并且不会影响对其今后的治疗;医务人员必须告知接受人类辅助生殖技术的夫妇及其已出生的孩子随访的必要性;医务人员有义务告知捐赠者对其进行健康检查的必要性,并获取书面知情同意书。

（3）保护后代的原则:医务人员有义务告知受者通过人类辅助生殖技术出生的后代与自然受孕分娩的后代享有同样的法律权利和义务,包括后代的继承权、受教育权、赡养父母的义务、父母离异时对孩子监护权的裁定等;医务人员有义务告知接受人类辅助生殖技术治疗的夫妇,他们对通过该技术出生的孩子(包括有出生缺陷的孩子)负有伦理、道德和法律上的权利和义务;如果有证据表明实施人类辅助生殖技术将会对后代产生严重的生理、心理和社会损害,医务人员有义务停止该技术的实施;医务人员不得对近亲间及任何不符合伦理、道德原则的精子和卵子实施人类辅助生殖技术;医务人员不得实施代孕技术;医务人员不得实施胚胎赠送助孕技术;在尚未解决人卵胞质移植和人卵核移植技术安全性问题之前,医务人员不得实施以治疗不育为目的的人卵胞质移植和人卵核移植技术;同一供者的精子、卵子最多只能使 5 名妇女受孕;医务人员不得实施以生育为目的的嵌合体胚胎技术。

(4)社会公益原则:医务人员必须严格贯彻国家人口和计划生育法律法规,不得对不符合国家人口和计划生育法规及条例规定的夫妇和单身妇女实施人类辅助生殖技术;根据《中华人民共和国母婴保健法》,医务人员不得实施非医学需要的性别选择;医务人员不得实施生殖性克隆技术;医务人员不得将异种配子和胚胎用于人类辅助生殖技术;医务人员不得进行各种违反伦理、道德原则的配子和胚胎实验研究及临床工作。

(5)保密及互盲原则:凡使用供精实施的人类辅助生殖技术,供方与受方夫妇应保持互盲、供方与实施人类辅助生殖技术的医务人员应保持互盲、供方与后代保持互盲;机构和医务人员对使用人类辅助生殖技术的所有参与者(如卵子捐赠者和受者)有实行匿名和保密的义务。匿名是藏匿供体的身份;保密是藏匿受体参与配子捐赠的事实及对受者有关信息的保密;医务人员有义务告知捐赠者不可查询受者及其后代的一切信息,并签署书面知情同意书。

(6)严防商业化原则:机构和医务人员对要求实施人类辅助生殖技术的夫妇,要严格掌握适应证,不能受经济利益驱动而滥用人类辅助生殖技术。供精、供卵只能是以捐赠助人为目的,禁止买卖,但是可以给予捐赠者必要的误工、交通和医疗补偿。

(7)伦理监督的原则:实施人类辅助生殖技术的机构应建立生殖医学伦理委员会,并接受其指导和监督;生殖医学伦理委员会应由医学伦理学、心理学、社会学、法学、生殖医学、护理学专家和群众代表等组成;生殖医学伦理委员会应依据上述原则对人类辅助生殖技术的全过程和有关研究进行监督,开展生殖医学伦理宣传教育,并对实施中遇到的伦理问题进行审查、咨询、论证和建议。

4. 人类辅助生殖技术面临的伦理问题　人类辅助生殖技术解决了很多不孕夫妇的生育问题,但同时也面临很多伦理问题。下面就一些经常面临的伦理问题进行分析。

（1）是否破坏了婚姻与家庭关系：有观点认为辅助生殖技术把生儿育女变成了实验，把家庭变成了生物学实验室，破坏了婚姻关系，是不道德的。另一种观点认为：婚姻生活的重要内容既包括夫妻间的爱情又包括对儿女的照料，对于许多盼望生儿育女却无子女的夫妻来说，辅助生殖技术可以使其家庭圆满，促进家庭关系。

（2）是否会引起传统家庭模式的改变：人类辅助生殖技术的出现，给传统的丈夫-妻子-孩子的家庭模式造成了冲击。在人类辅助生殖技术背景下，可以出现：

1）多父母家庭：由于他人精子或卵子的存在，生殖技术的运用给孩子制造了多个父母亲存在的可能。

2）不婚单亲家庭：生殖技术的存在，使得单身男士通过找人代孕成为不婚爸爸、单身女士通过人工授精成为不婚妈妈变为可能。根据我国的国情和传统文化理念，2003年公布的《人类辅助生殖技术和人类精子库伦理原则》明确规定：不得对单身妇女实行人类辅助生殖技术。

3）同性双亲家庭：男同性恋者可以通过雇佣代孕母亲、女同性恋者可以通过人工授精使自己获得血缘后裔，从而组成同性的双亲家庭。

（3）是否引起谁是孩子父母的困惑：异源性人工体内、体外受精的孩子可存在多个父母，包括遗传父母、养育父母、孕育母亲等。在多个父母共存的情况下，谁是孩子的真正父母？按照遗传关系确认？还是按照养育关系确认？这些复杂的身份关系给传统家庭伦理带来很大的挑战。传统观念强调亲子间的遗传关系，现在多数学者主张遵循抚养-教育原则，通过法律形式确认养育父母为真正的父母，有利于家庭稳定及更好地开展辅助生殖技术。

（4）是否引起难以处理的家庭和社会问题：该技术的应用会不可避免地遇到错综复杂的家庭和血缘问题。采用人工体内、体外受精技术会出现代理母亲，可能出现互相争夺或互相推诿的现象。代孕技术存在很多伦理问题。如果生下的孩子存在残疾，孩子应该归属谁？如果在怀孕过程中代孕母亲出现问题需要流产，应由谁决定是否手术？类似问题都是难以解决的。目前大多数国家禁止商业性代孕，但代孕母亲相关的法律案件仍时有发生。

（5）是否发生后代中的血缘结婚：由于辅助生殖技术的应用，接受同一供精者精子出生的后代存在彼此结婚并生育孩子的可能，此情况的实质就是同父异母的近亲婚配，这是不被法律允许的。该情况与优生相冲突，应当得到重视，如何能够避免？

（6）是否给后代带来精神心理问题：辅助生殖的实情是否应该告诉后代？父母希望保密，孩子希望了解，怎么办？辅助生殖的后代成年后是否享有寻找"生物学父亲"的权利？孩子了解实情后心理会产生怎样的变化？是否会影响亲子关系？目前针对此类问题一般支持保密原则，即主张除夫妇之外对其他一切人保密。

人类辅助生殖技术所面对的伦理问题仍存在很多。一般来说，生育是属于个人或家庭的问题，但辅助生殖技术涉及的问题是多方面的，因此需要有相关的政策来调节和限制辅助生殖技术对人类生殖和家庭的影响。只有涉及多学科、包含多方面，才能制定出既符合国情又符合大多数人利益的政策。在生殖技术的发展中，我们应该始终坚持以人为本，坚持生命伦理原则，不断完善相关法律法规，增强科学家的责任意识，使其朝着更加有利于医学发展、人类进步的方向前进。

二、器官移植伦理

两名尿毒症晚期的患者，19岁的孙某和37岁的刘某，为换肾与各自亲属配型，均不成功。此时有一名因车祸外伤即将失去生命的戚某，生前同意器官捐献，与孙某和刘某的肾源均匹配。孙某家属找到相关医生，提出愿意多出30万元，以保证戚某的肾源可以优先为孙某移植。

问题：在器官移植的过程中受体应该如何选择？

（一）器官移植概述

1. 器官移植含义 器官移植是指以手术的方式摘取捐献人部分或全部的某一器官，植入接受人体内以代替其病损器官的过程。其中，供体是指提供器官的一方，受体是指接受器官的一方。

2. 器官移植分类 依据供体和受体之间的关系分为同种移植和异种移植（表3-4）。

表3-4 器官移植分类

类别	定义
同种移植	同一种属个体之间的器官移植（如人与人、羊与羊）；同种移植中又包括自体移植（供体、受体为同一个体，如自体肾移植）和异体移植（供体、受体为不同个体）
异种移植	器官移植的供体、受体分别属于不同种属（如动物与人、羊与犬之间的移植）

（二）器官移植的伦理意义

首先，器官移植技术使某些患者的生命得到保障和延续，使某些难以治愈的疾病有了治愈的可能。生命重要脏器如心脏、肝脏、肺脏、肾脏等一旦发生功能衰竭，传统治疗无计可施时，器官移植可以带来生存的希望，使救治终末期器官功能衰竭患者成为可能。其次，器官移植技术对健康和社会有益。器官移植在挽救生命的同时，也使患者重回正常的生活成为可能。不只是单纯延长患者的生命，更可以恢复其生活质量。同时，器官移植也可以利用有限的卫生资源创造出更大的效益。

（三）器官移植的伦理原则

1. 活体器官移植的国际伦理准则

（1）只有在找不到合适的尸体捐赠者或有血缘关系的捐赠者时，才可接受无血缘关系者的捐赠。

（2）非牟利和自愿原则：接受者及相关医生应确认捐赠者出于利他的动机，不是为牟利，捐赠者完全出于自愿签订知情同意书；不能为了个人的利益而恳求或利诱没有血缘关系者捐赠出脏器，接受者本人或其家属、支持捐赠的机构，不可付钱给捐赠者，以免误导人们认为器官是可以买卖的。

（3）保证捐赠者权益原则：捐赠者应被告知器官摘除可能带来的后果和危险，应对捐赠者进行全面体格检查，并能预料其捐赠器官后健康仍有保障，要保证捐赠者捐出器官后发生任何问题，均会给予援助。

（4）捐赠者应已达法定年龄。

（5）符合医学、伦理学的相关标准原则：活体无血缘关系捐赠者与有血缘关系捐赠者一样，都应符合伦理、医学与心理方面的捐赠标准。

（6）捐赠者与接受者的诊断和手术必须在有经验的医院中施行。

2. 我国器官移植的伦理准则　安全原则、伦理审查原则、公正原则、保密原则、自愿无偿原则。

（四）器官移植的卫生资源分配伦理

1. 卫生资源的宏观分配　涉及相对于教育、国防等，国家有多少资源分配给医疗卫生；卫生资源中有多少分配给高科技医疗，如器官移植等。

2. 卫生资源的微观分配

（1）捐赠器官的分配应当符合医疗需要，遵循公平、公正和公开的原则：捐赠器官必须通过器官分配系统进行分配，任何机构、组织和个人不得在器官分配系统外擅自分配捐赠器官。

（2）最优化原则：所捐赠的器官，必须尽可能最佳利用；应依据医学与免疫学的标准,将器官给予最适合移植的患者;避免器官的浪费,最大限度地增加器官移植等待者接受移植手术的机会,提高器官分配效率。

（3）公正分配原则:成立区域性或全国性的器官分配网,做公平合适的分配,减少因生理、病理和地理上的差异造成器官分布不均的情况。

（4）医学标准原则:在确保尽量降低器官移植等待者死亡率的前提下,优化器官与等待者的匹配质量,提高移植受者的术后生存率和生存质量。目前主要是依据是否符合适应证、有无影响移植成功的疾病、组织配型是否良好、心理素质状况好坏、预期寿命长短、引起并发症可能性大小和患者全身抗体相对强弱等因素来进行综合考虑。

（5）社会标准原则:社会标准是根据相关社会因素加以选择,如血缘亲疏、年龄、社会贡献、社会应付能力、患者配合治疗的能力、经济支付能力、家庭生活环境的支持。这些标准往往都取决于不同社会、不同的文化传统和价值观。

（6）回避原则:宣布死亡的医生不得参与器官的摘除和移植。

综上可见,本部分开头的引导案例中,关于受体的选择应遵循器官移植的伦理准则及卫生资源分配伦理。

（五）器官来源的伦理

2015年起,我国全面停止使用死囚器官作为移植供体的来源,公民自愿器官捐献成为器官移植使用唯一渠道。捐献人体器官是每个公民都享有的权利,关键是要严格遵循自愿的原则。

1. 公民有权捐献或者不捐献其人体器官,任何组织或者个人不得强迫、欺骗或者利诱他人捐献人体器官。

2. 捐献人体器官的公民应当具有完全民事行为能力,并应当以书面形式表示。

3. 公民已经表示捐献其人体器官意愿的,有权随时予以撤销。

4. 公民生前表示不同意捐献其人体器官的,该公民死亡后,任何组织或者个人不得捐献、摘取该公民的人体器官;公民生前未表示不同意捐献其人体器官的,该公民死亡后,其配偶、成年子女、父母可以书面形式共同表示同意捐献该公民人体器官的意愿。

5. 任何组织或者个人不得摘取未满18周岁公民的活体器官用于移植。

目前,政策鼓励、法律保障自愿捐献,法律明文禁止器官商业化,禁止人体器官买卖是国际共同遵循的规则。

（六）器官移植的伦理问题

器官移植的发展在让无数生命健康受到损害的患者重拾希望的同

时,也遇到了不少伦理方面的难题。

1. 活体器官的利用　据统计,活体器官移植的成功率要大于尸体器官移植。然而利用活体器官存在诸多问题,目前争论主要在于两方面:

(1)双器官(如肾脏)、再生器官(如骨髓)的器官移植:损害一个人的健康去挽救一个患者,这种伤害是否道德?

(2)单一脏器的器官移植:单一脏器的移植(如心脏)不能来自活体,因为这样做等于用一个人的生命去换另一个人的生命。

活体器官移植面临的首要问题是健全知情同意机制,保护弱势人群;其次,要强调生命价值原则,生命是神圣的,生命与生命质量是统一的。活体器官移植在一定程度上能够弥补器官供应的不足,然而在非亲属之间进行的活体移植,难以避免涉及器官买卖。

2. 尸体器官的利用　如何定义尸体,是否包括脑死亡者?死亡标准的确立成为尸体器官利用的关键。脑死亡标准的确立可以为器官移植的开展和供体器官的来源提供可靠的保障。脑死亡后其他器官在体内还能存活一段时间,可以运用现代医学技术推迟其他器官的死亡时间使其可用于移植。

有权决定是否捐献尸体器官,本人还是其家属?如果死者生前有明确的意愿,则死者意愿必须优先得到尊重。如果死者生前没有明确的意愿,则家属有权决定。有些国家在器官获取方面实行推定同意政策,即公民在生前没有作出不愿意捐献器官表示的,都可以被推定死后自愿捐出器官。

器官移植充分体现了对生命和健康的尊重。目前世界卫生组织制定了《世界卫生组织人体细胞、组织和器官移植指导原则》,各国也都制定了符合各自国情的法规。我国目前有《人体器官移植技术临床应用管理规范(2020年版)》《人体器官移植条例》《中国人体器官分配与共享基本原则和肝脏与肾脏移植核心政策》《人体捐献器官获取与分配管理规定》等法律法规及相关配套文件。人体器官移植所产生的冲突,必须通过法律与伦理来共同调节。立法的根本目的,在于规范人的行为,在以尊重生命、服务健康为原则的医学伦理的促进下,使整个社会状态向更好的方向发展。

三、遗传筛查伦理

(一)遗传筛查概述

1. 遗传筛查的含义　遗传筛查是指检测人群中遗传病致病基因或易感基因。人类从受精卵开始到出生以后,是按照基因决定的程序,在一定的自然和社会环境下发育和成长的。以基因研究为基础的生命科学和生物技术可以有效地诊断、治疗和预防疾病，提高健康水平，延长人类寿命，自然也会存在一系列的伦理、法律和社会问题。

2. 遗传筛查伦理要求　世界卫生组织制定的关于遗传筛查和检测的基本伦理要求是：

（1）遗传筛查和检测必须出于自愿而非强制，除非是下列第七种情况。

（2）遗传筛查和检测在进行之前应首先将筛查与检测的目的、可能的后果及可供选择的各种可能性途径等相关信息告知当事人。

（3）未经当事人本人同意，不得将筛查和检测结果提供给雇主、保险商、学校或其他单位与个人，避免发生遗传歧视问题。

（4）在少数案例中，如果公开有关的遗传信息更符合当事人个人的利益、更有利于公共安全，则有必要向当事人提供有关帮助，使其自主作出相关决定。

（5）筛查和检测的结果应同遗传咨询过程相衔接，特别是筛查和检测出不良结果时，遗传咨询具有重要意义。

（6）如果预防与治疗是可行的，那么不应该延误治疗。

（7）如果早期诊断与治疗有利于新生儿的健康成长，那么针对新生儿的遗传筛查和检测可以是强制和免费的。

（二）遗传筛查伦理

遗传筛查包括产前诊断、新生儿筛查和成人遗传筛查。

1. 产前诊断　产前诊断是针对妊娠早、中期的妇女，当怀疑其所怀胎儿有先天性疾病和遗传性疾病时，通过仪器检查及采取母体、胎儿组织等方法，对胎儿的外形、染色体和酶学等方面进行检测，以判断胎儿是否患有所怀疑疾病和了解胎儿质量，从而为胎儿留舍提供客观依据的生物医学诊断技术。

（1）产前诊断的伦理意义

1）有利于优生，保护孕妇的人身安全，确保胎儿的正常发育。

2）预防伴性遗传性疾病新生儿的出生。如父母中有一人为血友病患者，则男孩比女孩患血友病的可能性更大。

3）产前诊断不仅可以发现胎儿的异常，结合遗传学分析，也能对先天性畸形作出产前诊断。

（2）产前诊断的胎儿性别保密原则：在产前诊断的过程中，医务人员必须严格遵守医疗保密原则，不得将胎儿的性别向受检查的夫妇泄露。

（3）产前诊断的伦理问题：在现实生活中，有严重缺陷的生命是困扰家庭和社会的难题,这样的生命应该被如何对待,一直是生命伦理界争论的问题。目的论以夫妻的利益为主,道义论以胎儿的生命权利为主。提供生殖建议时,医生可以把夫妻利益与胎儿权利之间是否存在冲突作为依据。如果夫妻认为胎儿的存在是他们的最大利益,认为即使孩子存在严重缺陷也会给他们带来快乐,而且他们有抚养患儿的能力,那么夫妻的利益与胎儿的权利就是一致的。此时,医生考虑到夫妻的利益可以建议孕妇继续妊娠。而相反,如果夫妻没有抚养患儿的能力,即便患儿有了生存的权利,其存在使夫妻感到压抑和痛苦,那么夫妻的利益与患儿的权利就无法协调。

2. 新生儿筛查　新生儿筛查是指在新生儿期对某些危害严重的先天性或遗传代谢性疾病进行普查。此类疾病可以在新生儿期不存在任何临床症状,但生化或激素的改变已存在。新生儿筛查可以早期发现异常从而早诊断、早治疗,达到避免发生体格和智力发育障碍等严重后果的目的。新生儿筛查在新生儿期检测,发现并确定某些遗传病的潜在危险,有利于及早采取有效的预防和治疗手段。

新生儿筛查是出生后预防和治疗某些遗传病的有效方法,当新生儿筛查可以检查出对儿童健康有严重威胁且通过早期干预能够治疗的疾病时,则新生儿筛查是有益的。然而新生儿筛查也不可避免存在弊端。比如,筛查程序带来的负担。筛查过程很复杂,且筛查并非诊断也不是确诊,对于筛查结果非阴性的新生儿,还需要做进一步检测以得到最终诊断。其次,筛查结果带来的心理负担。假阳性的结果会为父母添加烦恼和焦虑,给孩子带来疾病的困扰;假阴性结果又会耽误疾病的早期发现与治疗。

3. 成人遗传筛查　成人遗传筛查适用于家族疾病史未知的人群,通过筛查来发现无临床症状者其基因组成是否存在基因或染色体异常。成人遗传筛查的主要目标是尽早发现无症状的遗传病携带者。成人遗传筛查可以发现遗传病的易感者,预测患遗传病的风险,识别隐性遗传病突变基因的携带者。

成人遗传筛查的伦理问题:携带者并非疾病状态,筛查结果阳性只表明携带者有某种隐性遗传病的致病基因,对其健康没有影响,但是由于这种特殊的身份及携带者的遗传信息对其个人发展、婚恋家庭、后代等存在影响,所以自然也存在一些伦理问题。

(1) 无法坦然接受阳性结果,增加心理负担:受检者可能会自认为是患者,感到担心而不能正常地工作、生活。因此,进行遗传筛查要在自主选择的情况下,且建议与遗传咨询相结合,以便可以更好地了解自己的情况,坦然面对阳性结果。

(2) 害怕存在"基因歧视":在携带者筛查中,受检者可能会担心因为携带遗传病基因而受到不公正对待。携带隐性遗传病基因的个人并不会患遗传病,但如果两个携带相同疾病基因的人结婚生育,那么其后代有25%的概率患有该遗传病。从基因角度说,任何人身上都存在或多或少的某些基因缺陷,对于每个人来说,发病概率都是一样的。因此,基因并不存在"好""坏"之分。相关部门应加强针对普通公众的医学科学知识的宣传教育,这样,有利于促进更多的人进行携带者筛查,以预防患病后代的出生。

(张　顺)

第八节　健康伦理

中国共产党第十八次全国代表大会以来,习近平总书记亲自谋划和推动全民健身事业,把全民健身作为全面建成小康社会的重要组成部分,推动全民健身和全民健康深度融合。习近平总书记2016年在全国卫生与健康大会上强调,没有全民健康,就没有全面小康。要把人民健康放在优先发展的战略地位,以普及健康生活、优化健康服务、完善健康保障、建设健康环境、发展健康产业为重点,加快推进健康中国建设,努力全方位、全周期保障人民健康,为实现"两个一百年"奋斗目标、实现中华民族伟大复兴的中国梦打下坚实健康基础。

一、健康与健康伦理

1. 健康　健康不仅是指躯体没有缺陷和疾病,还指拥有完好的生理、心理状态和社会适应能力。它分为三个层次:生理健康(机体健康)、心理健康(精神健康)与社会健康(对社会的适应能力)。

2. 健康伦理　健康伦理在精神层面要求个体树立正确的健康观念,对自己和他人的健康负责;在行为层面,它调整人与人、人与自然和环境、人与社会之间的关系,使之与人类健康相互影响和适应。

健康伦理的目标是建立身体、心理、社会各方面的良好状态;通过树立良好的健康观念、加强正确的健康教育、建立科学的生活方式等途径来促进健康。

二、健康伦理的实质、原则与责任

(一)健康伦理的实质

1. 医学道德向社会道德的扩展　由传统意义上捍卫人类健康的医

学道德扩展上升为社会道德,需要医学从业人员及相关部门和人群共同遵从。

2. 医学道德向社会公德的升华 把防病治病、促进人类健康的医学道德升华为社会公德,需要全社会所有组织和群体共同努力,使其成为全人类的共同责任。

(二)健康伦理的原则

1. 健康为人人

(1)从促进锻炼角度:保护环境、合理营养、开展健康教育、开展体育锻炼、改善卫生设施、注意心理卫生等。

(2)从预防保健角度:预防各类疾病的发生、发展及流行。

(3)尽早发现疾病、治疗疾病。

(4)社区康复。

2. 人人为健康 维护个人健康;不损害他人健康;要为增进他人的健康奉献爱心。

(三)健康伦理责任

新时代的健康伦理要求以健康为中心,以预防为重点,从国家到集体到个人,全面为健康努力,优化健康意识,落实健康责任。

1. 国家的健康伦理责任

(1)制定相关的政策、法规,为公众树立正确的健康价值观。

(2)确立有利于人民健康的执政理念,制定有利于健康的政治、经济、文化制度。

(3)制定促进人民健康的医疗卫生制度,主导医疗卫生工作。

(4)履行国际承诺,参与全球合作。

(5)提供有利于人民群众的环境(自然环境、社会环境;增加健康投入,合理分配卫生资源)。

(6)加强公民健康和健康伦理知识教育(法制法规、卫生宣传、教育普及等)。

2. 医疗卫生界的健康伦理责任

(1)积极开展健康教育、健康指导。

(2)医疗卫生工作重心下移、医疗卫生资源下沉,推动城乡基本公共服务均等化,为群众提供安全有效、方便价廉的公共卫生和基本医疗服务。

3. 社会成员的健康伦理责任

(1)积极学习健康知识,树立科学的健康观念;发现身体或心理出现问题,及时就医。

（2）传播正确的健康知识，倡导健康行为，养成良好的健康习惯；预防和制止危害健康的事件发生。

（3）立足并利用自己的本职工作，维护和促进自己与他人的健康。

推荐阅读文献

［1］王明旭，赵明杰.医学伦理学.5版.北京：人民卫生出版社，2018.

［2］邹和建，陈晓阳.医学伦理学实践.北京：人民卫生出版社，2016.

习　　题

【A1 型题】

1. 医学伦理学的学科性质属于（　　）

A. 医德学　　　　　　　B. 应用伦理学　　　　　C. 道德哲学

D. 生命伦理学　　　　　E. 自然科学

答案：E

2. 对医术与医德之间关系的理解有误的是（　　）

A.“医乃仁术”

B. 有能力做的就应该去做

C. 临床医学决策同时也是伦理决策

D. 前沿医学技术应用于临床必须有医德参与

E. 医生既需要医术也需要医德

答案：B

3. 医学模式转变在医学伦理方面的重要性是指（　　）

A. 提高了社会防治疾病的能力

B. 促进了医学思维方式的变革

C. 实现了在更高层次上对人的健康的全面关怀

D. 促进了医师知识结构的现代化

E. 加速了医师知识结构的现代化

答案：C

4. 现代医学模式是指（　　）

A. 生物医学模式

B. 整体医学模式

C. 生物 - 心理 - 社会医学模式

D. 高新技术医学模式

E. 自然医学模式

答案:C

5. 生物医学模式向生物 - 心理 - 社会医学模式的转变,引起医德的下变化不包括(　　)

A. 医德规范的变化

B. 医德意识的变化

C. 医德根本宗旨的变化

D. 医德理论的变化

E. 促进了生命伦理学的诞生

答案:C

6. 医学模式转变对医师提出的根本性医德要求是(　　)

A. 学习公益理论

B. 学习伦理学

C. 更加关注处于社会关系中的、作为一个整体的患者的人文方面

D. 注重改变传统的医学道德观念

E. 学习生命价值论

答案:C

7. 传统医学模式向现代医学模式的转变是指(　　)

A. 由经验医学转变为实验医学

B. 由自然哲学模式转变为生物医学模式

C. 由临床医学转变为预防医学

D. 由生物医学转变为生物 - 心理 - 社会医学

E. 由器官医学转变为基因医学

答案:B

8. 生物 - 心理 - 社会医学模式的建立成为医学道德进步的重要标志,是因为其(　　)

A. 改变了仅从生物学角度认识健康的观念

B. 改变了"以疾病为中心"的服务观念

C. 改变了仅从生物学角度认识疾病的观念

D. 体现了医学对人的充分尊重,使医学人道主义升华

E. 改变了仅从生物学角度认识运用医疗保健手段的观念

答案:D

9. 关于临床科研实施中的道德要求的说法,不正确的是(　　)

A. 临床科研设计要建立在坚实的业务知识和统计学知识的基础上

B. 要坚持科学的方法为指导,使之具有严格性、合理性和可行性

C. 要严格按照设计要求、试验步骤和操作规程进行试验,切实保证试验的数量和质量

D. 客观分析综合试验所得的各种数据,既不能主观臆造,也不可任意去除试验中的任何阴性反应

E. 有些科研课题的设计可以缺少对照组,可以不必遵循随机的原则

答案:E

10. 下列人体试验类型中,不需要付出道德代价的是(　　　)

A. 自愿试验　　　　　　B. 自体试验　　　　　　C. 天然试验

D. 强迫试验　　　　　　E. 欺骗试验

答案:C

11. 在人体试验中使用对照组、安慰剂和双盲法(　　　)

A. 会损害受试者利益

B. 是对患者的一种欺骗

C. 是违背人道主义原则的

D. 是人体试验的重要方法

E. 是违背知情同意原则的

答案:D

12. 在人体试验中下列做法合乎伦理的是(　　　)

A. 受试者有权知道自己是试验组还是对照组

B. 试验者必须引导患者及其家属知情同意

C. 受试者有权获知有关试验目的、性质、方法、预期好处、潜在危险等的详细信息

D. 受试者只要参加试验,就不得退出

E. 以无行为能力的人作为受试者,不需要贯彻知情同意原则

答案:C

13. 在人体试验中下列做法不合乎伦理的是(　　　)

A. 应特别关照弱势人群的权益

B. 可预见的不良反应也应在赔偿之列

C. 如果受试者承担的风险超过所获收益,就不应该进行试验

D. 必须首先对受试者的收益、风险和负担进行评估

E. 研究者必须尊重患者的隐私权

答案:B

14. 目前,我国禁止的生殖技术是(　　　)

A. 人工授精　　　　　　　　　　B. 同源人工授精

C. 无性生殖　　　　　　　　　　D. 异源人工授精

E. 体外受精

答案:C

15. 不属于**生殖技术**的伦理问题的是(　　　)

A. 谁应该是孩子的父母

B. 影响人类基因的纯洁性

C. 导致人类伦理关系的混乱

D. 影响后代的健康成长

E. 改变传统家庭模式

答案:B

16. 关于**活体器官采集**,**不正确**的是(　　　)

A. 捐献者应是出于利他动机,不是图利

B. 未成年人也可作为活体捐献者,向他人捐献器官以体现其人道意愿

C. 捐赠者应签署知情同意书

D. 即使体检合格并确定手术时间,捐献者也可撤回捐献意愿

E. 捐献者应在无压力情况下表明自己的捐献意愿

答案:B

17. 关于**单身妇女的人工授精**,正确的是(　　　)

A. 可允许给有能力负起养子女责任的单身妇女实施人工授精

B. 可允许给孀居的单身妇女实施

C. 可允许给处于永久同居关系的妇女实施

D. 不得为单身妇女实施人工授精

E. 可允许给愿意负起养子女责任的单身妇女实施人工授精

答案:D

18. 我国开展生殖技术的伦理原则,**不包括**(　　　)

A. 知情同意原则　　　　　　　B. 保护后代的原则

C. 尊重患者的原则　　　　　　D. 互盲和保密的原则

E. 严防商品化的原则

答案:C

19. 因女性不孕而实施的体外受精胚胎移植术,可能产生的伦理问题**不包括**(　　　)

A. 用剩余胚胎进行干细胞研究

B. 代孕母亲

C. 妇女的"贞操"

D. 卵子商品化

E. 对胚胎进行非医学目的的性别鉴定

答案:E

解析:《人类辅助生殖技术管理办法》第十七条规定,实施人类辅助生殖技术的医疗机构不得对胎儿进行非医学目的的性别鉴定(E错误,为本题正确答案)。女方原因实施体外受精胚胎移植术,可能产生伦理问题包括:①精子卵子胚胎的道德地位,是具有独立道德地位的个体?是提供者的物质、身体部分?还是属于提供者的财产?②代孕技术是否允许?③提供者、代孕妇女可否因此获得报酬?卵子商品化(D)的问题。④家庭人伦关系的确定,辅助生殖所生的孩子的父母如何定位?代孕母亲(B)的问题,妇女的"贞操"(C)问题。⑤错用或滥用的可能,用剩余胚胎进行干细胞研究(A)的可能。

20. 医务人员遵从临终患者和家属的请求,基于减轻痛苦的维持治疗,直至生命自行终止。这种做法属于( )

A. 积极安乐死   B. 终止治疗   C. 医助自杀

D. 消极安乐死   E. 主动安乐死

答案:D

解析:医务人员经患者或患者家属的请求,不再给予积极治疗,撤除患者赖以维持生命的体外循环装置、人工呼吸装置及其他辅助设施,给予减轻痛苦的适当维持治疗,任其等待死亡的降临,自然逝去(D正确)称为安乐死。主动安乐死:亦称积极安乐死,指患者治愈无望,痛苦难耐,应患者或家属的请求,医务人员采用药物或其他主动的手段促进患者生命的结束,让其安然死亡(A、E错误)。

【A2 型题】

1. 李某,男,52 岁,因其女儿考上大学没钱交学费,于是想出卖自己的一个肾脏。他向周围人询问,A 认为,如果他正好需要钱,而且又能找到急需肾源的患者,当然可以这样做。B 认为他不应该这么做,可以考虑其他途径为孩子筹学费。

从医学伦理的角度,下面分析合理的是( )

A. 因为李某是为了给孩子交学费,所以其出卖器官是被允许的

B. 李某出售器官,可以帮助迫切需要器官移植的患者,应该支持

C. 买卖器官不符合医学伦理,所以不应该卖肾

D. A 说得对

E. 是否允许李某卖肾的前提是需要检查其是否健康

答案:C

2. 连某因患严重的躁狂抑郁障碍,正在精神病专科医院住院治疗。因病情恶化,患者出现伤人毁物等行为,医院在没有其他可替代措施的情况下,

对其实施了约束身体的措施,但是没有及时通知连某的监护人。连某的父亲作为监护人探视时,看到儿子被捆绑在病床上非常气愤。该案例中所形成的医患关系模式是(　　　)

  A. 主动 - 被动型 B. 指导 - 合作型 C. 契约许可型

  D. 指导参与型 E. 共同参与型

答案:A

解析:1956 年,美国学者萨斯与荷伦德发表了《医患关系的基本模式》一文,指出患者症状的严重程度是影响医师与患者各自主动性大小的重要因素,依此将医患关系归纳为三种类型,即主动 - 被动型、指导 - 合作型、共同参与型(C、D 错误)。主动 - 被动型指医师主动命令,患者被动服从,适合难以表述自己主观意见的患者。医生对躁狂抑郁障碍患者连某实施了约束身体的措施,形成的医患关系模式是属于主动 - 被动型(A 正确)。指导 - 合作型(B)是指在医疗活动中,医患双方具有一定的主动性,但仍以医务人员为主,适合于急性感染期患者。共同参与型(E)指医患双方共同制订并实施诊断方案,适合长期慢性疾病患者和心理疾病患者。

(王国年　张　顺)

第 四 章

人际沟通

　　沟通是人与人之间、人与群体之间信息、思想与感情的传递和反馈的过程，以思想达成一致和感情通畅为目的。随着社会的不断发展及经济形势的不断变化，无论是在日常生活、工作环境，还是在社会交往中，一个人的人际沟通能力十分重要。

　　进行住院医师规范化培训的学员大多是刚刚毕业的医学生，既往的人际沟通多在家庭成员和大学同学、老师之间进行，进入培训基地，在临床学习过程更多的是与患者、患者亲属、医生、护士进行沟通交流。培训结束进入临床工作后，更多的也是与患者及家属在诊治过程中的沟通访谈及与医务人员团队协调的沟通。在工作中的医患沟通能力，很大程度上取决于培训期间自我的人际沟通修炼及医患沟通能力的培训。如何在住院医师规范化培训过程中培养、锻炼、提高自己的医患沟通能力，不仅仅需要带教教师在培训指导过程中言传身教、在理论实践方面进行指导，更重要的是住培学员在培训过程中有意识地主动学习，提高自己的能力。医学是一门需要终生学习的科学，即使培训结束，在以后的临床工作中也要持续注重提高自己的诊疗能力和医患沟通能力。

　　在现实的人际沟通和医患沟通中，各种场合、各种情况千变万化，对每一个医生来说，其所面临的患者个体都是不同的，治疗过程中各种情况的发生和变化，取决于患者的病情、性格特征、家庭状况、家属态度、沟通过程、治疗方案、治疗依从性、医生专业能力、医生态度等，很多临床沟通过程中出现的变化和冲突，都是多种因素累积作用的结果。所以，没有任何一本书或一篇文章，能把人际沟通和临床工作中医患沟通所面临的所有情况逐一道来，本章将把人际沟通和临床医患沟通过程需要注意的内容和常用技巧做一个原则性的介绍及指导。临床中出现的医患沟通问题，要根据具体情况随机应对，按照医学和人际沟通的一般规律进行处理，不可照抄照搬、机械运用。

　　良好的医患沟通不是仅凭技巧和培训所能够达到的，还需要积累深厚的人文情怀和敏锐的洞察力，同时还要具有精湛的医学专业能力，在个人修养上能够以尊重、平等、诚信、专业、公正、正直、宽容、理解、关心、协调、合作、着眼于未来的态度与患者及家属进行临床沟通访谈,建立一个互信的治疗同盟,战胜患者和医生共同面对的敌人——病痛。

建议学习本章过程中,先通读后细读,在理解人际沟通作用前提下体会人际沟通一般性技巧的应用,能够理解良好的医患沟通对患者疾病诊疗及病情转归的重要作用,不要有把患者和患者家属想象成对立面的先占观念,也不要把医患沟通能力的培训作为防范医患矛盾和医疗纠纷的技巧来对待,在理解良好医患沟通作用前提下,观察所在临床专家和带教教师在临床实践中是如何与患者就诊断治疗及健康教育进行沟通访谈的。然后,可以几名学员组合,设计各种临床沟通场景,分别模拟医生、患者、患者家属、护士等,角色交叉互换、分别演练,演练后再互相交流各自的感受,体会患者、家属的心理状态,通过这种角色互换也能培养换位思考、共情能力,提高医患沟通中共情、关心、理解的能力,并运用到临床工作中。

第一节　人际沟通

一、人际关系与人际沟通

人际关系是指人个体之间的相互关系,是人与人在社会生活中建立起来的一定的联系。从心理学角度来看,人际关系是指个体所形成的对他人的一种心理倾向及相应的心理行为,特指人与人之间的心理联系;从社会学角度来看,人际关系是指个体与他人由于血缘、地域、情感、工作,以及政治、经济、文化等原因形成的社会联系。

人际沟通是将信息传送给对方,并期望得到对方作出相应反应效果的过程,同时自己也要对对方的反应有相应反馈,并让对方能够理解。通过这种反复的相互对应、反馈而达到对信息、问题、矛盾理解的一致性,继而协调解决问题,以建立良好的情感交流和人际关系。

人际关系与人际沟通密切相关,人际沟通的不同深度决定了人际关系发展的不同程度,良好的人际关系往往是建立在良好的人际沟通基础之上的,沟通是构建良好的人际关系的重要手段。

沟通的过程就是一个信息收集、处理、反馈的过程。沟通的目的是让对方与自己协调达成统一,或理解你所传达的信息和情感。沟通的品质取决于对方的回应。任何的沟通都具有一定的目的性,不同的沟通方式和沟通技巧使得沟通能够更快速地达到目的。

　　要处理好人际关系,要学会从他人的角度来考虑问题,换位思考,切忌以自我为中心,并能适当地作出自我牺牲。学会给他人提供机会,帮助其实现生活、工作目标;在他人遭到困难、挫折时,主动伸出援手,给予帮助。良好的人际关系往往是双向互利的。如果你能够主动给予别人关心和帮助,当你遇到困难的时候也会得别人到帮助。同时,也要心胸开阔、接受别人的优点及自己缺点。对别人的优点和帮助要适时给予表扬和感谢。但须注意把握分寸,不要让人产生虚伪的感觉,失去别人的信任。

二、良好人际沟通的基础

　　1. 明确沟通的目的　很多人在沟通的时候,不知道为什么要沟通、沟通想达到什么结果,只是为沟通而沟通,这是典型的无效沟通。没有明确的目的,沟通就失去了方向。

　　2. 区分沟通的对象　沟通的对象是人,而人又是千差万别的,不同性格的人适合不同的沟通方法,如有内向型的或者外向型的,有人是听觉型的,有人是视觉型的,有人是触觉型的,这些都需要在沟通中加以区分。

　　3. 明晰沟通的方向　沟通方向可以分为内部沟通和外部沟通。内部沟通又分为对上、平级、对下沟通;外部沟通分为对客户、供应商、政府、媒体沟通。每一种沟通都不一样,需要明晰。如对上沟通是汇报工作和提供建议,平级沟通是协调配合寻求帮助,对下沟通是明确主旨和贯彻执行等。

　　4. 采用适当的沟通的方式　沟通方式常用的有口头、书面、邮件、办公电话、短信、微信、手机、视频等,要根据所要沟通的事情而采用不同的方式。

　　5. 掌握沟通的技巧　沟通的技巧很多,但常用的是多听、少说、会问。多听是为了知彼;少说是为了让对方说的更多,配合对方,以便了解对方的需求和目的;会问是更多挖掘对方的深度需求,把对方的隐性需求通过引导变成显性需求;多听、少说、会问的技巧都是为了达到沟通的目的,达到有效沟通。

三、人际沟通的作用

　　1. 传递和获得信息,提高效率　良好的人际沟通,能够交换有价值、有意义的信息,生活、工作中的事务才能够开展进行。掌握高效的沟通技巧可以提高办事效率,节省时间与精力,获得更高的办事效能。

　　2. 改善人际关系　社会是由人们互相沟通所维持的关系组成的网,

人们相互交流是因为需要同周围的社会环境相联系。沟通与人际关系两者相互促进、相互影响。有效的沟通可以赢得和谐的人际关系,而和谐的人际关系又使沟通更加顺畅。

3. 满足社会性的需求　每个人都有所归属,如家庭中的一分子、工作中的成员,需要在社会上被接纳、被尊重,才能感到自己和他人是同类,有相似的语言、生活与文化,才会产生生活乐趣,感到人生有意义。

4. 促进自我了解,发展自我概念　当我们和他人交往沟通时,别人的反应或回馈就像是镜子一样,展示出清晰、客观的自我画像。所以,人际网络愈广就拥有愈多的镜子,也就有更多的反应和回馈,让你能够对自己有更清醒的认识。

5. 促进个人成长　三人行必有我师焉。个人成长也需要通过沟通吸取别人的长处。人际沟通中的对象各有所长,对方的很多才能和经验可能正是自己所欠缺的,在沟通过程中多听、多看、多问、多讨论、多学习,必能促进个人的成长。

6. 互相提供帮助　当个人遇到困难或痛苦时,有家人或朋友在身边安慰、鼓励或协助,就不会感到孤单、无助,也能够较快恢复信心,有勇气从失败、痛苦中走出来。

7. 促进身心健康　良好的人际关系对于个人生理与心理健康都有很大帮助。很多医学研究都发现积极、支持性的人际关系使人长寿,使人感到安全、自尊、自信、愉悦,提高机体免疫力,使人较少患病,也能帮助疾病的康复。不良的人际关系、寂寞、疏离等会使人感到焦虑、沮丧、挫折、失望、自贬,造成心理的失落、创伤。

四、人际沟通的原则

良好的人际沟通能力需要在人际交往实践中学习、锻炼和提高。人际交往沟通也有其自身的规律性,只有在遵循正确的交往规则前提下,才能建立和谐的人际关系,也才能真正发挥人际沟通的作用。

1. 正直原则　建立正确、健康的人际关系,营造互帮互学、团结友爱、和睦相处的人际关系氛围。决不能搞拉帮结派,酒肉朋友,无原则、不健康的人际交往。

2. 平等原则　交往双方人格上平等,包括尊重他人和保持他人自我尊严两个方面。彼此尊重是友谊的基础,交往必须平等,平等才能深交,这是人际交往成功的前提。尊重不是单方面的,而是双方共同的,既要自尊,又要彼此尊重。

3. 诚信原则　人际交往中,要信守诺言、以诚相待。既不当面奉承人,也不在背后诽谤人,做到肝胆相照,襟怀坦荡,同时要言必行、行必果,承诺事情要尽量做到,这样才能赢得别人的信任和尊重。

4. 宽容接受原则 在与人相处时,应当严于律己,宽以待人,能够接受双方的各种差异。斤斤计较,苛刻待人,或者得理不让人,永远不会有良好的人际沟通,不能建立良好人际关系。

5. 换位思考原则 在交往中,要善于站在对方的角度考虑对方的态度观念和处事方式,设身处地地体会对方的情感,理解对方处理问题的独特个性方式等,理解对方,找到最恰当的沟通和解决问题的方法。

6. 互补互助原则 该原则是人际关系处理的一种心理需要,也是人际交往的一项基本原则。交往过程中要善于吸收他人的长处,包括个人气质、个性特征、处事能力、思考方式等,以弥补自己的不足。

五、人际沟通步骤

1. 编码 在沟通过程开始前针对沟通目标收集信息,可以认为是沟通之前的信息组织工作。

2. 解码 通过对方表达过程中透漏的信息,了解对方的意愿、观念态度、个性特征,以及当时的沟通氛围,结合已收集的信息和沟通目的,制订出沟通表达的策略和方式。

3. 反馈 通过在沟通过程中全方位地收集信息,结合自己既往沟通经验,在沟通的全过程中,向对方发送信息表达自己意愿的过程,这是沟通中无数个交替过程的一个重要环节。

沟通是双方互动的行为,是在发出者和接受者之间反复交替的过程。

六、人际沟通的障碍

沟通障碍,是指信息在传递和交换过程中,由于信息意图受到干扰或误解,而导致沟通失真的现象。在人们沟通信息的过程中,常常会受到各种因素的影响和干扰,使沟通受到阻碍。

(一)个人障碍

人是社会沟通的主体,个人内在的原因不容易克服,影响人际沟通效果。

1. 个性特征差异引起的沟通障碍 个体的性格、气质、态度、情绪、兴趣等的差别,都会成为信息沟通的障碍。所谓物以类聚,人以群分,不同性格的人在沟通中可能会出现偏倚,不利于沟通的加深。

2. 知识、经验水平的差距所导致的障碍 在信息沟通中,双方往往依据经验上的大体理解去处理信息,如果双方经验水平和知识水平差距过大,会使彼此理解的差距拉大,形成沟通的障碍。

3. 态度、观点和信念不同所造成的障碍 一是认识差异。在人际活动中,人们忽视信息作用的现象很普遍,这就为正常的信息沟通造成了很大的障碍。二是利益观念。在团体中,不同的成员对信息有不同的看法,所选择的侧重点也不相同。很多人只关心与他们物质利益有关的信息,而不关心组织目标、管理决策等方面的信息,这也成了信息沟通的障碍。

4. 语言表达、交流和理解能力、记忆能力不佳所引起的障碍 个人之间传递信息时,同样的信息经不同的人理解,含义是不一样的。组织中成员常有不同的背景,有着不同的说话方式和风格,对一样的事物也有着不同的理解,个人认识不同。

5. 相互不信任和沟通者的畏惧感所产生的障碍 沟通双方相互的不信任使得信息传递出现偏差或者会延迟信息的传递。在实际工作中,信息沟通的成败主要取决于上级与下级、领导与员工之间的全面有效的合作。但在很多情况下,这些合作往往会因下属的恐惧心理及沟通双方的个人心理品质而形成障碍。

6. 知觉选择偏差所造成的障碍 接收和发送信息也是一种知觉形式,由于种种原因,人们总是习惯接收部分信息,而摒弃其余信息,这就是知觉的选择性。

(二)物理环境障碍

物理障碍是人们所处的沟通环境中存在的障碍。

1. 沟通渠道障碍 由于种种干扰,沟通过程的信息传递渠道常常受阻或不通畅,从而影响沟通的效果。这主要表现为客观因素的影响,如通信工具、信息技术落后等,从而使人们之间的交流和沟通不能随时和顺畅地进行。

2. 距离障碍 人际沟通过程中,客观上均存在着空间上的距离。正是由于空间距离的阻隔,双方无法进行面对面的交流和沟通,从而使人们在沟通时具有限制性,无法展现双方的面部表情、手势动作和体态姿势,难以达到使对方心领神会之效。

(三)语义障碍

语义障碍主要源于人们用于沟通的符号。信息沟通的符号多种多样,如语言、文字(包括图像)、体态语言等,这些符号通常有多种含义。从众多的含义中选择一种时,如果选错,就会产生语义障碍。在不同的文化背景下,不同的国家、不同的民族所使用的语言符号可能不一样,就容易造成沟通障碍。同时,非词语符号(通常为手势等肢体语言)的理解不一致也是造成沟通障碍的因素。

七、沟通技巧

人际沟通的技巧千千万万,每个人都有各自的方法和心得,归根结底,目的只有两个,一是相互协调达成沟通目的,二是保持沟通互动有效进行。下面介绍人际沟通中经常应用的普遍性技巧。在实际沟通过程中需要依据事态进展、沟通气氛及对方态度、个性特征等自然融合、综合应用,不可生搬硬套,以免弄巧成拙。当然每个人也都会有自己独特的沟通技巧,在实际沟通过程中能够建立良好人际关系,解决实际问题,那就是适合个人的沟通技巧,也是个人沟通能力的体现。

(一)语言技巧

语言沟通的重要性不可以忽略,尤其注意谈话时要适时回应、沟通时态度积极、谈话时要懂得倾听、不要总是以自己为中心。心态也极大程度上决定了语言的选择和运用,决定了沟通的效果。语言技巧上,也不可轻视,但与沟通时的心态相比,语言的技巧并不占有核心地位。

1. 不要总是以自己为中心　在沟通中不要总是以为自己说的话、做的事很重要,以自己为中心,别人的就不重要,这样很容易使别人反感,给人留下不好的印象。

2. 沟通态度上要尊重对方　沟通时的态度也是很关键的,在沟通时应该谦虚、友好地和对方交流,交谈时要尊重对方,坐位时要保持身体前倾,不可以后仰,更不能将整个身体靠在椅背上,会显得懒散、傲慢、不尊重对方。

3. 谈话时要懂得倾听　倾听也是沟通中要注意的一点,在和别人交谈时要考虑到别人的感受,还要倾听对方表达的内容,这样才可以更好地进行语言沟通,否则根本就达不到沟通效果,而且还很容易产生误解。

4. 谈话时要适时回应　沟通时要懂得回应,如果对方很有兴致地说了很长一段话,你没有任何语言、动作表示,那会让对方觉得很尴尬或者是没意思,这样的沟通也只能草草收场,所以平时和别人谈话的时候要注意适时回应别人的信息表达。

5. 语言文字与对方同步　要能听出对方的惯用语,并使用对方最常用的感官文字和用语,让对方易于了解及接受你传达的信息。很多人说话时都惯用一些术语,或者善用一些词汇,如某些口头禅。要与不同的人进行沟通,就必须使用对方最常用的感官文字和用语,对方会感觉很亲切,更容易了解及接受你所传达的信息。

6. 语调和语速同步　针对视觉型、听觉型、感觉型这些不同类型的沟通对象,采取不同的语调、语速,使用相同的频率来和他沟通。要做到语调和语速同步,首先要学习和使用对方的表象系统来沟通。表象系统分为五大类。在接受外界信息时,人们是通过五种感觉器官来传达及接受的,它们分别是视觉、听觉、触觉、嗅觉及味觉。人际沟通中,最主要的是通过视觉、听觉、触觉三种渠道。

7. 情绪同步　情绪同步是指能快速进入对方的内心世界,能够从对方的观点、立场看事情、听事情、感受事情。做到情绪同步最重要的是"设身处地"这四个字。

8. 合一架构法　合一架构法就是不直接反驳和批评对方。不论对方对你提出任何的批评或抱怨,或是对你的工作、行为等有任何你认为是错误的看法,都不应该直接反驳对方。在与对方沟通的过程中,一个最容易破坏亲和力的方式就是直接指出对方的错误或与对方发生争执。不使用"但是""就是""可是",使用"同时";三种常用合一架构语句包括"我很了解……同时……""我很感谢……同时……""我很同情……同时……"。另外,对于一些没有办法解决协调的沟通对象,可以交给同事沟通处理。

（二）倾听的技巧

认真注意的倾听,能使对方感觉到被关注、被理解,可以让其更充分更全面地表达其状况、问题、情感、态度、目的,有助于双方共同努力,协调解决问题。倾听技巧是影响沟通效果的重要环节。

1. 鼓励表达　在沟通的过程中,沟通双方在表达意愿、传递信息的过程中可能存在戒备心理,不能完全表达,这就需要适当地运用鼓励技巧,增加对方的表达意愿,以便获得更多的信息。在人际交往过程中,鼓励不是只要求对方坦露心迹,首先自己要真诚相待,鼓励才能发挥作用。鼓励能够使得沟通双方更加全面地进行信息互换,增进双方的联系程度。

2. 换位思考　换位思考就是指沟通双方将自己架设在对方的位置,设身处地地从对方的角度分析问题,处理利益关系,避免沟通中矛盾的产生及放大化。

3. 适时反应　在倾听的过程中,对对方的表达作出一定的语言、动作、表情等反应,可以更好地推进沟通的进行。要让对方知道你在听,而且是在认真地听。

（三）气氛控制技巧

安全而和谐的气氛,能使对方更愿意沟通。如果沟通双方彼此猜忌、批评或恶意中伤,将使气氛紧张,加速彼此心理设防,使沟通中断或无效。

1. **统一联合** 和谐的沟通气氛可以达到理想的沟通效果。而如何营造一个适当的气氛，就要求沟通双方从兴趣、价值、需求和目标等方面寻找共同语言，只有统一联合才能更好地解决问题。

2. **安全信任** 良好的沟通过程不应该使人感受到拘束或者被限制，一个合适的沟通情境，可以提高对方的安全感和信任程度，使之容易接纳你的感受、态度与价值等，避免沟通双方相互猜忌或者自我隐瞒。

3. **觉察调整** 在沟通过程中时刻保持敏锐的洞察力，觉察对方的心理、情绪变化，及时调整沟通策略和语言风格，避免敏感性、刺激性的语言，多使用一些幽默、亲和力强的语言，化解冲突状况，避免沟通演变为负面或破坏性的辩驳和指责。

（四）推动技巧

推动技巧是指在沟通过程中运用各种方式来影响对方，推动沟通进程向更有利的方向发展。有效运用推动技巧的关键是展现自己的真诚、合作、积极的态度，并让对方感受到且产生共鸣，愿意推进沟通的进行。

1. **反馈** 通过语言和非语言表达，让对方了解你对他表述内容的理解和感受，这些适时的反馈对对方改变或维持需要的观念态度是相当重要的。在进行沟通内容反馈时，要注意以清晰具体而非侵犯性的态度提出。

人际沟通中常用的反馈方式：

（1）评价式：通过判断，表示同意或不同意，或提供忠告。用途：当一个主题已讨论得很深时，回应者可以表述自己的意见。

（2）碰撞式：挑战对手，来澄清信息并找对方的矛盾点和不连贯点。用途：帮助人们澄清他们的想法和感情，或帮他们把问题分析透彻。

（3）转移式：将沟通双方的问题焦点转移到自己选择的问题上来。用途：当需要比较时可以转移主题，让对方知道其他人有相似的经历。

（4）探测式：要求对方澄清所说的内容或提供进一步的信息或例子。用途：当需要详细的信息来帮助理解对方所说的内容，或当对方要进入新的主题时，可以用于问清情况。

（5）重述式：尝试重述对方所说内容，以便测试话中的含义、缘由，或解释。用途：帮助澄清双方的意思，并鼓励对方进入该主题的更深领域。

（6）平静式：降低与言语有关的感情强度，并帮助对方安静下来。用途：当对方怀疑沟通能否进行下去时，或感情波动强烈时。

（7）反射式：用不同的字眼将听到的内容反馈给对方。用途：让对方知道自己都听到和理解了。反射式回应不是简单地模仿或重述，是使双方更透彻地理解并接受沟通内容。

2. 提议　沟通的过程就是一个信息交换的过程,把自己的意见、态度作为提议信息传递过去,让对方明确自己的行动方向与目的,能够更好地推动沟通进程和方向。

3. 推论　在沟通讨论过程中,阶段性总结出合理和符合逻辑的推论,尽可能为后面的沟通目的锁定讨论方向。做到这点需要沟通者具有高超的逻辑归纳能力和沟通把控能力,在已有的沟通信息中能够提炼出自己需要的推论,同时要结合对方当下心理状态和需求,适时委婉提出,推进沟通向有利方向发展。

4. 增强　当对方出现符合沟通意图的正向行为时,及时反馈,强调对方的观念、态度、表现,利用增强效应来影响对方,让对方当下意识到与你是有共同点的,强化对方符合沟通意图的信念,鼓励对方做你想要他做的事。

(五) 体态语言技巧

体态语言是人际沟通中经常使用的一种传达情感、意图的方式。体态语言的表达是有一定规律可循的。了解这一点,不仅有助于理解别人的意图,而且能够使自己的表达方式更加丰富,表达效果更加直接,进而使人与人之间的沟通更和谐。

1. 表情　谈话时要轻松自然,在合适的场合要微笑。微笑表示友善礼貌,皱眉表示怀疑和不满意。

2. 眼神　诚恳而沉稳地看着对方。和一个人谈话时,维持5~15秒的目光接触。假如你是面对一个团体谈话,眼睛要轮流和每个人的目光接触,每一次约5秒。不要让你的眼睛转来转去,也不要刻意放缓速度地眨眼睛。为了避免紧盯着对方,可以将视线放在对方的眉宇间,这样不会太尴尬。

3. 微笑　微笑能给人一种容易接近和交流的印象。微笑能使沟通在一个轻松的氛围中展开,可以消除由于陌生、紧张带来的障碍。同时,微笑也可以显示出你的自信心,希望能够通过良好的沟通达到预定的目标。

4. 眉语和头语　眉目在交流的过程中也扮演着重要的角色。如果你眯起双眼,眉毛稍稍向下,可能表示你陷入沉思之中;当眉目上扬时,看上去可能是一种怀疑的表情,也可能是兴奋。要注意头的动作语言技巧,头部动作所表示的含义十分细腻,要根据头部动作的程度,结合具体的条件来对头部动作信息进行判断,头部动作包括点头和摇头。

5. 仪容仪表　包括服装、发式、化妆、坐姿、站姿、表情。穿着方式并没有对错之分,但你必须觉得自己的打扮恰如其分、整洁大方、舒适得体。

（六）肢体语言技巧

肢体语言又称身体语言,是指经由身体的各种动作,代替语言达到表情达意的沟通目的。人们的一举一动,都能体现特定的态度,表达特定的含义。如果在交谈时想给对方一个良好的印象,那么首先应该重视与对方见面的姿态表现。如果和人见面时耷着脑袋、无精打采,对方就会猜想也许自己不受欢迎。

1. 手势　说话时可以配合手势的运用,加强内容表达和感染力,注意手势运用要适宜和自然,不要太夸张。手势是人们常用的一种肢体语言,在社交、工作中有着重要的作用,它可以加重语气,增强感染力。大方、恰当的手势可以给人以肯定、明确的印象和优美文雅的美感。在使用手势时,要讲究柔美、流畅,做到欲上先下、欲左先右,如手指向上指时,先放下再指向上面,这样更流畅自然,避免僵硬死板、缺乏韵味,同时要配合眼神、表情和其他姿态,使手势更显协调大方。

身体姿势也在传达着信息,包括希望和别人有什么样的交往关系、对方所说的事是否感兴趣。双手交叉或双腿交叠得太紧,都是封闭式的姿势,显示紧张的心绪或没有兴趣和别人交往;双手不交叉,双腿交叠而方向指向对方或微微张开,都是开放式的姿态,这些姿势被理解为精神放松,而且愿意和别人保持交往;面向别人并向前倾斜是非常重要的姿势,显示带有敬意和投入。

2. 站姿　站姿是静力型动作姿态,显现的是静态美。站姿又是训练其他优美体态的基础,是表现不同姿态美的起始点。规范的站姿要求:头正、肩平、臂垂、躯挺、腿并。这种规范的礼仪站姿,不同于部队战士的站姿,多了些自然、亲近和柔美。

3. 坐姿　坐是一种静态的造型,是非常重要的仪态。在日常工作和社交活动及生活中,端庄优美的坐姿,会给人以文雅、稳重、大方的美感。不同的坐姿反映着不同的心理状态,应根据对方的性别和熟悉程度、场合等,合理运用快坐与慢坐、深坐与浅坐、张腿坐与并腿坐等姿态,充分反映自身的礼貌修养。

沟通技巧涉及面极其广泛。它不仅限制于前面所讲的技巧,还包括交谈的技巧、辩论技巧、演讲技巧、说服的技巧、谈判技巧、团队沟通的技巧等多个方面。能否正确掌握及熟练运用这些沟通技巧对于住培学员今后的工作和生活极其重要。这就需要学员在今后的人生中处处留心,不断积累,能够熟练地运用沟通技巧处理人际关系中出现的诸多问题。

第二节　医患沟通

医患关系,是指在医学实践活动中产生的人际关系。这种关系分为狭义的和广义的两种,其中狭义的医患关系特指医生与患者在诊疗过程中产生的特定相互关系。现代医学扩展了这一概念,广义的医患关系是指以医生为主体的医务群体(包括医生、护士、医技人员、医疗行政和后勤人员等)和以患者为核心的防治群体(包括患者、亲属、监护人及单位组织等)在诊疗过程中所建立的相互关系,可见医患关系不仅是一种人际关系,更是一种社会关系。

沟通是人际间通过全方位信息交流,建立共识、分享利益并发展关系的过程。沟通,不是通常说的"交流",也不是单纯的"技巧",其核心内涵是人与人相互理解、相互信任。人际沟通过程中需要全方位信息交流,人际间的沟通包括四种形式的"语言信息"交流,即口头语言、书面语言、肢体语言及环境语言。

【医患沟通】

医患沟通是指在医疗卫生和保健工作中,医患双方围绕诊疗服务、健康及心理和社会等相关因素,以病人为中心,以医方为主导,将医学与人文相结合,通过医患双方各有特征的全方位信息的多途径交流,使医患双方形成共识并建立信任合作关系,指引医务人员为患者提供优质的医疗服务,达到维护健康促进医学发展的目的。

传统上医患关系定位在"以疾病为中心"的医学模式之上,关系是不平等的,容易产生纠纷并激化矛盾。而现代的医患关系建立在"以病人为中心"的新型的生物 - 心理 - 社会医学模式之上。促进医患关系的平等,首先要加强医患之间的沟通。

世界医学教育联合会《福冈宣言》指出,所有医生必须学会交流和人际关系的技能。缺少共鸣(同情)应当看作专业技术不够一样。由此足以看出,全球医疗界对医生沟通能力和对患者疾痛的理解、同情尤为重视,这两点是保证良好医患关系的基石。

导致医患沟通不佳的首要原因,是患者就医时心态和医生诊疗时心态的不一致,继而容易发生冲突,影响治疗效果,严重者会产生医疗纠纷。

【患者就医常见心态】

求医心切,对医学的期望值较高,不希望后果不好;高度自我,希望医务人员重视他们的病情,更多地关心他们;医生要有耐心解释病情的服务态度;医疗费用不能太高;尊重他们的人格、隐私等权利;个别患者有钱、有权,认为医务人员就必须为其服务,认为自己是上帝,可以为所欲为;发生患者死亡或不良后果,人财两空,认为打闹就可以得到补偿;认为医生不负责任,对医生职业信誉不信任。

【医生诊疗常见心态】

患者不懂医学知识,应当听医生的话;患者太多,工作忙,没有时间耐心细致地解释,另外患者也听不懂;一些小病没危险,司空见惯,患者及家属大惊小怪;医疗费用、药品定价不是医院定的,患者无理由对医院提出费用过高的问题;工作太忙,职业风险大,收入低,价值无所体现,很辛苦,得不到理解,很委屈;由于医患纠纷紧张,保护自己,只要不违规,不会积极突破,实施抢救;检查必须要完备,不能考虑费用问题;警觉过高,谨小慎微,无理由地担心患者告自己。

作为医生,建立良好医患沟通的基础是要站在患者和家属的角度,注意患者及家属的心理因素、状态,了解其就医时的心态,如求生欲、焦虑、获知欲、期望值、信任程度、预后承受力。做到态度真诚、信任患者,临床问诊检查要仔细全面、符合临床思维,关心、理解患者的痛苦。

医生对患者应理解、沟通、关心、负责、认真,提高技术水平,保证准确、安全医疗。要具有精湛的医术、良好的医德、良好的沟通能力,熟悉法律,尊重患者权利,做到安全医疗。

医生不但要有责任心、同情心和爱心,还要有渊博的知识、丰富的社会经验、敏锐的眼光和果断的决心,更需要有丰厚的人文知识、良好的语言艺术,善于理解患者的语言、心情和痛苦。

在医患沟通和交流中,要把患者作为整体的"人"来看待,而不是作为"患者"。在患者沟通能力确实不足时,医务人员要想办法提高自身沟通能力,增强患者对沟通内容的理解;或在其能力范围内,充分发挥患者的决定性。一般情况下,治疗计划要与患者及亲属共同协商、共同决策,在完整、详细地介绍各种治疗利弊后,相应的治疗方案由患者作出选择、决定。

患者生病后,身体和精神发生了变化,他不再是正常情况下的"自己",一般会产生抑郁、焦虑、怀疑、孤独、被动、依赖、否认、侥幸等心理,有时也会变得不安、狂躁、忧郁、蛮不讲理,甚至会对医务人员横加挑剔。医务人员若没有宽容和接纳的准备,交流只能流于形式。医务人员要理解患者,因为他并不一定是在针对医务人员,他可能只是在发泄,医务人员只不过暂时成为其消极情绪的发泄对象。因此,不应感到自尊受挫而反应过度、针锋相对,而应洒脱和宽容。

【患者所希望的医生】

一个能够真正关心我、愿意听患者诉说的医生；一个不会在乎患者的身份和贫富、始终关怀患者的医生；一个和蔼体贴、从微小举动了解患者的医生；一个真正知道如何进行沟通及愉快交谈的医生；一个真正懂得爱、尊重患者和同行的医生。

社会公德必须建立在平等、相互尊重的基础上，不分贵贱、互敬互让、和睦相处。作为医生也要知道，患者到医院就诊是与医生建立同盟共同面对病魔，患者不是上帝，不能凌驾于法律之上践踏医生的人格尊严和生命健康，也不能提出不合乎医学的无理要求，让医生做违背科学的治疗，影响医疗工作的正常进行，更不能依权或依钱仗势、歧视、打骂、侮辱医务人员，医生也有权依法维护自己的权益，受法律保护。

【医疗沟通方式】

以告知为主，包括口头告知和谈话，告知对象包括患者本人和患者家属。同时在临床沟通中还有作为留痕记录的书面告知，要做到逐条解释、表达清楚、通俗语言、不要误导、填写完善。

【沟通过程注意事项】

语言上要以谈心式安抚为主，了解患者的心情和对疾病的反应、对医生的信任程度，选择最佳时机，要有充分的时间，注意说话口吻，通俗易懂，不能刺激患者，不要制造矛盾，保护患者隐私，保证环境相对隐秘。同时观察患者的语言、肢体、表现及情绪变化，及时调整谈话内容和方式，注意说话口气，态度和蔼，不要不耐烦，不要刺激患者、吓唬患者，不能贬低同行，所做的一切应让患者感觉到、看到、知道，尊重事实，交流沟通中对待患者的反应要使用中性字眼描述。

诊疗沟通时，要学会换位思考，站在患者角度考虑，对病情状况、需要的检查、治疗备选方案、预后可能、费用情况等一一详细说明，包括检查可能产生的风险及为什么要做这项检查、各种治疗方案的利弊风险及如何选择。

对病情变化、危重情况要及时沟通，根据当时患者身体情绪状况和心理接受程度，选择与患者本人或家属进行沟通。用词中肯、具有同情心，不要夸大、吓唬。从专业角度用通俗语言进行讲解，不能轻描淡写、只是简单地讲述情况。

在所有沟通过程中，都要注意心理沟通技巧，从穿着、举止上要表现出对患者的尊重，从言语、态度、同情心、平等心态让对方体会到理解，认真倾听、适度地反应、耐心解答、合理建议，让患者感受到对他的关心，从而建立患者的信任感，增加治疗依从性，同时为患者算经济账、时间账、建立合理的疗效期望值,对改善沟通效果会有很大帮助。

【良好医患沟通效果评价】

医患双方是否满意;医疗纠纷明显下降,不良投诉明显减少;医疗质量稳步提高;医院人性化的合理性制度逐渐完善,法规日益健全;医院的诚信、品牌、良好声誉、知名度逐渐提高;医院文化体系的建设日益成熟,包括文明、个人素质、治疗力度、服务理念、单位风气、环境、流程、氛围等。

一、医患沟通的基本原则

医患沟通可分为言语性沟通和非言语性沟通两大方面。言语性沟通是指使用言语或文字的形式将信息发送给对方的沟通形式;非言语性沟通则指不使用语言、文字的沟通,包括行为举止、表情动作等沟通形式。在医患沟通过程中,言语行为的选择与组合要达到理想状态必须遵循医患沟通的基本原则。

1. 以人为本原则　现代社会的发展是以人为核心,以满足人的需求为价值取向,以人与自然统一和谐发展为核心,人们的就医需求渐渐从单纯的生理需求向生理、心理、社会综合型需求转变。人们不仅需要良好的医疗技术服务,还需要从心理上得到关怀、尊重。据此提出的"以人为本"的理念顺应了现代医学模式的转变,同时对医疗服务提出了更深层次的要求:尽可能使患者满意,最大限度地提高人们的生命质量。这也是卫生服务工作的出发点。作为医患沟通最根本的指导原则是坚持一切从人出发,尽可能满足患者的需求,给患者更多的人文关怀,最终达到患者至上,"以病人为中心"的沟通目的。

2. 诚信原则　诚信是一个社会赖以生存和发展的基石,也是医患沟通的基础和根本。只有讲诚信,才能建立良好的医患关系。医患之间应该真诚相处,没有隔阂。要做到这一点,首先要相互信任。作为医者特别要注意去赢得患者的信任,因为信任在治疗中发挥着重要作用,它决定了患者能否与医务人员很好地配合。作为患者也应该信任医者,这既是对医者尊重的需要,也是确保治疗作用的需要。医务人员对患者的承诺要实实在在,实事求是,一旦承诺就要认真去做,这样才能取信于患者。其次要相互负责,医生对患者要有高度的责任心,患者同样要对自己的疾病负责,不能认为治病是医生的事,与己无关,患者应该与医生共同承担起治病的责任。

3. 平等原则　医患双方是平等的。患者首先是一个社会人,然后才是一个需要帮助的人。传统的医患关系是以医生为主导,医方总是有一种凌驾于患者之上的优越感,这是不利于良好医患关系的重要原因之一。

平等是医患双方沟通的前提。首先,作为医患关系的双方,不管是医务人员还是患者,都是平等的社会人,两者只不过是所担任的角色不同,都拥有人的尊严,需要被同情、理解和尊重,所以,新型的医患关系必须以平等为前提。其次,患者不是机器,不是医者的加工对象,患者是有社会属性的、有思想、有头脑的人,因此注重患者对诊治的要求和意见,不仅能使医患关系融洽,而且有利于调动患者的积极性,使其较好地配合治疗,以利于提高诊疗效果。因此,融洽的医患合作关系也是圆满地完成诊治过程的需要。实践证明,随着医学模式由单纯生物模式向生物 - 心理 - 社会模式的转变,平等合作关系将越来越体现新型医患关系的发展趋势。

4. 整体原则 随着社会的激烈竞争,工作、学习、生活节奏不断加快,紧张程度越来越高,人们的心理社会问题、心理障碍日趋突出,临床各科疾病中涉及的心理因素也越来越多。故医生在对疾病进行诊断、治疗时,除了要考虑生物学的因素外,还要考虑心理、社会诸多因素的作用。不但要考虑人的自然属性,还要考虑人的社会属性,要把患者看成是心身统一的社会成员,所以在进行医患沟通时,要从整体层次进行沟通,全面了解患者情况。应积极引导与鼓励患者全面客观地描述其症状与感受,同时如实告知疾病带来的其他影响,以便双方全面沟通,从而提供更全面、整体的医疗服务。

5. 维护患者权益原则 医患沟通作为医疗行为的重要组成部分,在维护患者权益方面发挥着其他具体医疗行为不可替代的作用。医患间通过传递一系列重要信息,能够直接保护患方的平等医疗权、疾病认知权、知情同意(选择)权、个人隐私权、医疗赔偿权、监督医疗过程权及免除一定社会责任和义务权等。因此,医务人员必须将维护患方合法权益作为重要的职业操守,并用医患沟通这个有效的临床路径加以实现。

6. 尊重科学原则 医患沟通,是医患双方在医疗专业服务中的信息传递。信息则是由不断涌现的医药科学与高科技手段所构成的,是当代科学进步的重要标志,医患沟通的核心内容都与之相关。医务人员应把握好尊重医学科学与实施人文关怀的尺度,将医学科学作为沟通的基础,将人文关怀作为沟通的目标,客观真实地反映诊断、治疗、风险及预后,即理性传达医学科学信息,从而使患方全面、正确地认知医疗相关信息。

7. 有效表达原则 医方有效地表达信息才能有效与医方交流,医患才能产生共识进而分享利益。医疗中,医方显然较患方强势且主动,因此,医方必须有效地表达医方的各种信息,归纳为四种:口头语言、肢体语言、书面语言及环境语言。医疗服务中的规律显示,医务人员的肢体(行为)语言和口头语言对患方影响最大,效果更好,这是因为这两类语言信息直接体现了医者救死扶伤的态度和医学人文精神,患方的感知度最高。这提示医务人员要善于将四类信息艺术有效地展现给患方。

8. 密切合作原则　诊疗过程需要医患全程合作,医患沟通更需要合作。①医方要主动沟通,才能保持畅通的信息渠道,这是医患沟通的前提;②医方要引导患方,医务人员要耐心倾听患者,充分告知患方相关的医疗信息,在让患方参与医疗决策的过程中,给予医学专业的指导;③患方自愿是医方医疗行为的必备条件(特殊患者除外)。总之,良好的医患沟通需要医者全程主动引导患方,并给予患方力所能及的帮助,这样医患沟通的效益才能更大。

9. 同情原则　医务人员对患者是否有同情心,是患者是否愿意和医务人员沟通的关键。就患者而言,总认为自己的病痛很突出,希望得到医务人员的同情,而医务人员则因为职业的原因"司空见惯",容易表现出淡漠。如果患者感到医务人员缺乏同情心,他就不会信任医务人员,不能与医务人员进行有效的沟通。即使有沟通,也是仅限于单纯的看病层面,而不会涉及深层次的内容。所以,医务人员只有对患者有同情心,才能和患者有共同语方,从而与患者进行有效沟通,而从有效沟通层面上获取的信息才是真实可靠的。

10. 保密原则　在整个诊疗过程中,尤其是病史采集过程中,常涉及患者的隐私,患者可能有许多情况不希望他人知晓,医务人员有责任满足患者的要求,更不能随便泄露其隐私或取笑、歧视患者。一旦医务人员对患者的隐私显示出鄙视、不屑的神情,会严重损伤患者的自尊心,进则影响进一步的医患沟通。

11. 反馈原则　反馈是指说话者所发出的信息到达听者,听者通过某种方式又把信息传回给说话者,使说话者的本意得以证实、澄清、扩展或改变。患者和医生谈话是一个双向沟通的过程,医生把所理解的内容及时反馈给患者,理解了患者的情感,并使患者能够感知到医生的理解。同时,可采用目光接触、简单发问等方式探测患者是否有兴趣听、听懂没有等,以决定是否继续谈下去和如何谈下去。这样能使谈话双方始终融洽,不致陷入僵局。

12. 共同参与原则　诊疗活动的全过程需要医患双方的全程参与和良好沟通。保持畅通的信息沟通渠道,是有效沟通的前提。医务人员要耐心倾听患者的意见,让患者参与决策,通过询问患者情况作出对问题的判断与解释,并告知患者诊断结果和处理问题的计划及干预措施,患者对上述医生的处置和计划等有不清楚或不同意见均可与医生交流。此外,与患者的家庭保持良好的沟通与交流,了解患者的家庭、生活情况,对医务人员全面、准确地寻找出病因,并制订有针对性和可行性的干预措施具有重要的价值。可根据患者的综合情况(疾病、家庭、社会经济等因素)设计多种诊疗方案,向患者及家属进行较全面的介绍,让其积极参与治疗方案的选择。

二、医患沟通技巧

(一)言语沟通技巧

语言是交流的工具,是建立良好医患关系的一个重要载体,医务人员必须善于运用语言艺术,达到有效沟通,使患者能积极配合治疗,早日康复。医务人员语言美,不只是医德问题,而且直接关系到能否与患者进行良好的沟通,因此,医务人员一定要重视语言在临床工作中的意义,不但要善于使用美好语言,避免伤害性语言,还要讲究与患者沟通的语言技巧。临床实践中,医生应当熟练运用的语言交流方式主要有:①安慰性语言;②鼓励性语言;③劝说性语言;④积极的暗示性语言;⑤指令性语言。

1. 运用得体的称呼语　合适的称呼是建立良好沟通的起点。称呼得体,会给患者以良好的第一印象,为以后的交往打下互相尊重、互相信任的基础。医务人员称呼患者的原则:①要根据患者身份、职业、年龄等具体情况因人而异,力求准确恰当;②避免直呼其名,尤其是初次见面呼名唤姓不礼貌;③不可用床号取代称谓;④与患者谈及其配偶或家属时,适当用敬称,以示尊重。

2. 充分利用语言的幽默　幽默在人际交往中的作用不可低估,幽默是语言的润滑剂,幽默风趣,妙语连珠,能使双方很快熟悉起来,一句能使人笑逐颜开的幽默语言,可以使人心情为之一振,增加战胜疾病的信心。幽默也是化解矛盾、解释疑虑的手段之一。幽默一定要分清场合,不能让人有油滑之感,要内容高雅,态度友善,行为适度,区别对象。

3. 多用称赞的语言　生活中我们经常要赞美别人,真诚的赞美,于人于己都有重要意义,对患者尤其如此,要有悦纳的态度。能否熟练应用赞美的艺术,是衡量一个医务人员职业素质的标志之一。虽然赞美不是包治百病的灵丹妙药,但却可以对患者产生深刻的影响。患者可以一扫得病后的自卑心理,重新树立自我对社会及家庭的价值。赞美患者是一件好事,却不是一件简单的事情,要注意实事求是,措辞得当。学会用第三者的口吻赞美他人。要学会间接地赞美他人。一般来讲,间接赞美他人的话最后都会传到患者耳中,增加可信度,有时当面赞扬会给人一种虚假和吹捧的感觉。必须学会发现别人的优点,用最生活化的语言去赞美别人。用赞美代替鼓励,能够树立患者的自尊和自信。

4. 态度和蔼,语气亲切平缓　态度亲切和蔼,语气平缓得当是良好沟通的先决条件。处在病痛中的患者总是比正常状态下更脆弱、更敏感,同一句话,以不同的语气并伴随不同的表情和动作,会使之产生完全不同的感受。一句冷淡、生硬的话语会使其产生悲观或激动的情绪,而随和亲切的语气会使患者感到莫大的关怀、温暖、支持和鼓励。

5. 多倾听　在人际沟通中,倾听是准确获取信息、促进对话、向对方表达尊重、建立良好关系的核心技能。在医患交流对话中,特别需要医务人员保持倾听的状态,这是医患交流的基本要求。医务人员在交流中如果能够对患者的陈述有更多的倾听,将有助于准确、全面地收集患者信息,了解患者真实的状态,赢得患者的信任与合作。

(1) 要达到良好的倾听状态需要做到:

1) 有适当的目光接触。

2) 展现赞许性的点头、微笑及恰当的面部表情。

3) 观察患者肢体语言。

4) 避免分心的举动或手势。

5) 适当地提问。

6) 复述对方的意思。

7) 避免中间打断说话者。

8) 不要多说,但要鼓励对方多说。

9) 使听者与说者的角色顺利转换。

10) 必要时提醒患者说明某个症状和问题。

(2) 积极倾听可以按照下面具体步骤进行:在向患者传递语言或非语言的信息时,要促使患者讲话,然后倾听患者讲话的内容。方法:沉默→点头、附和→重复→明确化→反映→总结问题。

1) 沉默:医生讲话时,患者有时很难插话。这时,应注意不要只顾着自己讲话,最好看着患者的脸,关注一下患者的表情,并且用非语言性的方式给患者传递信息,表明在关注患者。

2) 点头、附和:患者说话过程中,医生可以使用类似"哦,这样啊"或者"哦,哦,原来这样"等语言,同时点头表明在听他讲话,这样有利于激发患者讲话的欲望,有效地提高患者说话的积极性。

3) 重复:"重复"是指使用和患者一样的语言,如"……疼到这种程度?"等,让患者有共鸣的感觉。

4) 明确化:在确认患者讲话内容时,可使用另一种和患者说法不同的语言来进行,这样患者就会觉得你已经理解了他的话,和他有了共同的感觉,从而获得一种满足感。如可以使用以下句式:"也就是……这样,是吧?"

5)反映:"反映"是指看着患者的表情,说出自己的感觉。如,对患者说"看您的样子,很不舒服吧""您很着急吧"等,患者会认为你理解了他的心情,你能接纳他,你和他有共鸣。

6)总结问题:最后把患者的话做一下总结,再传达给患者。之后,别忘了再问问患者"其他还有什么问题吗?""你看……这个问题是否还要考虑?"一定要给患者这样的机会。总结问题是因为有的患者还有些问题很重要,但他没有提出来和医生商量,还有些患者可能对诊疗中很重要的问题并没有什么认识,需要医生进行提醒。

6. 语言表达简洁明确 医患沟通要求语言的表达清楚、准确、简洁、条理清楚。避免措辞不当、思维混乱、重点不突出及讲对方不能理解的术语等情况。要充分考虑对方的接受和理解能力,用通俗化语言表达,尽量避免使用专业术语。

7. 讲究提问的技巧 在与患者交往时,主要采取"开放式"谈话方式,适时采用"封闭式"谈话,要尽量避免"审问式"提问。"开放式"提问使患者有主动、自由表达的可能,便于全面了解患者的思想情感。"封闭式"提问只允许患者回答是与否,这便于医务人员对关键的信息有较肯定的答案,有利于疾病的鉴别诊断。交流过程中可根据谈话内容酌情交替使用这两种方式。

8. 使用保护性语言,忌用伤害性语言 在整个医疗过程中医务人员要注意有技巧地使用保护性语言,避免因语言不当引起不良的心理刺激。如果疾病预后不良,在患者没有心理准备的情况下不直接向其透露,以减少患者的恐惧,可以先和家属沟通。有时为了得到患者的配合,必须告之预后,也应得到患者家属的同意和配合,但需注意方式和方法。伤害性语言会给人伤害性刺激,从而通过大脑皮质与内脏相关的机制扰乱内脏与躯体的生理平衡。如果这种刺激过强或持续时间过久,会引起或加重病情。医患沟通时应尽量避免以下几种情况:①使用直接伤害性语言,如"你这个患者真不讲理";②使用消极暗示性语言,如"这样的治疗结果已经是最好的了";③在患者面前与医务人员或患者亲属窃窃私语。

9. 不评价他人的诊断与治疗 由于每个医院的条件不同,医生的技术水平不同,对同一疾病认识可能有不同,患者在疾病不同时期病情表现不同,因而对同一疾病的处理方法也有可能不同,疾病的发展和诊断与治疗是一个复杂的动态过程,故不要评价其他医生的诊疗,否则会导致患者的不信任,甚至引发医疗纠纷。

10. 医疗各环节正确沟通的常用语和"忌语"

（1）门诊正确沟通常用语

您好！请坐，请问哪里不舒服？

您怎么不好？

您这次来主要想解决什么问题？

目前您感觉最不好的是什么？

您是第一次来我们医院看病吗？

您是复诊患者吧，上次用药（治疗）后好些了吗？

您请放松，不要紧张，让我为您做个检查。

不要急，慢慢说。

不要难过，您的病经过治疗是可以缓解（治好、好转）的。

我为您开了些检查和检验单，请您按要求进行，有什么不清楚的都可以问。

回去后请按要求服药。在这个过程中如病情有变化可随时来就诊。

谢谢您的信任（合作）！

（2）门诊常见"忌语"

快讲，哪里不好？

怎么连自己的病都讲不清！

去躺在检查床上，动作快点！把衣服脱掉！

你为什么不听医生的话？下次再这样就不要来看病了。

不检查，你自己倒霉。

为什么不坚持服药？有问题你自己负责。

太啰唆了，你到底想说什么？

你是医生，还是我是医生，到底谁听谁的？

我已经交代得够清楚的了，你怎么还不明白？

我们只管看病，其他事情管不了。

要不要再来，你自己定，我们不好说。

你看了那么多医院不也没看好吗？我又不是"神仙"。

（3）病房正确沟通常用语

您好！今天刚来的吧，您叫（姓名）吗？我们来认识一下，我是您的管床（住院、主治）医师，我叫（姓名），您有任何问题请找我，好吗？

可以谈谈您的病情和诊疗经过吗？

请您躺下，让我来为您做个体格检查（治疗）。

好的，就这样，放松些，不要紧张。

放心，我们会认真研究您的病情，并制订一个适合您的治疗方案。

我们认为您的病是(病名),这种病主要是(原因),经过适当的治疗,您会好起来的。

您今天好些吗?昨晚睡得怎样?

服药后可有什么不舒服?

这儿的环境您还适应吗?饭菜还合口味吗?

今天(明天)我们为您安排了检查(检查名),请您按要求做好准备(空腹、灌肠等)。

这种治疗(检查)基本上是安全的,您不必紧张。

这项检查需要您的配合,请您深呼吸(屏气、其他要求)。

来,我们来谈谈您下一步的治疗。

您需要在这份医疗文件上签字(知情同意书、特殊检查单、输血同意书、手术同意书、特殊治疗同意书等)。

谢谢您的合作(配合)!

(4)病房常见"忌语"

你怎么进来的?

谁让你住在这张床上的?

你要守医院(病区)的规矩,听医生(护士)的话。

不要动,忍着点,哪有治疗不痛苦的。

听清楚了,按要求去做,否则出了问题你自己负责。

这个字一定要签,否则没人敢为你开刀。

你家里人呢?怎么这么不负责任!把你往医院一送就不管了。

不要什么事都找医生(护士),有情况我们自己会来的。

生病(开刀)哪有不痛苦(痛)的,不要太娇气了。

没事不要乱跑,在自己房间待着!

该讲的我都讲了,你自己看着办吧。

你要对自己负责任,别人没法帮你。

快不起来,医院又不是你一个患者。

(二)非言语沟通技巧

行为举止的沟通主要是指非言语性沟通,包括面部表情、目光、身体姿势等方面。在会谈信息的总效果中,言语占 7%,音调占 38%,面部表情和身体动作占 55%,面部表情和身体动作是非言语性沟通方式。在医患交流中如能准确理解、认识并运用自如,对促进医患交谈有重要价值。非言语沟通常用技巧有:

1. 重视第一印象　仪表是人的容貌、体形、神态、姿势、服饰、发型等的综合,它在一定程度上反映了一个人的精神面貌,对人们的初次交往来说极为重要,即"第一印象""先入为主",并且还会影响以后的交往水平。医务人员服饰整洁、态度和蔼、面目慈祥、举止稳重,会使患者感到亲切可靠。仪表也在一定程度上反映一个人的内心境界,能给人深刻的印象。人们的交往都是从彼此的第一印象开始的,第一印象导致并调节着进一步的交往形式和内容。

2. 举止端庄　在医患接触时,患者首先感受的是医生的举止、风度、语言等外在表现,美好的言谈举止可使患者产生尊敬、信任的情感,增强战胜疾病的信心,这正是现代医学模式所要求的。医务人员必须讲究文明礼貌,注意修养,养成良好的举止习惯。

3. 目光接触　这是行为举止中最重要的一种信息渠道。眼神既可表达与传递语言难以表达的情感,也可显示个性特征并能影响他人的行为。一般而言,目光接触次数多少、时间长短及目光转移等,都能反映会谈者兴趣、关系、情绪等许多方面的问题。对医生来说,一方面要善于发现目光接触中所提示的信息,感觉到患者的反馈信息,并能予以正确理解;另一方面要善于运用目光接触反作用于患者,使其受到鼓励和支持,促进良好交往与双方的关系。我们常说眼睛是心灵的窗户。目光接触可以帮助谈话双方的话语同步,思路保持一致。目光相互接触时间长,则成凝视。凝视往往包含多种含义,有时带有敌意,有时也表达困苦。患者对医务人员的凝视多是求助。在临床上,医生和患者交谈时,要用短促的目光接触检验信息是否被患者所接受,从对方的回避视线、瞬间的目光接触等来判断对方的心理状态。所以医务人员要理解并能熟练运用目光接触,这也是医务人员进行良好的医患沟通的基本功。

4. 面部表情　面部表情是人的情绪和情感的外在表露,一般是不随意的,是受自我意识调节控制的。面部表情可表示多种多样的情感变化,如恐惧、痛苦、厌恶、愤怒、安详等。面部表情变化是医生获得病情的重要信息来源,也是医生了解患者内心活动的镜子。由于面部表情变化快、信息多和可控制的特点,给观察带来一定的难度,所以需要综合其他信息,联系起来分析。医生在会谈中不但要善于识别与解释患者的面部表情,且也要善于控制自己的面部表情。医务人员对患者的表情是以职业道德情感为基础的,当然也与习惯和表达能力有关。医务人员应善于通过面部表情来与患者沟通,更要细心观察患者的面部表情。常用的也是最有用的面部表情是微笑,微笑是最美好的语言,是进行良好医患沟通的关键。

5. 身体姿势　身体姿势常能传递个体情绪状态的信息,能反映交谈双方彼此的态度、关系和交谈的愿望,如微微欠身表示谦恭有礼,点头表示打招呼,侧身表示礼让等。在医患交流过程中,医务人员要通过常用的有含义的身体姿势来表达对患者的尊重和同情。医生也应当懂得患者身体姿势所传递的信息，如扭头、摇头、低头通常表示不愿理睬、不同意。在平时的诊疗过程中医生要注意尽量不要摇头摆尾、坐床依墙，以免引起患者不悦。

6. 距离与方向　人际距离是交往双方之间的距离。有人将人际距离分为四种：①亲密的，约0.5m以内，可感到对方的气味、呼吸，甚至体温；②朋友的，0.5~1.2m；③社交的，即相互认识的人之间，1.2~3.5m；④公众的，即群众集会场合，3.5~7.0m。医患会谈的距离应根据双方关系和具体情况来掌握。医务人员对患者表示安慰、安抚时，距离可近些。正常医患之间的会谈，双方要有适当的距离，约一个手臂的长度，以避免面对面的直视，这种位置使患者和医生的目光可以自由地接触和分离，而不致尴尬和有压迫感。此外，医生和患者间年龄、身份和教育状况不同也应该有不同的距离和方式。

7. 用超言语性提示沟通　言语是直接沟通信息的，而超言语性提示可辅以生动而又深刻的含义。超言语性提示就是说话时的语调、所强调的词、声音的强度、说话的速度、流畅程度及起伏等，它会起到帮助表达语意的效果。医务人员应留意判断，并重视这些信息在会谈中的意义。不论是言语性沟通还是非言语性沟通，它们在医患会谈过程中并不是孤立存在的，而是相互渗透、相互结合、共同发挥作用的。

8. 接触　接触是指身体的接触。据国外心理学家研究，接触的动作有时会产生良好的效果。按中国的文化背景和风俗，医务人员与患者的接触如若得当，可起到良好的效果，如为呕吐患者轻轻拍背，为动作不便者轻轻翻身变换体位，搀扶患者下床活动，做完检查后帮助患者整理好衣被，双手握住院人的手以示祝贺等，这些都是有益的接触沟通。

（三）临床诊疗过程的沟通技巧

1. 采集病史　针对病史和症状有效地使用开放式和封闭式问题，开放式问题是用来得到更多的信息或探索预料之外的发现，如"你每次吃完饭后的感觉怎样？""这个问题影响你日常的活动吗？"学会根据患者介绍的情况使用延伸性的话，如"关于那个，你还能告诉我更多东西吗？"

不管患者说什么，都要维持一种冷静而可靠的声音、语调、语速，工作再忙，说话的语速也要让患者能跟上，还要学会使用关注的语调向患者表明对他的关心。在一系列问题之后要总结已了解到的患者病史、既往诊断和临床症状等情况，并合理运用开放式和封闭式的提问让患者修正和确认，要注意控制谈话的时间和进度。

2. 体格检查　首先要取得患者的信任和配合，告诉患者你要做什么、在做什么,解释可能出现的不适,如冷、疼痛和压迫感,检查过程中要仔细、全面、轻柔、有顺序和条理,注意保护患者的隐私。

3. 诊断、治疗和预后 在告知诊断、治疗和预后前,要从之前的沟通访谈中,确认患者就诊可能的心理状态,对疾病的态度和认识,评估能否立即接受当下的诊断,以确定是否有策略地逐步告知。

在谈论诊断、预后和治疗时,要保持一种冷静、确定的音调,言辞恰如其分、缓慢清晰。有时要通过重复来强调,但不要重复太多以免激怒患者,如果你认为患者可能不明白你说的话,那么使用不同的描述方式来重申你的建议和解释。

对于治疗计划,要与患者讨论各种选择,协商解决共同制订一个双方都接受的合理治疗计划,鼓励患者说出自己的想法,确定患者的理解程度、反应和担心水平,评估患者对收益、风险和障碍的感知,鼓励患者参与到治疗计划的实施中。解释的过程中要确定患者理解。

在解释诊断、治疗和预后时,语言要清晰、组织良好、避免使用行话或术语,解释要用词清楚,并让患者"镜像反馈"你的陈述,以确定其是否明白,同时询问患者的社会、家庭支持系统状态,确认患者能够理解并接受后,可以给出清楚的服药说明,写下剂量、服用方法及可能出现的副作用等,或者向与患者共同居住的家庭成员解释。

切记:要在恰当的时候给予告知和解释,避免在不适宜的情况下提供建议或信息。

4. 总结并结束 对前期的交流访谈总结出一段积极的结束语,为患者提供比较现实的希望、好的预后,如果预后不良,提供有效的疼痛控制措施等,以提高患者的生命质量。

结束前要给出清晰的随诊指导,包括预定时间的化验检查,什么时候服药、服多少、怎么服,什么时候回来复诊等,需要时使用书面说明方法。可以使用面部表情和手势来表明你对患者的关心,如握手、拍肩膀、问候陪同患者来诊的亲属和朋友。诊疗的最后,准确地告诉患者需要注意的事情,如"在你回家之前到药房取药,晚餐前开始服药。""一旦感觉……,立即来诊。"

(四)预防为主的针对性沟通

在医疗活动过程中,主动发现可能出现问题的苗头,把这类患者和家属作为沟通的重点对象,与其预约后根据具体要求有针对性地沟通。例如在晨间交班中,除医疗工作交接外,还要把当天值班中发现的患者及家属不满意的苗头作为常规内容进行交班,使下一班医务人员有的放矢地做好沟通工作。

1. 交换对象沟通　在医生与患者家属沟通困难时，另换一位医生或上级医生、主任与患方沟通；当医生与某位患者或家属沟通不畅时，换一位知识层次高一点的患者家属沟通，让这位家属去说服其他家属。

2. 集体沟通　对患有同一种疾病的较多的患者，医院可召集其家属，以举办培训班的形式进行沟通，讲解疾病的起因、治疗及预防知识。这种沟通，不但节约时间，还可促进患者间的相互理解，使患者成为义务宣传员，减少医务人员的工作压力。

3. 书面沟通　为了弥补语言沟通的不足，医院可以实行书面沟通，把一些常规问题印到书面上，便于患者和家属翻阅。如新生儿病区因无人陪伴，家属完全不了解患儿的治疗、生活情况，除有限的探视外，医务人员还将宝宝在病区一天的喂养、洗换、护理、治疗等共性情况及出院随访、喂养护理知识等编成小手册，发给每位入院婴儿的家属，达到沟通的目的。

4. 协调统一沟通　当下级医生对某疾病的解释不能肯定时，先请示上级医生，然后按照统一的意见进行沟通；对诊断尚不明确或疾病恶化时，在沟通前，医务人员要进行内部讨论，统一认识后再由上级医生与家属沟通。

5. 实物对照沟通　某些疾病，口头和书面沟通都困难，可辅之以实物或影视资料沟通。例如对五官科患者的家属，医生可用五官科相应的模型结合画图进行讲解，家属就可了解疾病到底出现在哪个部位、如何进行治疗等；再如骨科，患者家属不知道骨病在什么位置，骨科医生可拿出人体骨架，用通俗的语言给患者讲解。

（五）住院患者的沟通

1. 入院后沟通　让患者感到住院后的温暖。患者入院后对医院环境一切都是陌生的，特别是长期患病及病情较重的患者，把自己全部的希望都寄托在医务人员身上。患者既想得到良好的技术治疗，又想得到优质的服务，更想得到医务人员的温情关照。此时的良好沟通，不仅可使患者对医务人员充满好感，更主要的是使患者对医务人员产生强烈的信任感。经治医生是患者的直接治疗与管理者，患者入院后要详细询问疾病的变化过程，在告知患者自己是经治医生的同时，除了患者或家属代述的病情陈述外，经治医生在患者入院后的第一时间，要对患者做一次全面的体格检查，在询问病情和体格检查过程中，经治医生要态度和蔼可亲，让患者感到亲情温暖，对经治医生产生信任感。上级医生的沟通可以不在第一时间完成，但应在患者入院 3 天内完成，在听取经治医生汇报和查看患者的病历后，在具备初步印象的情况下，对患者询问病情并做体格检查,同时,多与患者沟通,说明本科的技术特点和先进性,并对患者的病情转归有一个准确的答复解释,使患者感到住院治疗的把握性,让患者信任医生、医院。

2. 住院过程中沟通　通过对患者第一阶段的治疗后,经治医生对患者的病情和转归已基本掌握,此时,应及时把患者的病情与转归向其亲属交代清楚,同时还要和患者多沟通,不管是外科患者还是内科患者,这样做往往能起到缩短疾病的治愈时间,让患者树立战胜疾病的信心、配合治疗的作用;切实执行三级查房制度,通过科主任、高级职称医生更好和持续的人格行为、医疗技术的展现,让患者对科室的治疗流程和医疗环境感到亲切温馨,更要让患者体会到医生的医疗技术是值得依赖的。

3. 出院前沟通　在患者即将出院时,医生、护士应主动与其沟通,要把出院时的注意事项和出院后的预防、复诊、休息、饮食等情况详细地交代给患者,从多方面关心患者,体贴、理解患者,让患者看到医务人员工作的认真和对患者治疗的重视,充分运用心理学、语言学、伦理学与患者有效沟通,加深患者对医院的良好印象,树立医院、医生的品牌效应。

(六)沟通中的注意事项

不要因为知道患者疾病的基本过程,就理所当然地认为已了解患者的全部需求,这样会给自己和患者帮倒忙。

不要使用俚语和粗俗的词语。

不要使用患者不熟悉的医学术语和词语。

不要使用模棱两可、含糊不清、意思隐晦的词语。

不要大喊、耳语、咕哝、嘟囔,以免交流无效。

不要与患者发生口角,假如患者伤害了你的自尊心,不要当着患者的面抗辩。

不要为打消患者的焦虑而给他敷衍了事的安慰,这样的反应会中断交流。

不要让患者做而又不告诉他为什么做和如何做。

除非临床需要,不要打听患者的隐私。

不要说谎。

不要当探视者的面讨论患者的病情。

不要当着探视者的面暴露患者的身体。

不要使用任何肢体语言或暗示,给患者传递消极的情绪。

不要假装在听,这样会对患者所说的话作出不对应的反应。

不要在患者面前,对同行的医务人员评头论足。

在医疗工作中,医生要不断提高自身全面素质,掌握沟通的艺术,努力为患者营造一个舒适、安静、安全的环境。对患者提出的各种各样问题要耐心解释，切忌大声呵斥、简单粗鲁、敷衍了事。

医务人员如能和患者沟通得非常融洽，不但可为治疗疾病提供信息，促进疾病的好转，提高疾病的治愈率，更重要的还能及时化解医患之间的误解和矛盾，减少医患纠纷和医疗事故的发生。

当患者感到被倾听和理解时，即使问题没得到解决，也能减轻他们的焦虑。提高患者参与医疗的程度可以增进患者的满意度，增加治疗依从性，改善治疗结果，减少医患纠纷。对医生来讲，能改善其工作环境，减轻心理压力，使其在工作中体会到愉悦感，减少职业倦怠。

另外，从医疗角度来讲，沟通本身也具有治疗作用。一名优秀的医生，其技术水平和沟通技巧应该是平行发展的，在临床工作中，仅有专业技术绝对不是保证诊疗效果的前提和基础。医患之间不能良好沟通，就可能无法发现疾病的真相，没有良好的沟通，就无从建立医患间的信任，没有信任，一切矛盾由此而产生。高质量的医患沟通有助于形成积极的治疗结果。

最后总结，决定医患沟通效能的最关键因素：态度！

第三节　与其他人的人际沟通

一、医生之间的沟通

疾病的治疗是一个动态的过程，医生需要密切观察患者的病情，据此随时调整疾病诊断及判断治疗状况，并反馈、跟进、调整治疗方案，这就要求医生具有预测疾病转归并适时制订治疗计划的应对能力，但在实际临床工作中，经治医生不能全天候跟在患者身边，所以与患者治疗相关的临床医生之间保持患者的病情信息共享，如与夜班医生交代病情、早交班反馈夜间病情变化等，对于保持患者持续良好的治疗状态尤为关键，患者的治疗离不开医务工作者之间清晰而高质量的交流。可以说，对于患者的安全，医生间的沟通也很重要，医疗团队成员间的合作与团结尤为重要。

生命是一个复杂的系统，某一器官、部位患病，可能会影响机体其他部位生理功能，甚至因此罹患新的疾病，身体同时共患多种疾病的情况也很多。而当前医学分科愈发精细，医生的时间、精力有限，不可能掌握所有医学理论和实践，临床经验多局限在本专业之内，因此对某一患者的诊疗常常需要会诊或多学科诊疗。在会诊过程中需要与患者经治医生沟通，需要详细了解患者的诊断目的、发病情况、用药情况、化验检查结果等，同时要认真阅读病历、全面体格检查,通过获得的临床信息,给出诊断和治疗建议。在会诊过程中会诊医生与经治医生要通力合作,保持良好信息沟通,共同为患者的健康把关。在多学科会诊过程中,也要互通有无,根据掌握的患者临床信息,分析讨论,判断分析病情,制订最佳治疗方案,不可推诿责任、避重就轻,一切"以病人为中心",以患者健康为重点。

医学是一门经验科学,掌握理解再多的理论知识,也不代表就能胜任临床医疗工作,因此即使工作期间,也要保持终生学习的态度,这就需要在学科内形成传帮带的学习风气,高级医生对下级医生负有临床工作指导的责任,下级医生要虚心学习,双方都要严肃认真地对待临床各种状况,下级医生也要及时反馈患者病情变化,参与病情讨论,为患者康复着想,提高临床经验。上级医生进行教学指导工作的同时,也会促进自己继续深入学习,教学相长,提高自己的能力。

业余时间,医生之间也要加强沟通,提高各自医疗水平,横向联系,增加医学知识面,共同提高。同时积极参加医生间的娱乐活动,丰富生活,减压、调整情绪,相互支持,减少职业倦怠。

二、医生与护士的沟通

护士和医生在医院工作中都有自己独特的角色功能,在各自的专业范畴内履行各自的工作职责。医生与护士是构成卫生人员的主要力量。由于专业存在特殊性,加上现代化专业飞速发展,日新月异,知识不断更新造成了医护间的不理解。医护的服务对象相同,工作目标一致,为了使患者获得最佳医疗效果,医护有必要相互交换意见,反馈有关信息并密切配合与协调。医生、护士在同一个病室(区)工作,朝夕相处,对于医护沟通与配合有着十分便利的条件。

医生和护士要转变观念,深刻认识开展整体护理的必要性和重要性,在思想上形成共识。只有这样,才能把相互间的沟通、交流与配合变成一种自觉行动。医护间加强沟通与交流,虚心听取对方的意见和建议,共同为患者取得满意的医疗效果而努力很有必要。

医护应根据轻重缓急的原则进行沟通与交流。否则,要么贻误临床处置时机,要么引起对方的反感。为了注意影响,取信于患者,医护在交换意见或讨论有关问题时应选择适当场所。沟通涉及患者隐私或有异议的诊断、检查、用药、操作、护理、收费等方面的问题时,也应注意谈话的场所。医生、护士的工作侧重点不一样,人际关系与接触面不同,有时各自有意无意中获取了一些来自患者、同事、患者家属甚至社会各方的、与患者的病情、心情、诊治、护理等有关的信息,所以医护之间的沟通可以弥补对方信息的缺失。临床上医护沟通的机会较多,既可利用晨间交接班和查房的机会,又可随时直接交谈或集中问题后约定时间座谈。

医生和护士都是医疗的主体,只是分工不同,没有高低贵贱之分。在我国当前医疗环境下,护士易不受患者尊重。医生应多给护士以支持,在患者面前注意树立护士的威信,护士也要有自信,不能有抵触心理。

三、医生与社会其他人士的沟通

医生的职业要求他们不仅要救死扶伤,还需要他们具有丰厚的人文底蕴和社会阅历,才能更好地理解患者的心理及痛苦,在职业过程中才能更关心体贴患者,建立良好的沟通。因此作为医生也要积极参加各种社会活动,了解各种阶层、年龄、职业、性别、经济人群的心理状况,体会其生活的辛苦。在与这些人接触的过程中,就涉及一般性人际沟通原理,最重要的是互相尊重和理解,不要高高在上显示自己的权威和优越感,应能够接纳不同的文化、宗教、观念,海纳百川,有容乃大。

推荐阅读文献 ·

[1]耿仁文,谭剑.临床基本技能学.北京:人民军医出版社,2008.

[2]郭天灏,周佳钰,周红光.医学生对医患沟通认知的调查与分析.中国医学伦理学,2019,32(4):460.

[3]韩立峰,张欣.生产型班组的团队建设研究.人力资源管理,2014,(6):56.

[4]黄敏芳,沃联群.社会药学在药患沟通中的应用.中医药管理杂志,2012,20(9):878-879.

[5]黄文森.我国医患关系现状及对策研究.河北联合大学学报(医学版),2013,15(2):267.

[6]李惠君,郭媛.医患沟通技能训练.北京:人民卫生出版社,2015.

[7]毛建华.医患沟通之我见.现代医院,2014,14(10):111-114.

[8]乔长英.急危重患者心理特点分析和沟通技巧.中国医学创新,2012,9(36):127-128.

[9]王锦帆,尹梅.医患沟通.2版.北京:人民卫生出版社,2018.

[10]王亚平.临床护理交流的原则和技巧.中国社区医师(医学专业),2011,13(12):229.

[11]王玉霞,张美玲.浅谈医患沟通的方法和技巧.吉林医学,2009,30(10):940.

━━━━━━━━━━━━━━━ • 习　题 • ━━━━━━━━━━━━━━━

【A1 型题】

1. 根据社会心理学理论,关于人际沟通的说法错误的是(　　)

A. 人与人之间的联系过程

B. 人与群体之间信息反馈的过程

C. 人们面对面的交流

D. 无论在生活或社交中,人际沟通都很重要

E. 包括单向沟通和双向沟通

答案:C

解析:沟通是人与人之间、人与群体之间信息、思想与感情的传递和反馈的过程,一个人的人际沟通能力十分重要,人际沟通不一定要面对面,方式方法多样,包括单向和双相沟通。

2. 良好的人际沟通是(　　)

A. 满足对方的一切要求,以求得沟通的顺利达成

B. 无论面对什么样的群体,坚持自己的沟通方式不变,贯彻到底

C. 明确沟通的目的,有针对性地进行表达

D. 好的沟通就是多倾听,自己尽量不说话

E. 尽可能地多采取不同的沟通方式和手段

答案:C

3. 人际沟通的作用不包括(　　)

A. 一定能协调好组织内部的关系

B. 有利于情感交流及信息交换

C. 是保证个人心理健康成长所必需的

D. 满足社会性的需求

E. 传递和获得信息,提高效率

答案:A

4. 人际沟通的原则不包括(　　)

A. 正直原则　　　　　B. 有利原则　　　　　C. 诚信原则

D. 互补互助原则　　　E. 换位思考原则

答案:B

5. 俗话说"隔行如隔山",根据社会心理学对人际沟通的阐述,这句俗语说明(　　)

A. 文化背景的不同会给沟通带来障碍

B. 处于不同层次的组织成员,对沟通的积极性不同,会造成沟通的障碍

C. 人们不同的个性特征会造成沟通障碍

D. 职业的不同可能会引起沟通的障碍

E. 以上都不对

答案:D

6. 人际沟通需要借助一定的符号系统,以下不能起到信息传递功能的是(　　)

A. 脑电波　　　　　　B. 眼神　　　　　　C. 语速

D. 语调　　　　　　E. 表情

答案:A

解析:体态语言是人际沟通中经常使用的一种传达情感、意图的方式,包括表情和眼神。语言沟通的重要性不可以忽略,针对视觉型、听觉型、感觉型不同的沟通对象,采取不同的语调、语速,使用相同的频率来和他沟通。

7. 有关医患沟通的目的,以下不准确的是(　　)

A. 告知患者的病情,明确治疗的风险

B. 沟通使医患之间建立情感联系

C. 沟通使医患互相满足尊重的需要

D. 沟通使患者获得应得的利益

E. 共同决策,建立医患同盟

答案:D

8. 医患沟通的基本原则(　　)

A. 服从患者的原则　　　　　　B. 服从医生的原则

C. 服从家属的原则　　　　　　D. 维护患者权益原则

E. 服从医院的原则

答案:D

9. 医生要保守患者的秘密,但不需要考虑(　　)

A. 患者的隐私　　　　　　B. 患者的不良预后

C. 患者的某些心理　　　　　　D. 患者的怪癖

E. 患者的过失行为

答案:D

10. 医生应当熟练运用的语言交流方式不包括(　　)

A. 安慰性语言　　　　　　B. 鼓励性语言

C. 劝说性语言　　　　　　D. 积极的暗示性语言

E. 命令性语言

答案:E

解析:医生的语言方式可以包括指令性语言,但不能是命令性的。

11. 关于医疗活动中出于诊断治疗的需要,进一步完善的相关检查( )

A. 考虑为患者省钱,能免则免

B. 与患者及家属沟通,在征得知情同意后再开具

C. 多名医生讨论后直接开具

D. 无须告知患者及家属,直接开具

E. 完全听从家属及患者的意见

答案:B

12. 医生应用的语言交流方式不包括( )

A. 指责性语言　　　　B. 指令性语言　　　　C. 劝说性语言

D. 暗示性语言　　　　E. 引导性语言

答案:A

13. 以下医生与患者的沟通中,更好的是( )

A. "快说,你哪里不好了,后面还一群人等着看病呢!"

B. "你怎么不早说你有高血压,我是不是就给你换其他的药了?!"

C. "我听明白你之前介绍的问题了,还有别的补充吗?"

D. "我说了这么多,你到底记住了没?"

E. "我已经交代的够清楚了,你怎么还不明白?"

答案:C

14. 医护人员称呼患者的原则,错误的是( )

A. 避免直呼其名,尤其是初次见面的患者

B. 要根据患者的职业、身份、年龄等具体情况而定,因人而异,力求准确、恰当

C. 可直接用床号取代称谓

D. 谈及患者家属时应用敬称,以示尊重

E. 让患者感觉亲切,有人情味

答案:C

解析:要尊重患者及家属,尽量避免直呼其名,避免用床号取代称谓。

15. 不属于医患沟通的基本原则的是( )

A. 诚信原则　　　　B. 沟通原则　　　　C. 以人为本原则

D. 同情原则　　　　E. 共同参与原则

答案:B

16. 不属于医患沟通的原则的是( )

A. 让患者主动表达

B. 不用非语言交流

C. 采用开放式交流

D. 少用说理的方式交流

E. 主动、真诚、热情、耐心

答案:B

17. 以下<u>不能</u>表达良好倾听的是( )

A. 面无表情,不做回应

B. 赞许性地点头

C. 适当的目光接触

D. 复述对方的意思

E. 明确患者的表达含义

答案:A

18. 患者入院后的沟通,<u>不正确</u>的是( )

A. 在询问病情和体检检查过程中,经治医生要态度和蔼可亲

B. 适当予以解释,增加信任感

C. 上级医生的沟通必须要在第一时间完成

D. 向患者交代病情及严重程度

E. 多与患者交流,降低患者恐惧心理

答案:C

解析:上级医生的沟通可以不在第一时间完成,但应在患者入院的三天内完成。

19. 关于医患沟通过程中要注意的事项,以下<u>不正确</u>的是( )

A. 注意说话口吻,通俗易懂,不能刺激患者,不要制造矛盾

B. 保护患者隐私,环境相对隐秘

C. 注意说话口气,态度和蔼,不要不耐烦

D. 学会换位思考,站在患者角度考虑

E. 沟通一定要落实到书面上

答案:E

解析:医患沟通方式多样,可以口头告知,可有书面告知,要视情况而定,不是一定要落实到书面上。

20. 在问诊的过程中,下列做法<u>错误</u>的是( )

A. 使患者理解无误

B. 对患者的不良情绪立即品评

C. 不打断患者的思路

D. 对患者提出的问题给予适当的解释

E. 多倾听,并给予回应

答案:B

【A2 型题】

患者,女,52 岁,居于农村,小学学历,说自己"身上像撒了辣椒面一样辣、烧、疼痛感",反复就诊检查未见明显异常,前来精神科就诊,以下沟通方式不合适的是( )

A. 告诉患者检查的可靠性,嘱其"不要瞎想!"

B. 进一步完善必要的相关检查已明确诊断

C. 对患者及家属进行疾病健康知识教育,让患者及家属认识到症状出现的原因

D. 倾听患者的主诉,对其感受进行肯定、共情

E. 安抚患者的情绪,引导患者接受正确的检查和治疗

答案:A

(张磊晶)

第五章

职业道德与职业素质

职业道德,是指从事一定职业的人们在特定的工作环境中或劳动中的行为规范总和。它是在历史过程中产生,其发展变化是伴随着历史条件的变化而不断变化的。职业道德也可称为行业道德,有医学道德、商业道德、体育道德、教师道德等,每个行业都有相对应的职业道德。

第一节 医学道德

某医院麻醉科主任于某收受患者家属"红包"500元,并代为转送参与手术的其他三名医生各500元。

问题:于医生的行为正确吗?

一、医德的内涵

医学道德,简称"医德",是职业道德中的一种,是在医疗卫生实践的基础上形成和发展起来的,是一般的社会道德在医药卫生领域中的反映,是医务人员在医疗卫生服务的职业活动中应具备的品德。医德具有很强的实践性,在社会道德体系中占有重要的地位,它主要涉及医务人员与患者之间的关系,以及医务人员之间、医务人员与社会之间的关系。

二、医德的特殊性

医学的最终目的是防治疾病、增进人类健康、提高生命质量。在防病治病的医疗活动中,良好的医术是提高医疗质量的重要基础,而高尚的医德则是提高医疗质量的重要保证。医德优劣,不仅关系到医疗质量的高低,而且关系到患者痛苦的增减甚至患者的生存和死亡。因此,与其他职业道德相比,医德还表现出以下的特殊性:

1. 实践性 医德的理论、规范是对医学实践中的道德关系、道德意识、道德行为的概括和说明,是在长期的医疗活动中形成、发展的。同时,来源于医学实践的道德原则、道德规范，又对医学活动起着重大的指导作用。医学实践既是医德的基础、动力，又是检验医德理论正确性的唯一标准。

2. 继承性　医德是在医学长期发展过程中形成的，并体现在医疗实践的活动之中，其形成过程说明医德具有继承性。医德在继承的基础上发展，在发展的过程中继承。没有医德的继承，就没有医德的积累，继承是发展的必要前提，发展是继承的必然要求。如传统医德中的"救死扶伤""为医者仁"等所倡导的对生命的尊重和珍视仍是现代医学伦理学的宗旨，技术上精益求精，关心患者的疾苦，实行医学人道主义仍是医学伦理学提倡的医德。辩证地认识医德在现实生活中的作用，不能原封不动地接收和享用，而是要有所淘汰、有所发扬地继承，以促进医学事业的发展，维护人类的健康。

3. 时代性　医德的产生、发展与科学技术的进步密不可分。医德原则、医德规范、医德评价、医德教育都是时代的产物，都不能脱离时代，都是伴随着医学发展和社会进步不断发展的。医学的发展，主要体现在诊治疾病手段的进步和医德的进步。而针对新的预防、诊断、治疗手段，制订相对应的伦理原则，则是医德进步的重要标志。每一个时代都有自己特定的社会背景，医德需与该时代的社会背景相联系，解决该时代的具体问题。在古代，妇女堕胎被认为是违反道德的；在当代，为维护社会和妇女的利益开展的计划生育则是道德之举。反映社会对医学的需求、为医学的发展提供正确的导向、为符合道德的医学行为进行辩护是时代对医学伦理学提出的新要求。

4. 全人类性　医学是一项古老的社会活动，是一项社会事业，是伴随着人类活动起源发展起来的。任何个人都面临着生老病死等自然规律，防治疾病是全人类共同的追求。在长期的医学实践活动中，形成了适用于一切社会的公共道德准则，体现了医学实践活动的社会性和医学科技本身的无阶级性，以及医学活动和医学伦理学的全人类性。如阿拉伯的犹太医生迈蒙尼提斯的《迈蒙尼斯祷文》中提到："启我爱医术，复爱世间人，愿绝名利心，尽力为病人，无分爱与憎，不问富与贫，凡诸疾病者，一视如同仁。"《日内瓦协议法》明确提出："在我的职责和我的病人之间不允许把对宗教、国籍、种族、政党和社会党派的考虑掺杂进去。"我国的《医学生誓言》写道："我决心竭尽全力除人类之病痛，助健康之完美，维护医术的圣洁和荣誉。"这些文献、宣言等都反映医学活动是不分阶级、种族、国界的，是为全人类服务的。

5. 人道性　人道主义是贯穿医学发展史的一条主线，是医德永恒的主题。医学始终将治病救人、促进人类健康作为目的。我国传统医德提出的"医乃仁术""仁爱救人"的经典命题;西方医学之父希波克拉底强调"我之唯一目的,为病家谋幸福";《东京宣言》强调"实行人道主义而行医,一视同仁地保护和恢复人体的精神健康,并绝不应用医学知识做相反于人道法律的事。"这些文献、宣言都体现了鲜明的人道主义精神。虽然医学发展仍然面临诸多问题,但是人类对于健康和生命的不断追求,社会和谐发展对于医学需求的不断变化,决定了医学发展必须坚守自己基于人性的目的,彰显自身的价值。

三、医德的功能

医德的功能是指医德对医学工作者的发展和完善的功效及其意义。医德作为医学职业生活内在规律的一种表现形式,它不可能是一种游离于医学职业活动之外的东西,它源于人的社会生活需要,又服务于人的社会生活需要。具体来说,医德的功能主要表现在规范、认识、教育等方面。

1. 规范与协调　在医疗活动构成中,需要医德的原则和规范调整医学与社会、医学工作者与患者,以及医学工作者相互之间的关系,同时还需要有关各方在相互交往的过程中按照共同的行为准则行事,用共同的准则来约束各自的行为,发挥团队精神,在尊重爱护患者的基础上,协调各种关系。医德对医学工作者的职业行为,有着极为重要的调节功能。

2. 认识与约束　医德戒律、格言和医德规范体系的形成,绝非一朝一夕之事,它是无数代医家从职业活动经验和教训中不断概括、总结所凝聚而成。医德主体形成自己的医德见解,确立自己的医德观念,塑造自己的医德品质,是一个能动过程。从这个意义上,医德理论和医德学说,正是这种认识过程的产物。与此同时,每一位医学工作者学习医德理论和医德规范,具备高尚医德修养,把救死扶伤作为自己神圣义务,形成一种自觉的、自我约束的医学行为,也是医德自身具有的一种内在规定与要求。

3. 教育与促进　医学工作者必须具备良好的医德品质。经由学徒、学校教育等途径所进行的医德示范或医德教育,是医德所特有的重要的教育功能。这种教育往往渗透于医学教育的全过程,并通过学习者的日积月累,不断将一定的医德见解或医德观念潜移默化地转变成自己所特有的医德品质。因此,所有医德的继承或传播活动,对培养德才兼备的医学专业人才来说,都是不可缺少的重要条件之一。同时,医德是医学实践的产物,又可以能动地对医疗质量的提高,医院管理的改善,医学科学的发展,乃至整个社会的道德风尚和社会精神文明的建设起到重要的促进作用。

四、医德的实践

作为当下的医务人员,社会对我们有什么样的道德要求呢? 医疗行业关乎人的生命和健康,应心怀仁爱、修炼品德,才能去爱这一行、干这一行、干好这一行。由此,医务人员在医务工作中应遵循如下的道德规范:

1. 救死扶伤,忠于医学　这是医务人员职业精神的基本要求,要求医务人员以防病治病为己任。"健康所系,性命相托",著名的外科医生裘法祖曾说:"患者把生命交给了你,你应该尽心尽职地抢救他。"医务人员面对的是仅有一次的生命,应该具有高度的责任意识,对患者负责;只有医务人员具备了强烈的职业责任感,才能全心全意为患者服务。

2. 尊重患者,一视同仁　尊重患者是肯定医患在交往中的平等地位,也是构建和谐医患关系的重要原则。医务人员要敬畏患者的生命,尊重患者的生命价值、人格和权利;医务人员面对患者时,不分高低贵贱、男女老幼,要用同样的态度来对待他们。孙思邈在《备急千金要方》中提到:凡大医治病,必当安神定志,无欲无求,先发大慈恻隐之心,誓愿普救含灵之苦。若有疾厄来求救者,不得问其贵贱贫富,长幼妍媸,怨亲善友,华夷愚智,普同一等,皆如至亲之想。

3. 文明服务、关心体贴　作为一种特殊行业的从业者,医务人员面对患者要态度和蔼、举止端庄、语言文明礼貌。在医疗活动中,医务人员的言谈举止、仪表仪态都会给患者带来一定的影响。因此,医务人员在与患者沟通、交流时,应多关心患者,使患者能保持一种积极的心态,尽早恢复健康。

4. 廉洁奉公,遵纪守法　医务人员的医疗活动,是在一定的法律规范下进行的。医务人员行为应以社会、患者利益为重,不能利用医学手段牟取私利,损害患者的利益、人群的健康和社会的和谐、稳定。

5. 保守医密,不泄露隐私　医务人员在诊疗过程中,需要了解患者的许多信息,如生活史、遗传史、电话号码、家庭住址、疾病史等,医务人员应自觉为其保密,不能随意泄露。

6. 互学互尊,团结协作　现在由于医学专业化程度越来越高,在临床诊疗过程中,就更需要医务人员具备协作意识。在医疗活动中,医务人员要相互学习、互为补充,才能更好地提高医疗质量,为患者服务。

7. 严谨求实,精益求精　我国隋唐时期的大医学家孙思邈在《备急千金要方》之《大医精诚》中提到两个问题:第一是精,医者要有精湛的医术,认为医道是"至精至微之事",习医之人必须"博极医源,精勤不倦";

第二是诚,医者要有高尚的品德修养。医学是"人命关天"的事业,医学要求医务人员时刻要"如履薄冰""如临深渊"。在工作中要小心谨慎,实事求是,勤学苦练,做到精益求精,才能去面对患者。

五、新时期医德建设面临的问题

当今世界正日益趋向全球化,这种新时期的新情况使医学科学技术、医学目的、医学模式等都发生了转变,传统的医德观念正经受着前所未有的巨大冲击,医德建设面临许多新问题。

1. 医德内容更开放　随着经济全球化的发展,人类所面临的卫生健康问题,都不再受国界的局限,为全人类所共同面对。东西方医德观也必然会进行交流与碰撞,一方面,西方医德观中现代的、进步的合理内容传入中国,有利于中国医德观在实践基础上的进一步发展;另一方面,西方医德观中落后的、不适合中国国情的内容也随之而来,对中国医德造成巨大冲击。如器官移植、体外受精、重组 DNA、无性生殖研究等问题,大量生命伦理问题不断涌现、层出不穷,传统医德观念已显露出局限性。这就要求医务人员在医疗活动中,不仅要考虑到患者的眼前利益,还必须考虑到全人类及后代的公共利益。

2. 医德建设更曲折　当前,信息、网络化汹涌而来,改变着经济、政治、文化的结构和运行方式,改变着人们的思维方式和道德观念。通过网络,可进行异地网络会诊,可对手术进行观摩学习,可打破国界,开展全球性的合作研发等。同时,医学教育、科研、临床诊疗和康复的模式,甚至医疗卫生服务体制都受到了影响。人们的价值观越来越多样化,个性张扬,对传统的伦理和价值观念开始充满了怀疑和反叛,导致道德判定与衡量的标准模糊、丧失,这使得一些医务工作者忘记了全心全意为人民服务的基本职业道德义务,追求物质利益,致使收受礼物、索要"红包"、开药提成等现象屡禁不止。另外,通过网络,个别医务工作者暴露甚至出卖患者的隐私,随意引用、转载他人的学术成果而不加标注等,这些都使得医德的建设更加曲折。

3. 医学功利目的更明显　医学目的的功利取向与人道取向需要很好地协调。随着市场经济的效率、效益观念和赢利原则在人们的心中得到进一步确认和巩固,医学的功利性大大膨胀,导致部分医疗机构、医务人员的价值观念发生畸变。经济全球化导致发达国家与发展中国家之间、我国不同地区之间的贫富差距急剧加大,这使本已有限的卫生资源在不同地区的分配更为不均,人才流动也出现严重失衡,面对急需医疗服务而报酬差异巨大的不同地区和人群,医务工作者的职业道德将受到更为严峻的考验和冲击。

本节的案例中,于医生的行为是医德丧失的表现。治病救人是医生的职责,拒收红包也是恪守医德的表现。医务人员应遵守医德规范,捍卫医德尊严,从思想上牢固树立廉洁行医、廉洁自律、服务患者的观念。

第二节　医疗卫生行风建设

某医院一次药品回扣事件涉及 35 人。其中 33 人承认在 2 个月内收到回扣款合计 4.510 6 万元,其中一人最多的一次回扣款达 6 500 元,最少的为 110 元。一人因在卫生部门规定的时间就将回扣款上缴,因而免予处罚,其余 32 人均受到不同程度的处罚,这 32 人都按所收回扣款的 3 倍被扣罚奖金。对提供回扣款的 4 家药厂的药品,该市卫生部门责令在全市医院停止使用。

多年来,国家卫生健康委员会始终高度重视行业作风建设,按照中央纪委"转职能、转方式、转作风"工作要求及"谁主管谁负责""管行业必须管行风"的原则,为进一步加强医疗卫生行风建设,严肃行业纪律,促进依法执业、廉洁行医,针对医疗卫生方面群众反映强烈的突出问题,2013 年12 月 26 日,国家卫生计生委同国家中医药管理局联合印发了《加强医疗卫生行风建设"九不准"》,并于 2016 年 8 月成立行风建设处,不断完善行风建设顶层设计。

一、不准将医疗卫生人员个人收入与药品和医学检查收入挂钩

医疗卫生机构应当结合深化医改建立科学的医疗绩效评价机制和内部分配激励机制。严禁向科室或个人下达创收指标,严禁将医疗卫生人员奖金、工资等收入与药品、医学检查等业务收入挂钩。

二、不准开单提成

医疗卫生机构应当通过综合目标考核,提高医疗服务质量和效率。严禁医疗卫生机构在药品处方、医学检查等医疗服务中实行开单提成的做法,严禁医疗卫生人员通过介绍患者到其他单位检查、治疗或购买医药产品等收取提成。

三、不准违规收费

医疗卫生机构应当严格执行国家药品价格政策和医疗服务项目价

格,公开医疗服务收费标准和常用药品价格。严禁在国家规定的收费项目和标准之外自立项目、分解项目收费或擅自提高标准加收费用,严禁重复收费。

四、不准违规接受社会捐赠资助

医疗卫生机构及行业协会、学会等社会组织应当严格遵守国家关于接受社会捐赠资助管理的有关规定,接受社会捐赠资助必须以法人名义进行,捐赠资助财物必须由单位财务部门统一管理,严格按照捐赠协议约定开展公益非营利性业务活动。严禁医疗卫生机构内设部门和个人直接接受捐赠资助,严禁接受附有影响公平竞争条件的捐赠资助,严禁将接受捐赠资助与采购商品(服务)挂钩,严禁将捐赠资助资金用于发放职工福利,严禁接受企业捐赠资助出国(境)旅游或者变相旅游。

五、不准参与推销活动和违规发布医疗广告

医疗卫生机构和医疗卫生人员应当注意维护行业形象。严禁违反规定发布医疗广告,严禁参与医药产品、食品、保健品等商品推销活动,严禁违反规定泄露患者等服务对象的个人资料和医学信息。

六、不准为商业目的统方

医疗卫生机构应当加强本单位信息系统中药品、医用耗材用量统计功能的管理,严格处方统计权限和审批程序。严禁医疗卫生人员利用任何途径和方式为商业目的统计医生个人及临床科室有关药品、医用耗材的用量信息,或为医药营销人员统计提供便利。

七、不准违规私自采购使用医药产品

医疗卫生机构应当严格遵守药品采购、验收、保管、供应等各项制度。严禁医疗卫生人员违反规定私自采购、销售、使用药品、医疗器械、医用卫生材料等医药产品。

八、不准收受回扣

医疗卫生人员应当遵纪守法、廉洁从业。严禁利用执业之便谋取不正当利益,严禁接受药品、医疗器械、医用卫生材料等医药产品生产、经营企业或经销人员以各种名义、形式给予的回扣,严禁参加其安排、组织或支付费用的营业性娱乐场所的娱乐活动。

九、不准收受患者"红包"

医疗卫生人员应当恪守医德、严格自律。严禁索取或收受患者及其亲友的现金、有价证券、支付凭证和贵重礼品。

医疗卫生行风建设"九不准"对加强医疗卫生行风建设,严肃行业纪律,增进依法执业、廉洁行医具有重要作用;对医疗卫生方面群众反映强烈的突出问题,具有很强束缚力。"九不准"及若干相关规定的出台,体现了国家卫生健康委对治理行风突出问题的高度重视和坚强决心。"九不准"和规定精神,既是工作部署,又是严格要求;既是从业守则,又是"防雷"红线。

"九不准"是医院管理层面进行医院廉洁管理的制度保障,是医务人员执业的行为规范。通过"九不准"约束医务人员的行为,能够切实有效地整治医药卫生行业存在的不良之风,构建廉洁行医的良好社会氛围和执业环境,重树医务人员的职业形象和社会形象。

第三节　医生职业素质

乙医院齐医生曾接诊一位年轻患者,主诉:发热,咳嗽半个月,呼吸困难1周。就诊前一日到甲医院门诊,门诊医生未发现明显阳性体征,让患者做胸部CT检查。患者因经济困难未能检查,遂到乙医院门诊。齐医生对患者胸部进行了细致的体格检查后,诊断为左侧胸腔大量积液(结核性胸膜炎)。给予正规抗结核治疗,并先后多次抽出淡黄色透明胸腔积液。9个月后X线胸片复查:肺部正常,获临床治愈。

问题:请结合案例,试从临床诊疗过程中的医德要求分析乙医院齐医生和甲医院门诊医生的医疗行为。

乙医院齐医生的医疗行为符合临床诊疗过程中的医德要求。其对患者进行了认真仔细的体格检查,及时发现了患者典型的胸腔积液体征,并明确了诊断,及时给予正确的治疗,患者才得以痊愈,同时避免了给患者做不必要的检查,减轻了患者的经济负担。甲医院门诊医生的体格检查技术素质和医德都有待提高,且在没有一定临床指征的情况下,给患者开取不必要的CT检查,增加了患者的经济负担。

职业素质是劳动者对社会职业了解与适应能力的一种综合体现,职业兴趣、职业能力、职业个性及职业情况等方面是其主要表现。有很多因素可以影响和制约职业素质,如文化水平、自身经验、社会环境、工作经历

及自身的一些基本情况(如健康状况等)。对于医生而言,需要具备以下各项基本素质:

一、思想政治素质

政治素质是医务人员必须具备的基本素质之一,它要求医务人员要有坚定的政治信念,热爱祖国,忠于医学事业,有高度的责任感、甘于奉献的精神及良好的职业道德等。医务人员政治素质的高低很大程度上影响着医疗机构的服务质量;而其服务质量的优劣,将直接影响党和政府在人民群众心目中的形象。医务人员的思想素质与其政治素质紧密相连,它要求医务人员要有坚韧不拔的精神和魄力,在工作中朝气蓬勃、专心致志,能在复杂、艰苦的情况下完成各项工作任务。

医务人员首先应该具有坚定的正确的政治方向,能正确运用马克思主义的立场、观点和方法来发现、分析、解决问题,使医疗机构真正成为实施救死扶伤职责、值得人民群众信赖的卫生服务机构。其次,要具备热爱医疗事业、热爱患者的思想,有坚强的意志和奉献精神,坚韧不拔。应当具备高尚的道德情操和正确的人生观、价值观,要有崇高的理想,乐于做人类健康的卫士。

二、文化科学素质

医务人员的文化科学素质指医务人员将掌握的社会科学、人文科学、文化和自然科学及哲学等知识理论运用于医疗实践活动中的能力。

文化科学知识就是最基础的知识。文化科学知识不仅影响着医务人员对医学科学的理解和掌握,同时也对医务人员医学知识的提高与发展有着重要影响。一位好的医务人员应该精通医学本专业的知识,同时也应具有较高的人文科学素质。具有良好人文科学素质的医生知识面更广,推理更符合逻辑,结果判断更合理。他们能融合社会、接触民众,更容易与患者有共同语言,更容易获得患者的信赖,因而他们的医疗技能能得到更充分的发挥,他们的劳动也更能得到社会的承认。

随着医学模式的转变,医学科学不仅仅局限于医学范畴内,还出现各学科间的交叉和边缘学科,医务人员还需对有关的社会科学、自然科学知识等有所掌握,这样才能开阔视野,扩宽思路,增加学识和智慧的厚度,为做好医务工作提供有力的知识支持。

三、业务素质

业务素质是对医务人员最基本的要求。医务人员面对的对象是患者,应用的方法是医疗,故医务人员业务素质的高低直接关系到患者的身体健康和生命安危。医德要求医务人员具有良好的业务素质,要求医务人员不仅要有为人民服务的愿望,还要有真才实学,要有本专业医学知识、丰富的临床经验、灵活的实践技能,才能有效地服务于健康事业。为此,医务人员必须在医疗实践的过程中勤奋学习、刻苦钻研,而且要对医疗技术精益求精、不骄不躁、不断进取,使自己具有良好的业务素质,成为一个能胜任本职工作的医生。

四、身体素质和心理素质

良好医德的体现与医务人员自身的身体素质分不开。医务人员以"救死扶伤,实行革命的人道主义"作为自己的道德责任和职业宗旨,医务人员没有健康的体质就难以实现自己的职责。只有好的身体素质,才更有利于投身到医学事业中去。

医德同时受到心理素质的养成和发展变化的极大影响。医务人员经常要面对各种复杂多变的医疗环境、患者和病情,要求医务人员以良好的心态去认真对待和处理。这里的心态就是指心理素质。医务人员在履行自己的职责时应具有健康的心理素质,即具备良好的性格和稳定的情感、敏锐细致的观察力和敏捷的思维能力、坚定的意志力和判断力、良好的人际管理及团结协作的能力等。

第四节 医德评价与监督

某日下午,11岁男孩李某放学回家,不小心摔了一跤,肛门和直肠被树枝刺破。孩子因怕家长责罚,未告知家长。次日父亲发现后立即带李某去医院就诊。接诊的外科医生章某让父亲将孩子屁股扒开,远远看了一眼,就开了抗生素针剂。父亲多次提醒章医生是否行相关检查,明确李某内脏器官是否可能被刺破,可章医生极不耐烦地说:"等打完针再说吧。"

2日后,李某不但臀部疼痛,腹部也开始出现疼痛。父亲又带孩子去了同一家医院。接诊的赵医生了解病情后,立即戴上手套检查。由于李某肛门失控,粪便和血一起喷了出来,溅了赵医生一身。赵医生更换了白大衣,擦净病床上的粪便,又继续做肛检。诊断结果:直肠穿孔并引起腹膜炎。立即在转院单上写上大大的"急"字,行手术治疗。

问题:怎样评价章医生和赵医生的行为?依据什么理论,采取什么标准,通过什么方式来评价两者的医德行为?

一、医德评价

医疗行为是否对患者疾病的缓解、健康长寿有利，是对医务人员的临床医疗实践进行衡量、评价的主要标准。如果医务人员采取了某些治病措施，而这些措施对疾病的缓解和根除可能是不利的，患者一时未能察觉，在这种情况下，不论其主、客观原因如何，都是不道德的。章医生的所作所为说明其医德是低下的，而赵医生竭尽全力履行自己的职责，为病患解除病痛说明他有着高尚的医德。同时，赵医生会对自己合乎医德要求的行为过程和结果感到满足和欣慰，得到精神满足和享受，体验到从事医疗工作的快乐，形成一种信心和力量并延续到今后的医疗实践工作中去。

（一）医德评价的含义

医德评价是依据医德原则、规范、准则，对医疗实践过程中的个人或集体的行为活动的道德价值所作出的判断。医德评价是道德评价在医疗实践活动中的具体考量与体现，是构成医德实践活动的重要形式，它渗透于医疗实践全过程，在医德医风建设管理中也至关重要。简单地说，医德评价是人们对他人或自己的医德行为所作的善恶判断。

医德评价有两种类型：一是社会评价，即对医务人员个人或集体的行为和活动的道德评价，通过各种形式对医务人员的职业行为进行判断，然后表明倾向性态度；二是自我评价，即医务人员对本人的医疗实践的行为进行道德评价。在医疗实践中，人们通过社会评价和自我评价，对对社会、他人有利的行为进行支持、鼓励和赞扬；对对社会、他人有害的行为进行批评、抵制和谴责；鼓励医务人员在医疗实践行为中坚持医德原则和规范。这有助于医务人员医德品质的形成和完善，并可促进医疗行业的医德医风的发展，在医疗实践活动中有重要作用。

（二）医德评价的标准

医德评价标准是指衡量医务人员医德行为的善恶及其社会效果优劣的尺度和依据。由于各种原因，对同一医疗行为可以有不同看法，要力求排除历史的、阶级的、民族的、宗教的甚至个人偏见等因素，从而引申出客观的评价标准。具体来说，评价医德行为的客观标准主要有：①是否有利于患者疾病的缓解或消除；②是否有利于人类的健康和长寿；③是否有利于医疗科学的推动和发展；④是否有利于社会进步和国家、民族的利益。这四条标准是有机统一的，片面强调其中一条都会导致医德评价的困难。

（三）医德评价的方式

医德评价方式是对医务人员的医德状况进行判断的特有方式。主要有社会舆论、传统习俗和内心信念三种方式，三者相互补充，相辅相成。

其中,社会舆论、传统习俗为客观评价方式,而内心信念则属于主观评价方式。

1. 社会舆论是众人的议论和评判,它是社会团体和群众对某一事物或行动的一种评价性看法和倾向性态度,是一种客观力量。社会舆论是医德评价最主要、最普遍的途径,是不可忽视的。人们常说的"舆论的谴责""舆论的压力",指的就是这种医德评价方式的压力。医疗行为如果符合医德要求,会受到舆论的肯定和赞扬;违反医德的行为,会遭到舆论的否定和批判。因此,在医德评价时,应重视社会舆论的作用,既要用医德去影响社会舆论,也要用社会舆论作为医德评价的重要尺度,给医务人员形成广泛的威慑作用,无形地影响、调节和监督医务人员的医学行为。

2. 医德评价还与传统习俗有着密切的关系。习俗,是指历史上沿袭下来的社会风气,是不容易被改变的,因此传统习俗被人们视为一种不言自明的行为常规,是一种顽强的社会力量。现有的传统习俗是逐步积累起来的,由于其形成的历史背景、社会环境、民族文化等不同,内容良莠不齐。因此对于传统习俗评价应该"取其精华,去其糟粕",形成符合现代医学科学发展的新的传统习俗,促进医德医风的建设。

3. 内心信念也是医德评价的一种方式。医务人员在有充分理智的情况下,客观地衡量利弊,按照医德规范自觉地选择自己的行为,这是内心信念发挥作用的方式。内心信念主要通过职业良心发挥作用,是医务人员判断自己行为的尺子。从该意义上说,医务人员在选择自己的行为的同时,也就在进行自我道德评价。只有正确的内心信念,才能分清自己的行为是否道德,评价他人的行为是否道德。因此,医务人员要不断提高自己的医德修养,要具有"慎独"精神,以不断提高自己的医德评价能力。

二、医德监督

(一)医德监督的含义和意义

医德监督,即按照医学伦理的原则和规范,通过使用各种有效的方法和途径,对医务人员的医疗实践行为进行的检查、评价,从而更好地树立良好医德的活动。简而言之,就是参照医德评价的标准和原则,针对医务人员执行医学伦理规范而进行的检查和监督行为。医德监督的意义:

1. 搞好医德医风建设　医德监督,通过各种有效途径和方法,对医务人员的医疗实践活动进行监督,以确保医务人员能自觉遵守医学伦理规范和原则,从而加强医德医风建设。通过医德监督,使医务人员时刻遵守医学伦理规范,在医疗行业中形成良好的氛围和舆论环境,从而为医德医风建设提供强有力的保障。

2. 培养医务人员的良好医德 医务人员要形成良好的医德,需要有特定的主观条件及客观条件。主观条件是医务人员自身的医德修养程度和自觉性的高低。客观条件是社会环境的优劣状况。因此,医务人员要培养良好的医德,需要在一定的约束和监督之下,通过不断的学习,用医德规范监督自己。

3. 推动医学科学健康发展 在医学领域中,高新技术的广泛应用,有力地维护了人类生存利益,亦维护人类的生命,促进人类的健康,对一些以前不能治疗的疾病难题,也有了诊治上的突破,提高了人类的生命质量。但同时也导致一系列社会伦理问题的出现,如高昂的费用带来的对社会医疗保健公正性的质疑,生殖技术、器官移植、细胞移植等导致对社会伦理道德的质疑,以及人口老龄化速度加快,医学科研人员能否严格遵守医学科研道德,高新医学技术的发展和应用中能否尊重人的价值和尊严,都直接影响到医学科学事业的健康发展。因此,在医学高科技发展的同时,如何让医学高科技给人类健康和幸福带来的正面效应最大化、负面效应最小化,并且在其研究和应用过程中尊重和保护人的尊严、权利及正当利益,使医学科学沿着健康的道路发展,这是医德监督面临的一项重要任务。

(二) 医德监督的方式

在现实的医疗活动中应根据医德监督的特殊性来确定医德监督的方式。主要有法律监督、舆论监督、群众监督、制度监督和自我监督五种监督方式。前四种监督方式为外部监督,自我监督为内部监督。以自我监督为主,将内部监督和外部监督结合,才能取得好的效果。

1. 法律监督 道德与法律是对立统一的关系,在一定条件下,道德与法律是可以相互转化的。对于法律的尊严和效力,道德有助于其提高,同时法律也能够加强道德的影响力。以法律来监督道德行为,对于各种非道德行为起到震慑作用。法律监督是其他几种监督形式无法替代的,从根本上对道德活动起到有效的保障作用。

2. 舆论监督 通过媒体、人民群众的信息传播,是一种影响力大、影响面广的医德监督方式。在现在的医疗活动中,大众监督、评价医务人员医德行为的手段就是医德舆论,并且其作用越来越重要,在医疗行为过程中发挥着不可替代的舆论导向和监督作用。

3. 群众监督 在人民群众中,蕴含着丰富的医德监督的智慧和能力。医疗卫生部门也采取了一系列措施,使得人民群众可以参与到医德监督中,从而实施医德监督的改革。群众监督具有广泛性、群众性和客观性三个特点。因此,医务人员不仅要自觉接受全社会的监督,而且需要进一步建立和完善各种有利于群众监督的规章制度和有效措施。

4. 制度监督 依据一定的医德原则和规范,医疗卫生部门制定了各项规章制度,把医德内容通过制度的形式反映出来,医务人员在执行规章制度的同时接受医德监督,以此提高医务人员的医德水平。医疗质量评估考核制度、奖惩制度、医德医风考评制度等,均反映医德建设的要求,为医务人员指明了正确的方向,使医务人员树立正确的医德观念,履行医德义务。

5. 自我监督 自我监督就是医务人员依靠自己内在的、自身的力量对自己的医德品质和行为进行监督。自我监督是医务人员发挥主观能动性,提高自我修养的重要方式。在医疗行为中,舆论、制度等监督方式很难直接发挥作用,因此,医务人员要靠自身内在的自控自律能力、自身的职业良心进行自我监督。医德自我监督是以医德为原则、规范为标准,以职业良心为前提,自己对自己的言行进行检查审核,对不符合医德要求的行为进行改正,从而坚持正确的行为,以此来达到自我约束,实现医德他律性向医德自律性转化。

(三)医德监督的原则

在现实的医疗活动中应根据医德监督的特殊性来确定医德监督的原则。主要有综合监督、坚持标准、民主监督、教育原则四种监督原则。

1. 综合监督原则 即法律监督、舆论监督、群众监督、制度监督和自我监督相结合的原则,是医德监督的基本原则。相较于其他监督活动,医德监督要更为复杂,只有坚持综合监督的原则,以自我监督为主,经常做到内部监督与外部监督的结合,才得取得满意的监督效果。

2. 坚持标准原则 人民群众的健康利益是医德监督的标准,其具体内容为:是否有利于患者疾病的缓解和根除,是否有利于医学科学的发展和社会进步,是否有利于人类生存环境的保护和改善。只有坚持标准原则,才能取得真正的效果。

3. 民主监督原则 医德监督必须注重发扬民主,动员人民群众和社会各界广泛参与,广开言路,不拘形式,及时反馈监督信息。要认真核实医务人员违反医德规范的相关批评和意见,妥善处理,这是医德监督的一个基本原则。

4. 教育原则 医务人员树立正确的医德观念是医德监督的目的。因此,面对医务人员医德过失,不能仅仅惩处了事,更重要的是要从积极方面给予疏导、教育和指引,从过失中吸取教训,积极遵守医德规范。既要坚持教育原则,又要不姑息迁就,严格要求,正确引导,这是取得良好监督成效的重要保证。

—————————— • 习　题 • ——————————

【A1 型题】

1. 关于医德、医德规范说法错误的是（　　）

A. 医德是指医务人员的职业道德

B. 医德规范是指导医务人员进行医疗活动的思想和行为准则

C. 医德是医务人员与患者、社会及医务人员之间关系的总和

D. 医德规范是针对护士制定的行为准则

E. 医德是医务人员应具备的思想品质

答案：D

2. 下列不属于医务人员要发扬的行业风尚的是（　　）

A. 乐于助人　　　　　B. 救死扶伤　　　　　C. 爱岗敬业

D. 低调行医　　　　　E. 廉洁奉公

答案：A

3. 医疗机构在行风建设中，必须坚持进行（　　）

A. 医德教育　　　　　B. 业务培训　　　　　C. 继续教育

D. 岗前教育　　　　　E. 定期教育

答案：A

4. 下列不是医德评价的标准的是（　　）

A. 有利于医患关系的良性发展

B. 有利于患者疾病的缓解或消除

C. 有利于医疗科学的推动和发展

D. 有利于社会进步

E. 有利于人类健康发展

答案：A

5. 有关医德监督的方式，错误的是（　　）

A. 法律监督　　　　　B. 舆论监督　　　　　C. 领导监督

D. 自我监督　　　　　E. 制度监督

答案：C

6. 印发"九不准"的目的不包括（　　）

A. 为进一步加强医疗卫生行风建设

B. 严肃行业纪律

C. 促进依法执业、廉洁行医

D. 针对医疗卫生方面群众反映强烈的突出问题

E. 解决"看病贵"问题

答案:E

7. 在医疗实践中,医务人员应具备的最起码医德情感是(   )

A. 克己   B. 正直   C. 公正

D. 有利   E. 同情

答案:E

解析:医德情感是指医务人员在医疗活动中所产生的职业道德情感,即对医德生活的内心体验、态度及其自然流露。医德情感包括同情感、责任感和事业感。在医疗实践中,医务人员应具备的最起码医德情感是同情,表现为对病人的遭遇、痛苦和不幸能够理解,在感情上产生共鸣,在道义上、行动上给予支持和帮助,是促使医务人员为病人服务的原始动力。

8. 收取红包的主要危害不包括(   )

A. 危害了卫生行业的整体形象,扰乱了正常的医疗秩序

B. 侵害了患者的健康与利益

C. 腐蚀了医务人员的思想,必须予以制止

D. 使医患关系更加僵硬化

E. 损害医疗卫生行业的行业风气

答案:D

9. 关于医务人员的说法错误的是(   )

A. 医务人员每天与患者交往,靠行为进行交流

B. 工作时间不干私活、不带小孩、不吃零食

C. 讲话时要请字当头,称呼在先,口有敬言

D. 上班期间不准违反着装规定

E. 注意爱护患者,对患者关心体贴

答案:A

10. 以下场景中没有使用文明用语的是(   )

A. 当一位老大娘找到医生看病的时候,医生应该说:"老大娘,您哪里不舒服?"

B. 当患者招呼护士咨询的时候,护士说:"等一会儿!看不见这儿忙着呢!"

C. 收费时工作人员收错费用,应该说:"对不起,这是我的工作失误,请您原谅!"

D. 患者千恩万谢地给你送红包,你应该说:"不必客气,这是我应该做的。"

E. 患者行影像学检查时,应该说:"请您注意脚下,平卧在检查床上。"

答案:B

11. 以下事情处理正确的是（　　）

A. 当患者来访时,没有及时接待而是找主管领导来解决事情

B. 遇到了一个不可理喻的患者,表现得很烦躁

C. 向医学杂志投稿时可以编造实验数据

D. 治疗患者疾病的同时,注重健康宣教,做好疾病预防工作

E. 遇到外地来就医的患者,表现得漫不经心

答案:D

12. 医德监督的原则不包括（　　）

A. 综合监督　　　　　B. 坚持标准　　　　　C. 民主监督

D. 自我监督　　　　　E. 教育

答案:D

13. 医学的根本任务和职业特征是（　　）

A. 救死扶伤、人道待人

B. 治病救人、乐于奉献

C. 全心全意为患者服务

D. 救死扶伤、防病治病

E. 廉洁奉公、尊重患者

答案:D

14. 以下不是医务人员必须具备的基本素质的是（　　）

A. 坚定的政治信念

B. 过硬的文化科学知识

C. 良好的医患沟通技巧

D. 精湛的医疗技术或良好的业务素质

E. 健康的身体素质和心理素质

答案:C

15. 医学道德的特殊性不包括（　　）

A. 实践性　　　　　B. 继承性　　　　　C. 时代性

D. 全人类性　　　　　E. 公正性

答案:E

16. 现代的医生义务强调的是（　　）

A. 对患者负责任

B. 对集体负责任

C. 对集体和社会负责任

D. 对患者和社会负责任

E. 对社会负责任

答案：D

17. 医师在执业活动必须履行下列义务,除了(　　　)
A. 尊重患者,保护患者的隐私
B. 遵守技术操作规范
C. 宣传卫生保健知识,对患者进行健康教育
D. 参加所在单位的民主管理
E. 提高自身业务能力

答案：D

18. 关于医德的功能,下列提法中错误的是(　　　)
A. 协调医学与社会、医务人员与患者间的关系
B. 使医务人员形成自觉的、自我约束的医学行为
C. 医务人员确立自己的医德观念、塑造自己的医德品质
D. 由学校教育进行医德教育,医德又能动地提高医疗质量
E. 医务人员进行医疗活动的思想和行为准则

答案：E

19. 市场经济条件下的医德建设,重点是纠正和防止(　　　)
A. 稀有卫生资源分配不公
B. 医务人员追求个人正当利益
C. 政府不断扩大卫生事业的福利性
D. 医疗卫生机构片面追求经济效益
E. 对医疗教育事业的大力投入

答案：D

20. 关于医德评价的说法正确的是(　　　)
A. 医德评价具有法律一样的约束作用
B. 医德评价是医德教育效果的检验手段
C. 医德评价是医务人员养成良好医德品质的重要手段
D. 医德评价是将医德原则转化为医德品行的方法
E. 自我反省是医务人员进行医德评价的根本手段

答案：B

【A2 型题】

患者杨先生,67 岁,因鼻息肉住院。手术前,杨先生听闻有些医生需要送红包,为了让医生把手术做好,他找到自己的主治医师,坚持塞给他一个红包。主治医师一直拒绝,并表示"手术一定好好做,请放心"。手术结束后,杨先生收到了一张 500 元的住院费收据。杨先生非常感激。在上述案例中,主

治医师的行为做到了以下的(　　　)

    A. 不准将医疗卫生人员个人收入与药品和医学检查收入挂钩

    B. 不准开单提成

    C. 不准违规收费

    D. 不准收受回扣

    E. 不准收受患者红包

    答案:E

（杨　薇　解文菁）

第六章

职业防护和传染病防治

实习护士小明,在给患者留置静脉输液管时被静脉针刺破手指。
问题:小明在操作中发生了什么? 应该采取哪些防护措施?

第一节　职业暴露与职业防护

一、医务人员的职业暴露环境和危险因素

(一)医务人员职业暴露环境的概念

环境是泛指某一主体事物周围的空间和存在其中的介质。医务人员所处的环境具有人类环境的共性,即同样暴露于自然环境、社会环境之中;同时又具有特殊性,即暴露于医院的特定环境之中。这种共性和特性的结合构成了医务人员的职业暴露环境。

在医院这一个特定的环境中,存在的生物、物理、化学及社会心理因素对医务人员的身心健康均有直接影响。研究医务人员周围的职业暴露因素及其危害机制,对医务人员的职业防护有非常重要的意义。

(二)医务人员职业暴露的危险因素

医务人员职业暴露环境的危险因素主要包括生物因素、物理因素、化学因素、社会心理因素和与工作性质有关的因素。

1. 生物因素　生物作为自然环境的组成部分,不仅是人类生存的物质条件,同时也可成为某些疾病的传播媒介或致病因素,如病原微生物、某些昆虫、动物等。对于医务人员,其生物危险因素主要包括细菌、病毒等。细菌有革兰氏阳性菌和革兰氏阴性菌,其中常见的有包括葡萄球菌、大肠埃希菌、链球菌、肺炎链球菌等。存在于患者的呼吸道、血液、分泌物和排泄物及患者用过的物品中的细菌可以通过呼吸道、血液及直接和间接接触等途径感染医务人员。一般常见的病毒包括肝炎病毒、人类免疫缺陷病毒(HIV)、冠状病毒等,还有 2019 年年末肆虐全球的新型冠状病

毒,对医务工作者在工作中应按照各级要求加强防护。

2. 化学因素　种类多样、性质不同的化学物质存在于人类生活和工作环境中。化学物质的不足和过量均可能使人体受到损害,如微量氟有益于牙齿的正常发育,摄入过多则会引起慢性氟中毒。化学物质作为人类巨大的物质财富,在生活、生产中广泛应用,为人类造福。另外,如果长期过量接触也会对人类的健康产生不良影响,甚至造成严重损害。危害医务人员的危险因素主要有消毒剂、麻醉剂、化疗药品等。

3. 物理因素　物理因素分为自然和人为两类物理因素。自然环境中的物理因素包括声、光、热、电磁辐射等,一般对人体无害,有的还是人体生理活动所必需的外部条件,只有这些物理因素在环境中强度过高或过低时才会对人体造成损害。人为物理因素是人类在生命活动和生产活动中产生的环境物理因素。科学技术迅速发展所产生的人为物理因素越来越多,导致的环境污染和对人类健康的危害也日趋严重。同样因新型医疗器械和设备的增多,医务人员也将面临越来越多的危害,院内物理因素主要包括光、噪声、高温、电离辐射(如 α 粒子、中子、质子、电子、X 线辐射等)、非电离辐射(如紫外线、激光、超声波、微波、高频电磁场等)及负重伤(姿势)、切割伤、针刺伤等。

4. 社会心理因素　与社会生产力、生产关系有着密切联系的因素即是社会因素,其通过人的心理感受,对人类健康产生影响。心理因素是社会因素在人大脑中的反映,社会因素通过人的心理活动而形成心理因素的具体内容。因此,社会因素与心理因素具有紧密的联系,故称为社会心理因素。社会心理因素对医务人员的影响往往被忽视,实际上社会心理因素对医务人员的影响是相当大的。

二、医务人员职业防护分类

医院职业安全防护是指在医学诊疗活动中,暴露于有毒、有害物质或感染性疾病的医院工作人员所采取的防护措施。医院职业安全防护在整个医疗活动中发挥重要作用,不仅包括临床标准预防措施,还包括一些特殊的预防措施,如锐器针刺伤、空气传播、飞沫传播及接触传播的预防。

(一)标准预防

1. 标准预防的定义　标准预防亦称为双向预防,在接触患者分泌物、体液、血液、排泄物时必须采取防护措施,要预防传染源在患者与医务人员间的传播,降低医务人员与患者、患者与患者之间交叉感染的危险性。

2. 标准预防措施　在接触具有传染性的患者的体液、血液、分泌物时,无论患者的皮肤或黏膜是否完整或有无血迹污染,均必须采用防护措施。

首先,医务人员在接触到患者的体液、血液、分泌物、排泄物与破损的黏膜和皮肤前应戴手套;接触同一患者,清洁、污染部位应更换手套、洗手或手消毒。而在接触到这些污染物后,都必须洗手。其次,医务人员一旦手部皮肤出现破损,在护理和诊疗操作时必须戴双层手套。当有可能发生喷溅时,应戴眼罩、口罩,并穿隔离衣、防护服。应当及时处理被污染的医疗用品和仪器,防止病原微生物传播,对重复使用的医疗用品在下一患者使用前清洁干净和消毒灭菌。最后,医务人员在各项操作中应遵循操作规程,及时处理污染物品,防止污染其他物品,锐器和针头应小心处置,以防造成针刺伤。

(二)锐器伤、针刺伤的预防

作为意外伤害的一种,针刺伤可使伤者出现局部出血,导致带有病原体的血液或体液接种到伤者体内。2012年美国急救医学研究所(Emergency Care Research Institute,ECRI)发布的报告显示,针刺伤和锐器伤是医务人员与其他医疗工作者所面临的十大职业危害之一。而美国疾病预防控制中心(CDC)估测,健康医务工作者罹患传染病80%~90%是由针刺伤引起的。针刺伤发生时一般只需0.004ml血液就足以使受伤者感染HIV。医务人员接触血量愈大,时间愈长,机体获得病原体的数量也越多,感染的概率也越高。产生针刺伤或者锐器伤的原因主要为医务人员防范意识薄弱且操作不规范。因此针对医务人员锐器伤、针刺伤等医疗卫生机构也采取了一系列预防措施,旨在降低感染的发生率。

针刺伤的预防原则:①加强职业安全教育,提高防护意识;②规范操作行为;③规范医疗废品的处理;④提供防护物质上的充足保障;⑤实行人性化管理,改善医疗操作环境;⑥健全损伤后登记上报制度。

(三)空气传播的预防

空气传播是指病原微生物以悬浮空气中的微粒($\leqslant 5\mu m$)在空气中播散。接触经空气传播的疾病,如肺结核、水痘等感染的患者时,在标准预防的基础上应采用空气传播的预防。如应严格地按照区域流程,在不同区域穿戴不同防护用品,离开的时候按要求摘脱,并且正确处理使用后的物品。此外还应设立黄色"空气传播"标识、限制探视等。

(四)飞沫传播的预防

病原微生物以悬浮的飞沫颗粒($>5\mu m$)在空气中播散,常近距离接触时易发生飞沫传播,主要见于流行性感冒、病毒性腮腺炎等。在做到标准预防的基础上,还应做到树立粉色"飞沫传播"标识、与患者保持间距、通风、个人防护(外科口罩)、出院后消毒等防护措施。

(五)接触传播的预防

接触传播主要通过接触发生,如肠道感染、多重耐药、皮肤感染等,是医院感染相对常见的途径。除了进入隔离病室或接触患者及其血液、体液、分泌物、排泄物等时应采取戴手套等标准预防之外,还应设立蓝色的"接触传播"标识、遵守严格医疗废物管理制度等。

三、职业防护的原则

医务人员的职业防护原则主要包括三个方面:一般原则、突发性重大公共卫生事件的防护原则和医务人员的个人防护原则。

(一)职业防护的一般原则

建立一套具有科学性、先进性、系统性、可行性的医院职业防护管理体系是确保医务人员安全的重要举措。不仅包括合理的医院建筑、齐全的医疗设备及整洁的医疗环境等硬件设施,也包括对医务人员思想的重视、到位的医疗制度及合理的医疗举措。

合理安排医院建筑和环境是加强医院功能实现的重要举措,应优化诊疗工作流程,减少接触病原体的概率,保护医务人员的身心健康。同时,还应具备一些保证医务人员健康要求的设施,如通风设备、隔离设施等。保证医疗环境符合卫生要求,避免医院成为社会最大的传染源和污染源。

此外,重视医务人员的思想和防护意识也是保护医务人员的基础。各级政府和卫生行政管理部门要充分认识到职业暴露因素的重要性与危险性。医务人员也应树立普遍预防的职业防护观点,增强自我保护意识。制度是保证医务人员健康最基本的保障。制定各种规章制度,认真遵照执行,如消毒制度、隔离制度等。明确的制度使得医务人员在进行医疗处置时有章可循。

(二)突发性重大公共卫生事件的防护原则

建立、健全突发公共卫生事件防护原则是公共卫生体系建设的重要内容。由于重大事件的发生原因不同,救治的方法和自我防护措施也不同。

1. 提高防护意识 由于突发性重大公共卫生事件具备突发性、意外性等特征,所以在突发性重大公共卫生事件中应做好自身防护,同时对危害的发生进行全面的了解和深刻的认识,引导和配合医疗卫生机构科学、有序、高效地处理公共卫生事件,减少危害、降低损失、保障生命安全和身心健康、维护社会安定。

2. 强化应急能力 当突发性重大公共卫生事件出现时,医院要具备快速反应的能力,强化人力、物力、财力储备,将危害减轻到最低限度。面对突发性重大公共卫生事件,医院抢救承受能力将会受到严峻考验,因此,各级医院应制定综合性、针对性的各项应急预案,提高应急抢救能力。

3. 建立、健全突发性重大公共卫生事件预警系统　健全突发性重大公共卫生事件监测预警系统是我国公共卫生体系建设的重要内容,其在疾病预防控制体制的改革,公共卫生体系建设的完善,合理有效的早期控制机制的建立和突发公共卫生应急机制等方面具有十分重要的意义。突发性重大公共卫生事件预警系统由风险信息系统、预警评价指标体系、预警评价与推断系统、报警系统和预警防范措施五个部分组成。2003 年严重急性呼吸综合征(SARS)疫情暴发后,突发性重大公共卫生事件的预警受到了重视。完善的突发事件监测和预警系统是县级以上地方人民政府均应具备的,并且在 2005 年建立预警监测制度也列为我国卫生应急工作之一,以确保及时有效的预警。目前在我国建立突发性重大公共卫生事件预警系统是一个长期且复杂的过程,需要有重点、有计划地完成。

4. 提高对各种突发性重大公共卫生事件的认识和进行相应的知识培训　建立一套完整的在职培训体系,组织定期学习和培训是提高医务人员应急能力的重要策略。如在面临职业中毒或食物中毒的时候,能有效快速地识别中毒性质,确定毒物成分,才能快速地展开救援,同时也能做好自身的防护。在遇到传染病、SARS 等暴发性疾病时,一定的知识培训能够使得医务人员提高对疾病的防护意识,降低疫情的扩散程度,也能减少自身的感染。在处理突发公共卫生事件时,医务人员需要做到临危不乱,需要较好的心理素质。因此心理健康培训也是保证救治工作顺利进行的重要条件之一。

5. 加强对传染病的防治　传染病得到有效防控须从强化对重点地区和重点人群的督导检查、宣传教育,提高对传染病的防治、监测、预警和处理工作能力多个方面着手。同时也需积极控制和消灭传染源,切断传播途径和保护易感人群。

(三)个人职业防护的原则

医务人员个人职业防护一般采取分级防护的原则,分为三级防护(表 6-1)。

表 6-1　分级防护原则

分级	防护对象	防护要求
一级防护(基本防护)	从事诊疗工作的医、护、技人员	医用工作服、口罩、帽子、工作鞋、穿隔离衣(接触传染病患者)

分级	防护对象	防护要求
二级防护 （加强防护）	在传染病流行期的发热门诊和隔离病区工作的人员；进行体液或可疑污染物操作的医务人员；转运确诊和/或疑似传染病患者的医务人员和司机	基本防护的基础上，按危险程度加用其他防护用品，如隔离衣、外科口罩/N95口罩、防护眼罩、面罩、鞋套、手套等
三级防护 （严密防护）	进行有创操作的医务人员，如特殊患者的气管插管、切开吸痰和传染病患者尸体解剖等操作	加强防护和全方位防护，使用面罩、呼吸防护器

四、医务人员职业防护用品和技术

在日常医疗活动中医务人员应注意正确使用防护用品并掌握相关的防护技术。医务人员应用防护用品避免接触相关的职业暴露因素，特别是感染性因素。主要的防护用品包括医用帽子、口罩、手套、隔离衣、防护服、防护面罩、护目镜、防水围裙、鞋套等，防护技术主要包括洗手，物品、标本、废物处理，消毒，隔离等。

（一）防护用品

1. 帽子　帽子可以预防微生物通过医务人员头皮屑和头发上的灰尘等途径污染环境和医用物体表面，同时也可避免医务人员在医疗活动中受到感染性物质的侵害。在进入污染区和洁净环境前、进行无菌操作等时应佩戴帽子。帽子分为布制帽子和一次性帽子，布制帽子应该每次或每日清洁或消毒，一次性帽子应及时更换并做到一次性使用。戴帽子时应注意遮盖头发，尽量不要让头发外露。如帽子被患者的血液、体液污染时，应立即更换。

2. 口罩　使用口罩可以预防飞沫、空气传播的疾病，减少患者携带的病原体通过口腔、鼻腔等途径侵入到医务人员体内，同时能够防止医务人员与患者间的交叉感染。口罩可以分为纱布口罩、外科口罩及医用防护口罩等，医务人员应根据诊疗操作的不同选择佩戴不同的口罩（表6-2），并检查口罩是否佩戴正确，口罩潮湿或受到污染后，应做到及时更换。如果应用纱布口罩每日应更换、清洁与消毒，如有污染应及时更换；外科口罩应根据鼻梁形状塑造鼻夹，且只能一次性使用；佩戴医用防护口罩时应进行密合性检查。

表 6-2　口罩应用的选择(符合 GB 19083—2003《医用防护口罩技术要求》)

职业环境情况	口罩类型
日常诊疗	外科口罩或纱布口罩
护理免疫功能低下患者、手术室工作或进行有创操作	外科口罩
接触呼吸道传染病患者	医用防护口罩(可以阻止传播直径≤5μm的感染因子)

3. 手套　手套可以阻断病原体通过医务人员手途径传播疾病、污染医疗物品和环境,并且预防患者携带的病原体感染医务人员。现在临床工作中常使用橡胶材质手套,分为清洁手套和无菌手套,依据操作的需要选择手套的种类和规格(表 6-3)。戴手套时也应注意:①一次性手套均应一次性使用;②戴无菌手套时,应符合规范,防止手套污染;③操作时如发现手套破损,及时更换;④操作完成后应正确脱去无菌手套,并按照规范的洗手法洗手,进行必要的手消毒;⑤诊疗或护理不同的患者应更换手套。

表 6-3　手套应用的选择

职业环境	手套类型
接触患者的血液、体液、排泄物、分泌物或使用的物品	清洁手套
接触患者黏膜、破损的皮肤或进行无菌操作	无菌手套

4. 护目镜和防护面罩　在临床诊疗操作过程中,为有效防止患者的血液、体液和分泌物等喷溅至医务人员的眼睛、面部皮肤及黏膜,应使用护目镜或防护面罩;在为呼吸道传染病患者进行气管插管、切开等近距离的操作时,应选择全面型防护面罩。在护目镜或防护面罩使用前应检查有无破损,使用后应注意清洁、消毒。

5. 隔离衣和防护服　在诊疗过程中为防止医务人员受患者血液、体液和分泌物的污染可以选择隔离衣和防护服,其中隔离衣可以做到双向隔离,做到预防患者之间的感染和特殊的易感患者受到感染。医务人员应根据工作需要,选择合适的隔离衣或防护服。隔离衣应能遮盖全部衣服和外露的皮肤;防护服应符合《医用一次性防护服技术要求》(GB 19082—2003),具备良好滤效率、抗静电性、防水性,使用对皮肤无刺激性的材料,防护服的结合部位应严密,袖口、脚踝为弹性收口,穿脱方便。

一次性隔离衣适用于:①接触经接触传播的感染性疾病患者,如多重耐药菌感染的患者等时;②对大面积烧伤患者、骨髓移植患者进行诊疗、护理时,需行保护性隔离时;③患者血液、体液、分泌物、排泄物可能发生喷溅时;④进入特殊科室是否需穿隔离衣,应视医务人员进入目的及与患者接触状况决定,如重症监护病房、新生儿重症监护病房、保护性病房等。

一次性防护服适用于:①需要接触甲类或按甲类传染病管理的传染病患者时。②接触到疑似或确诊 SARS、埃博拉病毒感染、中东呼吸综合征(MERS)、H7N9 禽流感等患者时,应遵循最新感染控制指南。

应该规范穿脱隔离衣和防护服,注意隔离衣清洁面与污染面的区别,脱下的隔离衣如果挂在半污染区,清洁面向外,挂在污染区则污染面向外。

穿隔离衣的步骤:洗手→穿戴隔离衣,系好带子和腰带→戴口罩→戴手套。

脱污染隔离衣的步骤:解开腰带→脱手套→洗手→脱口罩→解开颈后带子,并将污染面向里脱下,放入污衣袋内→洗手。

穿防护服步骤:戴一次性手术帽→戴防护口罩→穿防护服→戴防护眼镜→穿鞋→戴双层手套→穿鞋套。

脱防护服:摘防护眼镜→脱防护服及外层乳胶手套→摘口罩→脱帽子→脱内层手套→消毒双手。

6. 防水围裙 防水围裙可以防止污染物质浸湿、污染工作服。一般分为重复利用的围裙和一次性使用围裙,当医务人员可能发生污染物喷溅或清洗医疗器械的时,应该穿防水围裙。要求防水围裙一次性使用,在被污染物污染时要做到及时更换;塑胶材质的防水围裙如需重复使用,使用前后应做到及时清洗、消毒。

7. 鞋套 穿鞋套可以防止医务人员的工作鞋、袜受到污染物的污染,也可以防止洁净环境被污染。医务人员从潜在污染区进入污染区时和从缓冲间进入负压病房时应穿鞋套。鞋套应具有良好的防水性能,并一次性应用。

(二)防护技术

1. 洗手与外科手消毒 洗手是预防感染最简单有效的一种措施,是预防医务人员与患者交叉感染的第一道防线,通过洗手可以防止患者感染医务人员和其他患者。洗手的主要适应证:①直接接触患者和接触易感患者前后;②接触到患者破损皮肤或者伤口前后或者患者的伤口敷料、血液、体液、排泄物、分泌物以后;③穿脱隔离衣、戴手套前后;④无菌操作前后,处理洁净的、无菌的物品前或污染物品后;⑤手有可见污染物或者被患者的血液、体液污染之后。

洗手和外科手消毒应按照医务人员洗手制度中规范标准进行:

(1)取适量洗手液。

(2)按照七步洗手法洗手:①掌心相对,手指并拢,互相揉搓;②掌心与手背相对沿指缝间揉搓,双手交替进行;③十指相互叉开,双手沿指缝间揉搓;④弯曲手指,双手相扣进行揉搓;⑤右手握左手拇指(左手握右手拇指),旋转揉搓,双手交换进行;⑥左手五指指尖及指腹在右手掌心旋转揉搓,交换进行;⑦右手握左手(左手握右手)手腕螺旋式揉搓,交替进行。

(3)右手对前臂(左手对前臂)旋转揉搓至肘上10cm处,换左手交换进行揉搓。

(4)在流动水下冲洗,指尖向上,水流由指尖流向肘部,保持肘部位置于最低处,避免倒流污染。

(5)取无菌手刷,洗手刷毛面上取适量清洁剂,按照三节段双手交替刷手。依据顺序:指尖、指间、手掌、手背、腕部(环形);前臂(螺旋性);肘部、上臂下1/3(螺旋形)。第一段:右手持刷,左手五指相聚刷指尖,再从大拇指桡侧,依次刷向小指,其中指蹼、指关节处顺皮肤纹理刷,刷不离开左手,将左手翻转,手心向上,依次从小指刷向拇指桡侧,要求超过腕横纹。同法刷右手。第二段:不用换手,从右前臂桡侧刷向尺侧后翻转,肘关节处顺应皮肤纹理刷。同法刷左前臂。第三段:从左上臂桡侧依次刷至尺侧,肘关节处重复刷,至肘上10cm。同法刷右上臂。时间3分钟。刷毕将手刷弃在水池内,再次冲洗双手,指尖向上冲洗,肘部要置于最低位,不得反流。

(6)取无菌小毛巾擦手:擦手巾的正面擦干手掌及手背,抓住擦手巾两对角,反转内面朝外呈三角巾,尖角朝向手指,由腕部开始,旋转朝上擦至肘上10cm处,左手由内向外轻提一角,翻转一面。换右手同样擦干对侧。小毛巾每个面不可重复使用。顺序:手掌、手背、腕部、前臂、肘部、肘上。用毕将小毛巾轻弃于容器内。

(7)取适量手消毒液于右手掌心,左手指尖并拢于右手掌心内擦洗,右手掌将剩余手消毒液均匀涂抹于左手手掌、指蹼、指缝、手背、手臂至肘上10cm。然后换左手掌心取消毒液同理进行。

(8)最后再次取适量手消毒液,掌心相对,进行揉搓,按照七步洗手法进行双手揉搓,直到消毒液干燥。揉搓的每一步动作不少于15秒,总时长2~3分钟。

2. 物品、标本及废物处理

（1）设备处理：对于可重复使用的医学诊疗物品，根据操作规范，在重复使用前应对医疗器械进行消毒或灭菌等相应处理；如果发生仪器设备污染，要做好工作人员的防护，避免病原微生物传播或污染环境。

（2）锐物处理：避免其他人在清理物品或器械时被刺伤，在操作后应亲自将用过的针头或其他锐器放入特定的容器——锐器盒（图6-1）中，在日常工作中注意不应徒手处理玻璃碎片。

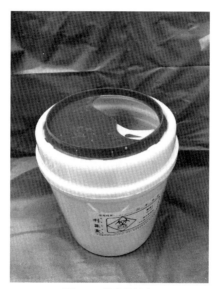

图6-1　锐器收纳盒

（3）血液标本的处理：应用带盖的试管保存化验标本，转运到实验室时应该使用密封的容器，防止标本在送检过程中溢出，手持化验标本时应戴手套。

（4）医疗废弃物的处理：应采用规范的处理原则处理废弃的医疗用品，包括污染敷料、废弃的标本和锐利器械、手术切除的组织器官等，均应使用带有生物危害、锐器标记的容器，转送到规定地点进行处理。

3. 消毒与隔离　消毒和隔离是消灭传染源、切断传染途径和保护易感人群的重要方法，是医务人员做好自身防护的一项重要技术。医院消毒特指杀灭或清除医院环境中病原微生物的过程。包括对可能受到病原微生物污染的物品和场所进行的预防性消毒，以及对存在或曾经存在的传染源及被病原体所污染的场所进行的疫源地消毒。将传染期患者、疑似传染病患者及病原体携带者需同其他患者分开,或将感染者置于不会传染给他人的医疗监护的环境下,这一行为称为隔离。通过隔离,对传染源进行管理和消毒,同时便于患者的诊治、休息和康复,从而起到控制传染源、防止病原体扩散的作用。

五、医务人员的职业防护措施

(一)加强对医务人员职业防护意识教育

多年来对医务人员自我防护问题重视不够,致使医务人员自我防护意识薄弱,在工作中自身安全防护意识普遍较弱,未能严格执行标准防护措施。

(二)加强对医务人员知识培训

应重视职业暴露相关知识教育,采取多种形式培训提高医务人员防护知识水平。此外,应建立医院的标准预防措施的监管制度,规范操作流程(锐器物使用和锐器伤处理流程等)。通过知识培训提升医务人员对控制医院内感染工作重要性的认识,提升医务人员对职业病暴露的认识,增强医务人员个人防护意识,提高职业暴露的应急处理能力,进一步规范医疗操作,维护医务人员的职业安全。

不仅要加强对医务人员日常医学诊疗活动的相关知识培训,还要提高其面对突发性的公共卫生事件时的应急处理能力,须定期对医务人员进行相关知识及能力的培训。

1. 传染病疫情相关培训　随着医学诊疗技术的发展,一些以前比较严重的传染病已销声匿迹,因此很多医务人员基本没有这类疾病的相关知识和临床诊疗实践经验,一旦出现这类患者,很难及时诊断,可能错过救治患者和控制疫情蔓延的最佳时间;另一方面,医务人员长期从事临床工作,对于整个人群的各种传染病疫情状况及新发传染病的知识知之甚少,缺乏对严重传染性疾病的警觉,遇到疫情时容易应对失误而导致自身感染和疫情扩散。因此,应定期对临床医务人员进行传染病疫情及新发现传染病知识培训,以增强他们识别传染病的能力,加强对传染病预防及防护的意识,减少疫情发生时医务人员自身的感染和疫情的扩散。传染病暴发时,在救治患者的同时,应立即采取有效措施防止疾病扩散和做好自我防护,主要措施有控制和消灭传染源、切断传播途径、保护易感人群等。

(1)针对传染源的措施:传染源的无害化处理是综合防治措施中的重要一环,包括对患者、病原携带者、密切接触者及动物传染源的无害化处理措施。对待患者的措施主要是"五早",即早发现、早诊断、早报告、早隔离、早治疗;对病原携带者主要通过随访、病史追踪、进行病原学检查(且必须进行多次检查)来监控病情变化;对动物传染源主要是采用消灭、隔离治疗、免疫预防和加强卫生管理等措施。

(2)针对传播途径的措施:切断传播途径主要是指对疫源地和被污染的环境采取的措施。因各类传染病的传播途径不同,所采取的措施也不尽相同。例如,肠道传染病主要通过粪便、垃圾和污水等污染环境进行传播,防护措施重点在于对污染物品、粪便、垃圾、污水的卫生处理及饮用水消毒和个人防护。呼吸道传染病主要由空气传播,措施重点在于通风、消毒及个人防护。虫媒传染病可根据媒介昆虫的生态习性特点采取不同的杀虫方法。

(3)针对接触者和易感人群的措施:保护接触者和易感人群,主要是提高人群的免疫力和抵抗力。对一般接触者采取的措施主要是隔离观察、预防接种和药物预防。医务人员直接与传染病患者和疫源地接触,是高危易感人群,对医务人员和其他易感人群应采取以下措施,以达到防护的目的:

1)应急预防接种:某些潜伏期较长且有相应疫苗的传染病,当发生流行或暴发时,对易感人群应进行紧急预防接种。例如,在麻疹、脊髓灰质炎等传染病流行时,对当地和邻近地区的易感人群进行疫苗应急接种,以控制流行。应急接种应该在短时间内快速突击进行,以尽快形成新的免疫屏障,防止流行扩大。另外,有些疾病也可进行人工被动免疫,此类免疫发挥作用快,但持续时间较短,应在接触后尽早采用。如给甲型肝炎密切接触者注射丙种球蛋白,给被狂犬咬伤者注射抗狂犬病血清等。

2)药物预防:在某些传染病流行时,为了防止易感人群发病,可以给予药物预防,如使用青霉素或磺胺药物预防猩红热、氯喹预防疟疾、抗病毒药物(利巴韦林等)预防 SARS 等。但是药物预防的作用时间短,效果不确切,而且易产生耐药性,因此药物预防只能是有限度地对可能受到感染的密切接触者采用。

3)个人防护:如勤洗手,戴口罩、帽子、手套、脚套,穿隔离衣,应用蚊帐或驱蚊虫药物等,均可以起到一定防护作用。

4)遵守操作规程:在感染区等场所应执行严格的消毒隔离,医务人员要增强自我防护意识,佩戴必需的防护用品,工作后对双手、全身及所用物品彻底清洗和消毒。

2. 中毒知识培训 我国每年有很多中毒事件发生,包括职业中毒和食物中毒等。引起中毒的物质有化学性、细菌性和动植物性等，如何快速判断中毒的性质，确定引起中毒的可能物质，对于及时抢救中毒者和做好自身防护都是非常重要的。目前，一般医务人员有关中毒的知识非常欠缺。中毒知识培训应重点介绍常见的可引起中毒的物质和病原体，介绍中毒后的临床表现及救治方法，如毒鼠强、有机磷、生物碱、甲醇、毒草、蛇毒、肉毒碱中毒及菌痢等。

3. 自然灾害、意外事故知识培训　自然灾害如地震、洪水及重大人员伤亡事故，一方面会造成生态和生活环境的巨大破坏，另一方面会造成人员伤亡及疾病的暴发。医务人员须有相关的知识和现场处置能力，才会临阵不乱，在救治伤员的同时，做好自身防护。

4. 心理健康培训　面对突然发生的重大事件，特别是在处理事件中可能产生危险的情况下，医务人员要做到临危不乱、镇定自若，需要具备较好的心理素质，因此，做好心理健康培训，对处理突发性重大公共卫生事件、对稳定人心和做好自身防护是非常重要的。例如，2003 年 SARS 暴发时，出现了医务人员被感染甚至死亡的情况，许多医务人员产生了恐惧心理，当时及时采取了心理指导和心理支持，这种恐惧才逐渐被克服，从而保障了救治工作的顺利进行。

（三）感染性暴露的安全防护与处理

职业暴露相关性感染病例中，针刺或其他外伤占约 90%，现阶段血源性传播疾病有艾滋病、乙型肝炎、丙型肝炎等。医务人员感染血源性传播疾病多是由于意外接触有传染性的血液所致，因此一些意外事件应杜绝。①树立全面预防的观念，无论患者的血液或其他医学生物材料是否具有传染性，均视为有传染性；②严格遵守医疗操作规范和消毒规范；③须时刻做好个人防护，在接触血液或其他生物材料时必须戴手套，减少黏膜或皮肤接触，尤其是操作者皮肤或黏膜破损时更应注意采取相应的防护措施，在有可能接触患者血液、体液的诊疗过程和护理操作时，一旦医务人员手部皮肤发生破损就必须戴双层手套；④进行有创诊疗、护理等操作过程时，要保证光线充足，防止被锐器划伤或者刺伤；⑤了解患者感染状态，提高医疗服务警惕性；⑥采取必要的预防措施，如对经常接触到相应致病因子的医务人员进行免疫预防、定期检测抗体水平等；⑦如发生职业暴露，应立即检查、治疗、观察，并按照管理规定进行报告和登记；⑧医疗卫生部门应向医务人员提供必需的防护设备和预防药品；⑨发生血液、体液暴露后的局部处理方法：先用皂液和流动水清洗被污染的皮肤，然后用生理盐水反复冲洗黏膜；对于伤口，应挤压伤口周围（禁止挤压伤口局部），将损伤处的血液挤出后，再用皂液和流动水进行冲洗；伤口冲洗后，用消毒液进行消毒,如 75% 乙醇溶液或者 0.5% 碘伏,再行伤口包扎。

　　呼吸道传播疾病的病原体暴露也会对医务人员造成一定的危险性。呼吸道传播疾病的防护主要分为两方面。①一般措施:增强自身体质和免疫力,必要时可进行预防接种预防肺炎、流行性感冒等疾病,尽早防治上呼吸道感染;② SARS 的职业防护:必须采取严格的隔离防护措施,根据《传染性非典型肺炎诊疗工作中医务人员防护指南(试行)》(2003 年卫生部发布)严格执行。

　　感染消化道传播疾病在医务人员发生的院内感染中占第二位,主要包括伤寒、副伤寒、霍乱的消化道传播疾病。防护措施包括:①勤洗手、知忌口、常消毒;②患有肠道感染的医务工作者应及时治疗、休息,情况严重者可调离原岗位;③保证工作环境卫生清洁,消除疾病传播媒介;④了解周边疫情,加强疫情监测;⑤设立肠道感染门诊等。

　　皮肤接触传播疾病的职业防护也应受到重视:①注意个人防护,如预防身体接触,严格执行各项无菌操作制度;②加强消毒隔离,包括对工作环境经常消毒,并尽力避免传染源接触,做好隔离措施;③预防感染,增强自身抗病能力等。

　　(四)物理因素暴露的安全防护与处理

　　医务人员常暴露在噪声、高温、辐射和由于工作性质相关因素所造成的危害中。主要的防护措施:①将环境中的噪声、温度等物理因素控制在一定范围内。②控制和消除源头。③加强个人防护。对于接触噪声的人员,可使用耳塞、防声棉等装备;需要与热源接触时,使用适当的防护用品,如防热服装;对于电离辐射应对内照射和外照射进行综合性防护,控制辐射用量,减少接触;严禁裸眼直视激光束,戴护目镜,穿防燃工作服;为避免皮肤黏膜暴露于紫外线下,在进行紫外线照射或紫外线强度监测时,应戴帽子、口罩、护目镜。④控制和改善劳动条件。

　　(五)化学因素暴露的安全防护与处理

　　除病原微生物等职业暴露危险因素外,化学因素尤其是化疗药物也给医务人员的健康造成了严重威胁。防护措施:①条件允许情况下设置专门的化疗配药间,在专用层流柜内配药;②配药时应戴手套,避免安瓿划伤手套及手指,脱去手套后应彻底洗手;③在执行化疗时应穿隔离衣、戴口罩、帽子、护目镜、双层手套;④化疗前后均应彻底洗手;⑤将化疗期间使用的物品收集在专用密闭垃圾桶内,不能与普通医疗垃圾等同处理;⑥妥善处理化疗患者污物;⑦溢出药物使用吸水棉垫处理。

　　(六)加强医务人员的心理防护措施

　　医务人员作为特殊的职业群体,面临着特殊的职业环境及生理和 /

或心理存在问题的特殊人群。就职业责任而言,医务工作者可以为患者解除心身疾病,改善社会人群的生存质量;但是医务人员也同样处于纷繁复杂的社会人际关系中,也会产生不同程度的社会心理问题。因其心理健康有着对自身及患者的双重影响,因此医务人员的心理卫生问题已成为不可忽视的职业安全问题。

1. 重视医务工作者心理卫生问题　医务人员的职业具有时刻保持高度紧张状态的特点,如对于手术患者,术前要确定患者的手术方案和考虑到术中可能出现的意外及相应的补救措施,术后也要牵挂患者的预后和可能产生的并发症,每日数十种乃至上千种药物的查对、终年无定时的急诊召唤等,是导致医护人群身心疲惫的主要原因。因为医务人员的职业责任特殊性、对操作规程具有强制性、绝对严格的专业核查制度,在这特殊的、长期的临床环境中,导致医务人员形成不同程度的强迫性心理,如交接班过程中反复确认交接,休息时间反复对当日工作进行审查和回忆等。随着人们物质生活条件的提高,社会工作节奏的加快,人与人关系的日趋复杂,疾病谱的改变,求医者需求的多层面化,医学模式的不断转化,医疗纠纷的逐渐增多等,使得医务人员不得不面对着挑战,因此会在不同程度上出现力不从心的心理感应,导致成就感下降、心理负荷增加、职业的自信心受挫。

2. 加强医学心理学实用性研究　医学心理学具有广阔的研究领域及强大的实用性,其产生的直接作用是使人们的生活质量得到提高。医务人员因医院的特殊职业环境出现的负性心理,需要得到医学心理学研究的专家的关注,其研究的重点应对准临床,改善相应措施及调整研究方法,并将所得到的研究成果推广到临床,提高医护特殊人群的心理卫生健康水平。

3. 加强医学心理学相关知识学习和宣传　我国医学心理学的临床应用已近 20 年,社会因素和心理因素对患者的双重影响对于医务人员来说并不陌生,但职业环境对医务人员自身心理健康的影响往往被忽视。因此,应加强和开展医学心理学相关知识的学习和宣传,推广医学心理学知识,提高医学心理学认知水平,使医务人员充分认识到自身所面临的各种心理问题及职业环境导致的负性环境,熟悉并掌握相应的心理调节方法和相关技能,这对于医务人员提高自身的心理卫生水平具有重要的战略意义和现实意义。

4. 调整管理力度,建立"以人为中心"的现代科学管理模式　在心理学和心理卫生知识等方面加强对医疗行政干部的培训,将心理学专业的人才引进到行政管理干部队伍中,建立"以人为中心"的现代科学管理模式,改变行政管理干部的专业学历结构,掌握并运用心理分析疏导谈话、情感迁移、随访关心等心理学方法疏导医务人员的心态和行为,使广大医务人员化解职业心理压力。

5. 应采取积极的防御措施来应对心理应激反应 ①树立积极的应激应对观念;②培养自己良好的性格特征;③树立正确的生活理念;④争取社会支持;⑤合理安排自己的生活和工作;⑥求助于专业人员。

(王国年)

第二节 传染病概述

患儿,男,3 岁,因"发热 7 天,抽搐一次,意识不清半天"入院。患儿 7 日前无明显诱因出现发热,在当地医院进行相关治疗 4 日后抽搐一次,今日下午出现意识不清,为求进一步诊治收入院。查体:体温 40.2℃,心率 126 次 /min,呼吸 26 次 /min,意识不清,双瞳孔等大等圆,光敏。颈抵抗,心肺腹查体无阳性体征。双侧巴宾斯基征阳性,克尼格征阳性。血常规:白细胞计数 $13.5×10^9$/L,中性粒细胞百分比 85.3%,血小板计数 $272×10^9$/L;糖、氯化物基本正常。

问题:①该病例的诊断是什么? ②应该尽快完成的检查是什么? ③还有哪些鉴别诊断? ④针对该患儿应如何治疗?

一、传染病分类

根据《中华人民共和国传染病防治法》将传染病分为甲类、乙类和丙类(表 2-11)。

二、传染病特征

(一)传染病的基本特征

1. 具有病原体 传染病都是由特异的病原体引起的,病原体通常为微生物或寄生虫,病原体绝大多数都侵犯特定部位,并在感染人体后进行增殖、播散和传播。自然界可能引起人类感染性疾病的生物体根据致病性和致病特点,主要分为三类:一般病原体,即无须特殊条件即可引起感染的病原体;条件病原体或机会性病原体,即在特定条件下如宿主免疫防御功能受到干扰或损害时才能发生感染的病原体;一般不引起人类感染的生物体。但需要指出的是,自然界生物体也在不断进化和发展,它们与人类的相互适应和共存的平衡关系随时可能被打破,因此,对人类有无致病性是相对的,不是绝对的。

2. 具有传染性　这是传染病与其他感染性疾病的主要区别,大多数传染病通过感染而获得再传播给他人。病原体的传染性受其排毒数量、侵袭力和致病性的影响;就机体而言,发病和传染受宿主免疫状态、传播媒介及其他因素影响。病原体感染人体,最重要的一个环节先是在细胞表面黏附,黏附性的强弱和传染性强弱常常是一致的。

3. 具有流行性　传染病流行的三个基本条件是传染源、传播途径和人群易感性。传染病在自然因素与社会因素双重影响下,表现出各种不同的特征,如血吸虫病只呈现地方性流行。根据流行的强度和范围,传染病又分为散发、流行及短时间内集中发生多数病例的暴发。流行范围超越国界甚至洲界的强大流行称为大流行。

4. 感染后具有免疫性　传染病痊愈后,大多数机体会针对该病原体产生特异性免疫。例如某些病原体急性感染后 1~2 周一般可在人体血清检出相应保护性抗体,可以借助抗体的检测进行病原体感染(包括隐性感染与显性感染)的诊断,特定情况下可通过特异性抗体的提取甚至血清的使用,进行传染病的被动免疫和辅助治疗。感染后免疫分为:①获得持久免疫力。感染后获得针对该病原体的永久或相对持久的免疫力,一般不再感染该病。②再感染。某一传染病痊愈后,经过一定时间,被同一种病原体再感染。③重复感染。在疾病过程中,被同一种病原体再度侵袭而受染。这种现象在血吸虫病、丝虫病、疟疾最为常见。④复发。在病人病情进入恢复期或痊愈初期,体温已经降至正常,一般退热后 1~3 周,此时症状再次出现,体温再次上升,血液培养再度阳性,即为复发。这种现象在伤寒最为常见。⑤再燃。在传染病治疗过程中,患者临床症状已缓解,体温下降或还未恢复正常,又再度出现体温升高的现象即为再燃。常见于伤寒、疟疾。

（二）传染病的临床特征

1. 病程发展的阶段性　①潜伏期:从病原体侵入人体起,到开始出现临床症状的时期,称为潜伏期;②前驱期:从起病至症状开始明显的时期称为前驱期,临床表现常为乏力、头痛、微热、皮疹等,通常持续 1~2 天;③症状明显期:急性传染病度过前驱期后,某些传染病如麻疹、水痘患者绝大多数进入该期,表现出传染病特有的症状和体征;④恢复期:当机体的免疫力增长至一定程度,体内的病理生理过程基本终止,患者的症状和体征基本消失,临床上称为恢复期。

2. 发热和热型　大多数传染病都可引起发热,如流行性感冒、羌虫病、结核病和疟疾等，而不同传染病有其特有的发热规律，称为热型（表 6-4）。

表 6-4　热型分类和特点

热型	特点	可见疾病
稽留热	高热，一日间体温波动不超过 1℃	多见于伤寒
弛张热	一日间体温波动超过 1℃，而最低体温高于正常者	伤寒后期及其他一些化脓性疾病
消耗热	一日间体温波动在 3~4℃者	败血症、重症结核病
不规则热	每日体温不规则波动	流行性感冒、风湿热等
间歇热	高热与不发热间歇出现	疟疾
回归热	高热持续数日骤退，正常数日后又如前发热者	回归热
波浪热	发热期呈缓升缓降，热型呈波状	布鲁氏菌病
双峰热	一日体温有两次升降（降至正常）	黑热病、急性血吸虫病
鞍型热	发热初期过后，体温稍稍下降到正常或未完全正常，数日内又见上升	麻疹、天花、脊髓灰质炎、登革热

有时一种疾病可有多种热型，除热型外，热程长短各病也不相同，多数病毒性疾病热程很少超过一周，表浅部位感染的细菌性疾病热程一般不超过一周，而一些立克次体及寄生于细胞内的杆菌引起的疾病（如斑疹伤寒、恙虫病等）、原虫病、组织性寄生虫病等热程常持续至数周或数月。

3. 皮疹　许多传染病在发热的同时伴有皮疹，称为发疹性传染病。皮疹分为外疹和内疹两大类。皮疹的出疹时间、部位和先后次序对诊断和鉴别诊断有非常重要的价值。

皮疹按照形态的不同可分为四大类（表 6-5）。

表 6-5　皮疹形态分类

皮疹类型	特点	可见疾病
出血疹（瘀点）	出血疹可相互融合形成瘀斑	肾综合征出血热、登革热和流行性脑脊髓膜炎等传染病
疱疹	疱疹液呈脓性则称为脓疱疹	水痘、单纯疱疹和带状疱疹等病毒性传染病；立克次体痘及金黄色葡萄球菌败血症等

续表

皮疹类型	特点	可见疾病
斑丘疹 （斑疹与 丘疹同时 存在）	斑疹呈红色不突出皮肤 丘疹呈红色并突出皮肤 玫瑰疹属于丘疹，呈粉红色	麻疹、登革热、风疹、伤寒、猩红热和柯萨 奇病毒感染等传染病 斑疹伤寒、猩红热等 麻疹、恙虫病和传染性单核细胞增多症等 伤寒、沙门菌感染等
荨麻疹	斑丘疹和出血疹同时出现 焦痂	病毒性肝炎、蠕虫蚴移行症和丝虫病等 如登革热、流行性脑脊髓膜炎等 昆虫传播媒介叮咬处，可见于恙虫病、北 亚蜱媒立克次体病等

4. 中毒症状　①毒血症：指病原体在局部进行繁殖，产生内毒素并进入全身血液循环，使全身出现中毒症状；②菌血症：指病原菌在感染部位进行生长繁殖，进入人体的血液循环，但只短时间地停留，并不出现全身明显中毒症状；③败血症：病原菌会在局部生长繁殖，不断侵入血液循环且继续繁殖，产生毒素，引起全身出现中毒症状和明显的器官损伤；④脓毒血症：在败血症的基础上，病原体随血液循环播散至全身脏器，形成多处化脓性病灶，引起严重的中毒症状。

三、传染病流行过程和影响因素

（一）流行过程的基本条件

1. 传染源　指体内含病原体并可传染其他个体的人或动物。①患者：大多数传染病重要的传染源，不同病期的患者其传染强度可不同，一般情况下，发病早期传染性最大，慢性感染患者可长期排出病原体，成为长期传染源；②隐性感染者：在某些传染病中，隐性感染者可以成为重要的传染源，如流行性脑脊髓膜炎、脊髓灰质炎等；③病原携带者：慢性病原携带者无明显临床症状而长期排出病原体；④受感染动物：以啮齿动物最为常见，其次为家畜、家禽，这些以动物为传染源传播的疾病，称为动物源性传染病。

2. 传播途径　①呼吸道传播：病原体通过空气中的飞沫或气溶胶传播，如白喉、结核病、禽流感。②消化道传播：易感人群通过进食被病原体感染的食物或水源被感染，例如伤寒、细菌性痢疾及霍乱等。③接触传播：易感者因皮肤与被病原体污染的水和土壤接触而感染称为接触传播。接触传播有直接接触与间接接触两种方式，如血吸虫病、钩端螺旋体病等为直接接触传播,淋病、出血性结膜炎等为间接传播。④虫媒传播:借助昆虫机械携带或叮咬而传播,如疟疾、流行性乙型脑炎等。⑤血液、体液传播:病毒存在于携带者或患者的血液或体液中,通过应用血制品、分娩或性交等进行传播,如乙型病毒性肝炎和艾滋病等。

3. 易感人群　对某种传染病缺乏特异性免疫力的人群。

（二）影响流行过程的因素

1. 自然因素　自然环境中的各种因素,包括地理、气象和生态等,对传染病的发生和发展都有重要的影响。

2. 社会因素　主要包括社会制度、经济状况、文化水平等,生活水平低与卫生条件差会增加感染的机会。

四、传染病的诊断

早期明确传染病的诊断有利于患者的隔离和治疗。

（一）分析临床资料

进行详尽的病史询问和细致的体格检查。发病的诱因和起病的方式对传染病的诊断意义重大。

（二）收集流行病学资料

流行病学资料在传染病的诊断中占有重要地位,包括:①传染病的地区分布;②传染病的时间分布;③传染病的人群分布。

（三）实验室及其他检查资料

1. 一般实验室检查

（1）血常规检查:大部分细菌性传染病在急性期外周血白细胞总数及中性粒细胞数均增多,部分传染病如伤寒、布鲁氏菌病等白细胞数可减少或正常。多数病毒性传染病白细胞数减少且淋巴细胞比例增高,有些传染病血中可出现异型淋巴细胞。

（2）尿常规检查:流行性出血热、钩端螺旋体病患者容易发生肾脏损害,因而导致尿蛋白、白细胞、红细胞阳性。

（3）粪常规检查:细菌性痢疾、肠阿米巴病呈黏液脓血便和果浆样便,细菌性肠道感染性疾病多呈水样便、血水样便。病毒性肠道感染性疾病多为水样便或混有黏液。

2. 病原体检查

（1）直接检查:直接通过显微镜找到病原体称为直接检查。如脑膜炎双球菌、疟原虫、微丝蚴等病原体可通过直接检查明确诊断。

（2）病原体分离:依据不同的疾病,留取血液、尿、粪、脑脊液、骨髓、鼻咽分泌物、渗出液、活检组织等进行病原体培养与分离鉴定。

3. 特异性抗体检查

(1)特异性抗体检测:如免疫荧光检查、酶联免疫吸附试验等。

(2)特异性抗原检测:如免疫荧光检查、免疫组织化学检查及酶联免疫吸附试验等。

4. 特异性核酸检查 最常采用的方法包括聚合酶链反应(PCR)或逆转录聚合酶链反应(RT-PCR)方法,偶用原位杂交及其他方法,可测定标本中特异性 DNA 或 RNA 分子。

5. 其他检查 对某些传染病要进行其他辅助检查,如严重急性呼吸综合征的胸部 X 线或 CT 检查。

五、传染病的治疗

(一)治疗原则

坚持进行综合治疗,即隔离和消毒、治疗和护理并重,一般治疗、对症治疗和病原治疗并重的原则。

(二)治疗方法

1. 一般治疗 ①隔离和消毒:隔离可分为呼吸道隔离、消化道隔离、接触隔离等;②护理:保持病房的安静整洁,空气畅通,温度适宜,使患者保持良好的休息状态;③心理治疗:医务人员要保持对患者良好的服务态度、关心和鼓励患者,心理治疗对提高患者战胜疾病的信心非常重要。

2. 支持治疗

(1)饮食:保证一定的热量供应,根据不同的病情给予流质、半流质软食等,并补充各种维生素。

(2)补充液体及盐类:适量补充液体及盐类对有发热、吐泻症状的患者甚为重要,可维持患者水、电解质和酸碱平衡。

(3)给氧:危重者如有循环衰竭或呼吸困难出现发绀时,应及时给氧。

3. 病原治疗

(1)抗菌治疗:针对细菌和真菌的药物主要为抗生素及化学制剂。应及早确立病原学诊断,熟悉选用药物的适应证、抗菌活性、药代动力学特点和不良反应,再结合患者的生理、病理、免疫等状态合理用药。

(2)抗病毒治疗:广谱抗病毒药物如利巴韦林可用于病毒性呼吸道感染、疱疹性角膜炎、肾综合征出血热及丙型肝炎的治疗。除此之外,抗 RNA 病毒药物如奥司他韦对甲型 H5N1 及 H1N1 流感病毒感染者有效;抗 DNA 病毒药物如阿昔洛韦常用于疱疹病毒感染,更昔洛韦对巨细胞病毒感染有效,核苷(酸)类是目前常用的抗乙型肝炎病毒药物。

(3)抗寄生虫治疗:原虫及蠕虫感染的病原治疗常用化学制剂,如甲硝唑、吡喹酮和伯氨喹等。氯喹是控制疟疾发作的传统药物。目前治疗肠道线虫病的有效药物为阿苯达唑和甲苯达唑;乙胺嗪及呋喃嘧酮用于治疗丝虫病;吡喹酮是最主要的抗吸虫药物,对血吸虫病有特效。

(4)免疫治疗:抗毒素用于治疗白喉、破伤风、肉毒中毒等外毒素引起的疾病,治疗前需做皮肤试验。干扰素等免疫调节剂可调节宿主免疫功能,用于乙型肝炎、丙型肝炎的治疗。胸腺素作为免疫增强剂在临床亦有应用。免疫球蛋白作为一种被动免疫抑制剂,通常用于严重病毒或细菌感染的治疗。

4. 对症治疗　如高热时采取各项降温措施,颅内压升高时采取脱水疗法,抽搐时进行镇静,昏迷时进行复苏,心力衰竭时采取强心措施,休克时积极改善微循环等。

5. 康复治疗　包括理疗、针灸治疗、高压氧等康复治疗措施,以促进机体恢复。

6. 中医治疗　中医的辨证理论对调节患者各系统的功能起着相当重要的作用。某些中药如黄连、大蒜、鱼腥草、板蓝根和山豆根等还有一定的抗微生物作用。

六、传染病的预防

(一)管理传染源

1. 患者　要对患者及时隔离并进行有效的治疗,同时及时报告疫情(参见第二章第六节)。

2. 病原携带者　病原携带者因无临床症状而不易被发现,可通过随访恢复期患者、检查接触者、追溯病史及健康检查等方法查出病原携带者。

3. 接触者　接触者按最长潜伏期进行检疫,包括医学观察、留验和集体检疫。

4. 动物传染源　有经济和保护价值的野生动物及家畜,应隔离治疗,必要时宰杀,并加以消毒;无经济和保护价值的野生动物发动群众进行捕杀。

(二)切断传染途径

1. 隔离　隔离是指将患者或病原携带者妥善安排在指定的隔离单位,暂时性和人群隔离,积极进行治疗、护理,并对具有传染性的分泌物、排泄物、用具等进行必要消毒处理,防止病原体向外扩散的医疗措施。隔离的种类及处理措施见表6-6。

表6-6　隔离分类和处理措施

隔离方式	传播方式	措施	常见疾病
严密隔离	传染性强、病死率高	应住单人房，严密隔离	霍乱、鼠疫、狂犬病等
呼吸道隔离	飞沫和鼻咽分泌物经呼吸道传播	应做呼吸道隔离	严重急性呼吸综合征、流行性感冒、流行性脑脊髓膜炎、麻疹、白喉、百日咳、肺结核等
消化道隔离	排泄物直接或间接污染食物、餐具而传播	一个病房只收治一个病种或加强床边隔离	伤寒、菌痢、甲型肝炎、阿米巴病等
血液-体液隔离	直接或间接接触感染的血液及体液	一个病房中只住由同种病原体感染的患者	乙型肝炎、丙型肝炎、艾滋病、钩端螺旋体病等
接触隔离	体表或感染部位排出病原体或直接或间接与破损皮肤或黏膜接触感染	接触隔离	破伤风、炭疽、梅毒、淋病和皮肤的真菌感染等
昆虫隔离	昆虫作为媒介传播	应做昆虫隔离；病室按照纱窗、纱门，做到防蚊、防蝇、防螨、防虱和防蚤等	乙型脑炎、疟疾、斑疹伤寒、回归热、丝虫病等
保护性隔离	抵抗力特别低的患者	保护性隔离；在诊断、治疗和护理工作中，尤其应注意避免医源性感染等	长期大量接触免疫抑制剂者、严重烧伤患者、早产婴儿和器官移植患者等

2. 消毒　消毒是切断传播途径的重要措施。狭义的消毒是指消灭污染环境的病原体，广义的消毒则包括消灭传播媒介。消毒分为疫源地消毒（包括随时消毒和终末消毒）及预防性消毒两大类，消毒方法包括物理消毒法和化学消毒法等，可根据不同的传染病选择采用。

（三）保护易感人群

1. 提高平时机体的抗病能力　养成良好的卫生习惯，合理营养，加强体育锻炼，提高健康水平，以增强机体非特异性免疫力。

2. 预防接种　有计划地对易感人群进行疫苗、菌苗、类毒素等自动免疫接种，增强机体特异性免疫力，降低人群对特定传染病的易感水平。

3. 药物预防　紧急情况下，可考虑开展化学制剂、抗生素、中草药等短期药物预防,必要时还可接种抗毒素、丙种球蛋白或高效价特异性免疫球蛋白,使机体获得被动特异性免疫,起到保护易感人群的作用。

(王国年)

第三节　重点和区域性传染病防治

患者李某体检时发现快速血浆反应素环状卡片试验(RPR)阳性。
问题:该患者需要进一步做哪些检查?是否需要治疗?

一、艾滋病

1. 艾滋病　即获得性免疫缺陷综合征(acquiredimmunodeficiency syndrome,AIDS),病原体为人类免疫缺陷病毒(human immunodeficiency virus,HIV),亦称艾滋病病毒。为单链 RNA 病毒,属于逆转录病毒科。主要感染 $CD4^+T$ 细胞。

2. 传染源　被 HIV 感染的人,包括 HIV 感染者和艾滋病患者。HIV 主要存在于传染源的血液、精液、阴道分泌物、胸腹水、脑脊液、羊水和乳汁等体液中。

3. 感染和传播途径　经性接触(包括不安全的同性、异性和双性性接触);经血液及血制品(包括共用针具静脉注射毒品、不安全规范的介入性医疗操作、文身等);经母婴传播(包括宫内感染、分娩时和哺乳传播)。

高风险人群:主要有男男同性性行为者、静脉注射毒品者、与 HIV 感染者/AIDS 患者有性接触者、多性伴人群、性传播感染(STI)群体。

4. 实验室检查　HIV 的实验室检测主要包括 HIV 抗体检测、HIV 核酸定性和定量检测、$CD4^+T$ 淋巴细胞计数、HIV 耐药检测等。HIV-1/2 抗体检测是 HIV 感染诊断的金标准,HIV 核酸检测(定性和定量)也用于 HIV 感染诊断;HIV 核酸定量(病毒载量)和 $CD4^+T$ 淋巴细胞计数是判断疾病进展、临床用药、疗效和预后的两项重要指标;HIV 耐药检测可为高效抗逆转录病毒治疗(HAART)方案的选择和更换提供指导。

5. 临床表现与分期　根据感染后临床表现及症状、体征,HIV 的感染过程可分为急性期、无症状期和艾滋病期。

(1)急性期:通常发生在初次感染 HIV 后 2~4 周。部分感染者出现 HIV 病毒血症和免疫系统急性损伤所产生的临床表现。大多数患者临床症状轻微,持续 1~3 周后缓解。临床表现以发热最为常见,可伴有咽痛、盗汗、恶心、呕吐、腹泻、皮疹、关节疼痛、淋巴结肿大及神经系统症状。此期在血液中可检出 HIV RNA 和 p24 抗原,而 HIV 抗体则在感染后 2 周左右出现。CD4$^+$T 淋巴细胞计数一过性减少,CD4$^+$/CD8$^+$T 淋巴细胞比值亦可倒置。

（2）无症状期:可从急性期进入此期,或无明显的急性期症状而直接进入此期。此期持续时间一般为 6~8 年。在无症状期,由于 HIV 在感染者体内不断复制,免疫系统受损,CD4$^+$T 淋巴细胞计数逐渐下降。可出现淋巴结肿大等症状或体征。

（3）艾滋病期:为感染 HIV 后的最终阶段。患者 CD4$^+$T 淋巴细胞计数多 <200 个 /μl,HIV 血浆病毒载量明显升高。此期主要临床表现为 HIV 相关症状、体征及各种机会性感染和肿瘤。HIV 感染后相关症状与体征:主要表现为持续 1 个月以上的发热、盗汗、腹泻,体重减轻 10% 以上。部分患者表现为神经精神症状,如记忆力减退、精神淡漠、性格改变、头痛、癫痫及痴呆等。另外,还可出现持续性全身性淋巴结肿大,其特点为:①除腹股沟以外有两个或两个以上部位的淋巴结肿大;②淋巴结直径≥1cm,无压痛,无粘连;③持续 3 个月以上。

6. 诊断标准

（1）HIV 感染的诊断标准

成人、青少年及 18 月龄以上儿童,符合下列一项者即可诊断:① HIV 抗体筛查试验阳性和 HIV 补充试验阳性（抗体补充试验阳性或核酸定性检测阳性或核酸定量 >5 000 拷贝 /ml）;② HIV 分离试验阳性。

18 月龄及以下儿童,符合下列一项者即可诊断:①为 HIV 感染母亲所生和 HIV 分离试验结果阳性;②为 HIV 感染母亲所生和两次 HIV 核酸检测均为阳性（第二次检测需在出生 6 周后进行）;③有医源性暴露史,HIV 分离试验结果阳性或两次 HIV 核酸检测均为阳性。

（2）急性期的诊断标准:患者半年内有流行病学史或急性 HIV 感染综合征,HIV 抗体筛查试验阳性和 HIV 补充试验阳性。

（3）无症状期的诊断标准:有流行病学史,结合 HIV 抗体阳性即可诊断。对无明确流行病学史但符合实验室诊断标准的即可诊断。

（4）艾滋病期的诊断标准

成人及 15 岁（含 15 岁）以上青少年,HIV 感染加下述中的任何一项,即可诊为艾滋病或者 HIV 感染,而 CD4$^+$T 淋巴细胞数 <200 个 /μl,也可诊断为艾滋病。①不明原因的持续不规则发热 38℃以上,持续时间 >1 个月;②腹泻（排便次数多于 3 次 /d）,持续时间 >1 个月;③ 6 个月内体重下降 10% 以上;④反复发作的口腔真菌感染;⑤反复发作的单纯疱疹病毒感染或带状疱疹病毒感染;⑥肺孢子菌肺炎(PCP);⑦反复发生的细菌性肺炎;⑧活动性结核或非结核分枝杆菌病;⑨深部真菌感染;⑩中枢神经系统占位性病变;⑪中青年人出现痴呆;⑫活动性巨细胞病毒感染;⑬弓形虫脑病;⑭马尔尼菲篮状菌病;⑮反复发生的败血症;⑯皮肤黏膜或内脏的卡波西肉瘤、淋巴瘤。

15 岁以下儿童,符合下列一项者即可诊断:HIV 感染和 $CD4^+T$ 淋巴细胞百分比 <25%(<12 月龄),或 <20%(12~36 月龄),或 <15%(37~60 月龄),或 $CD4^+T$ 淋巴细胞计数 <200 个 /μl(5~14 岁);HIV 感染和伴有至少一种儿童艾滋病指征性疾病。

7. 治疗　高效抗逆转录病毒治疗(highly active antiretroviral therapy,HAART),俗称"鸡尾酒疗法"。目前国际上共有 6 大类 30 多种药物(包括复合制剂),分别为核苷类逆转录酶抑制剂(NRTIs)、非核苷类逆转录酶抑制剂(NNRTIs)、蛋白酶抑制剂(PIs)、整合酶抑制剂(INSTIs)、膜融合抑制剂(FIs)和 CCR5 抑制剂。国内的抗逆转录病毒治疗药物有 NRTIs、NNRTIs、PIs、INSTIs 和 FIs 5 大类(包含复合制剂)。

成人及青少年初始 HAART 方案:初治患者推荐方案为两种 NRTIs 类骨干药物联合第三类药物治疗。第三类药物可以为 NNRTIs、增强型 PIs(含利托那韦或考比司他)或者 INSTIs;有条件的患者可以选用复方单片制剂(STR)。

8. 肺孢子菌肺炎(PCP)

(1)诊断:①亚急性起病,呼吸困难逐渐加重,伴有发热、干咳、胸闷,症状逐渐加重,严重者发生呼吸窘迫;②肺部阳性体征少,或可闻及少量散在的干湿啰音,体征与疾病症状的严重程度往往不成比例;③胸部 X 线检查可见双肺从肺门开始的弥漫性网状结节样间质浸润,肺部 CT 显示双肺毛玻璃状改变,13%~18% 的患者同时合并细菌或分枝杆菌感染,肺部影像学可有相应表现;④血气分析提示低氧血症,严重病例动脉血氧分压(PaO_2)明显降低,常在 60mmHg(1mmHg=0.133kPa)以下;⑤血乳酸脱氢酶常 >5 000mg/L;⑥确诊依靠病原学检查如痰液或支气管肺泡灌洗 / 肺组织活检等发现肺孢子菌的包囊或滋养体。

(2)治疗:①对症治疗。卧床休息,给予吸氧,注意水和电解质平衡。②病原治疗。首选复方磺胺甲噁唑(SMZ-TMP),轻中度患者口服甲氧苄胺嘧啶(TMP)15~20mg/(kg·d),或磺胺甲噁唑(SMZ)75~100mg/(kg·d),分 3~4 次用,疗程 21 天,必要时可延长疗程。重症患者给予静脉用药,剂量同口服。SMZ-TMP 过敏者可试行脱敏疗法。替代治疗:克林霉素 600~900mg,静脉滴注,每 8 小时 1 次,或 450mg 口服,每 6 小时 1 次;

联合应用伯氨喹 15~30mg,口服,每日 1 次,疗程 21 天。氨苯砜 100mg,口服,每日 1 次;联合应用 TMP 200~400mg,口服,每日 2~3 次,疗程 21 天。或喷他脒 3~4mg/kg,每日 1 次,缓慢静脉滴注(60 分钟以上),疗程 21 天。③糖皮质激素治疗。中重度患者(PaO$_2$<70mmHg 或肺泡 - 动脉血氧分压差 >35mmHg),早期(72 小时内)可应用糖皮质激素治疗,泼尼松 40mg 口服,每日 2 次,5 天,之后改为 20mg,口服,每日 2 次,5 天,随后改为 20mg,每日 1 次,至疗程结束;静脉用甲泼尼龙剂量为上述泼尼松的 75%。④辅助通气。如患者进行性呼吸困难明显,可给予辅助通气。⑤ HAART。尽早进行 HAART,通常在抗 PCP 治疗的 2 周内进行。

二、梅毒

1. 梅毒(syphilis)　苍白密螺旋体(treponema pallidum,又称梅毒螺旋体)感染人体所引起的一种系统性、慢性性传播疾病,可引起人体多系统多器官的损害,产生多种临床表现,导致组织破坏、功能失常,甚至危及生命。梅毒分为后天获得性梅毒和胎传梅毒(先天梅毒)。后天获得性梅毒又分为早期和晚期梅毒。早期梅毒指感染梅毒螺旋体 2 年内的梅毒,包括一期、二期和早期隐性梅毒(又称早期潜伏梅毒)。晚期梅毒的病程大于等于 2 年,包括晚期良性梅毒、心血管梅毒、晚期隐性梅毒(又称晚期潜伏梅毒)等。神经梅毒在梅毒早晚期均可发生。胎传梅毒又分为早期(出生后 2 年内发现)和晚期(出生 2 年后发现)胎传梅毒。

2. 流行病学史

(1)一期梅毒:多数有不安全性行为史,或性伴感染史,或多性伴史。

(2)二期梅毒:多数有不安全性行为史,或性伴感染史,或多性伴史;或有输血史(供血者为早期梅毒患者)。可有一期梅毒史,病期在 2 年以内。

(3)三期梅毒:多数有不安全性行为史,或性伴感染史,或多性伴史。可有一期或二期梅毒史。病期 2 年以上。

(4)隐性梅毒(潜伏梅毒):多数有不安全性行为史,或性伴感染史,或多性伴史。

早期隐性梅毒在近 2 年内有以下情形:①有明确的不安全性行为史,而 2 年前无不安全性行为史;②有过符合一期或二期梅毒的临床表现,但当时未得到诊断和治疗;③性伴有明确的早期梅毒感染史。

晚期隐性梅毒:感染时间在 2 年以上。无法判断感染时间者亦视为晚期隐性梅毒。既往无明确的梅毒诊断或治疗史。

(5)胎传梅毒(先天梅毒):生母为梅毒患者。

3. 临床表现

（1）一期梅毒：在外生殖器等性接触部位可见硬下疳。一般为单发，初发可表现为小丘疹，逐渐发展为浅在性溃疡，界限清楚，溃疡面清洁。触诊基底质韧，无明显疼痛或触痛，腹股沟或患部近卫淋巴结肿大，可单侧或双侧，无痛，无粘连，质硬。硬下疳潜伏期一般为 2~4 周。

（2）二期梅毒：典型表现可见多形性皮疹，常泛发对称，皮损一般无自觉症状，也可有瘙痒。可发生虫蚀样脱发，掌跖部可见暗红斑及脱屑性斑丘疹，口腔及生殖器部位可见黏膜斑，全身浅表淋巴结可肿大，可出现梅毒性骨关节损害、眼损害、神经系统及其他内脏损害等。此期的中枢神经系统损害主要为无症状性神经梅毒、脑脊膜血管梅毒（出现闭塞性脑血管综合征表现如偏瘫、失语、癫痫性发作）。二期复发梅毒，皮损局限，数目较少，形态奇异，常呈环状、弓形或弧形。

（3）三期梅毒：累及不同系统可出现不同临床表现。

1）晚期良性梅毒：头面部及四肢伸侧可见结节性梅毒疹。大关节附近可见近关节结节。皮肤、口腔可见树胶肿，上腭及鼻中隔黏膜树胶肿可导致上腭及鼻中隔穿孔和马鞍鼻。也可有骨梅毒及其他内脏梅毒。

2）眼梅毒：可发生视网膜炎、间质性角膜炎等，可致失明。

3）心血管梅毒：可有单纯性主动脉炎、主动脉瓣闭锁不全、主动脉瘤等。

4）神经梅毒：多发生于梅毒螺旋体感染后 3~20 年，包括无症状性神经梅毒、脑脊膜血管梅毒、实质型梅毒（麻痹性痴呆和脊髓痨）。麻痹性痴呆和脊髓痨的潜伏期较长，多于梅毒螺旋体感染后 3~30 年发病，病变累及脑实质，出现精神症状、记忆力减退、判断力与记忆力受损、人格改变。神经梅毒患者脑脊液检查可见白细胞计数 $\geqslant 10 \times 10^6/L$，蛋白量 $>500mg/L$（需排除其他引起这些异常的原因）。

神经梅毒还包括梅毒性树胶肿，临床表现类似占位性病变或脓肿，还可表现为帕金森综合征，类似进行性核上性麻痹（PSP）、皮质基底节变性（CBD）、舞蹈症症状，部分患者还可出现肌阵挛、小脑共济失调等，亦有部分患者可出现听力障碍或视神经萎缩。

（4）隐性梅毒：无任何梅毒性临床表现。

（5）胎传梅毒：分为早期胎传梅毒、晚期胎传梅毒和隐性胎传梅毒。

1）早期胎传梅毒：2 岁以内发病。发育不良。可有类似于获得性二期梅毒的改变。皮损、梅毒性鼻炎、骨髓炎及骨膜炎等。可有全身淋巴结肿大、肝脾大、贫血等。

2）晚期胎传梅毒：2 岁以后发病，类似于获得性三期梅毒的表现。

典型的炎症性损害或标志性损害（马鞍鼻、佩刀胫等）。

3）隐性胎传梅毒：胎传梅毒未经治疗，无临床症状，梅毒血清学试验阳性，脑脊液检查阴性。

4. 辅助检查

（1）梅毒螺旋体暗视野显微镜检查。

（2）梅毒螺旋体镀银染色检查。

（3）梅毒螺旋体核酸扩增试验（采用 PCR 法）。

（4）梅毒血清学检查：一类为非梅毒螺旋体血清学试验（又称梅毒非特异性抗体试验），主要包括性病研究实验室玻片试验（venereal disease research laboratory，VDRL）、快速血浆反应素环状卡片试验（rapid plasma reagin，RPR）、甲苯胺红不加热血清试验（toluidine red unheated serum test，TRUST）等；患者如感染不足 6 周，该试验可为阴性，应于感染 6 周后复查。另一类为梅毒螺旋体血清学试验（又称梅毒特异性抗体试验），包括梅毒螺旋体颗粒凝集试验（treponema pallidum particle agglutination，TPPA）、荧光螺旋体抗体吸收试验（fluorescent treponemal antibody-absorption，FTA-ABS）、酶联免疫吸附试验（enzyme linked immunosorbent assay，ELISA）、化学发光免疫测定（chemiluminescence immunoassay，CLIA）、快速检测试验（rapid test，RT）等。患者如感染不足 4 周，该试验亦可为阴性，应于感染 4 周后复查。临床上可根据实验室条件选择任何一类血清学检测方法作为筛查（初筛）试验，但初筛阳性结果需经另一类梅毒血清学检测方法复检确证，才能够为临床诊断或疫情报告提供依据。有条件时亦可同时做这两类试验。

如果筛查试验阳性，确认试验阳性，属于梅毒的现症感染，需要治疗。

如果筛查试验阳性，确认试验阴性，属于筛查试验"假阳性"，通常效价 <1∶8。常见于急性发热性传染病、妊娠、吸毒、结缔组织疾病（系统性红斑狼疮、类风湿）等情况，需要观察、复查。

如果筛查试验阴性，确认试验阳性，可能属于隐性梅毒、极早期梅毒、以往感染过梅毒、早期梅毒治疗后或部分晚期梅毒的情况。需要定期复查，一旦筛查试验转阳，需要进行治疗。

如果筛查试验阴性，确认试验阴性，可以排除梅毒感染。对于有高危行为的人来说，还有可能是极早期梅毒（尚无任何抗体产生，处于窗口期）或极晚期梅毒，HIV 感染者 /AIDS 患者合并梅毒感染。需要定期复查、观察。

如果只做筛查试验，不做确认试验，不能确诊病例。

如果只做确认试验，不做筛查试验，不能区分是否是现症感染，也不能判断疗效。

（5）梅毒的组织病理：梅毒的基本病理变化如下。①血管内膜炎：特别是小动脉内皮细胞肿胀与增生；②血管周围炎：血管周围大量淋巴细胞和浆细胞浸润；③二期梅毒后期和三期梅毒常见上皮样细胞和多核巨细胞等组成的肉芽肿性浸润；④银染色、免疫组化染色和 PCR 检测可发现组织中的梅毒螺旋体病原体。梅毒分期不同也有具体的病理特点。

（6）脑脊液检查（主要用于神经梅毒的诊断）。

5. 诊断　梅毒的诊断需综合分析流行病学史、临床表现及实验室检查等进行。

6. 治疗

（1）一般原则：①及早发现，及时正规治疗；②剂量足够，疗程规则。不规则的治疗可增多复发及促使晚期的损害提前发生；③治疗后需经过足够时间的追踪观察；④要对所有性伴侣同时进行检查及治疗；⑤所有梅毒患者均应做 HIV 咨询和检测。

（2）药物治疗：包括青霉素治疗和非青霉素治疗。青霉素治疗需分阶段性进行：

①早期梅毒推荐方案：苄星青霉素 240 万 IU，分两侧臀部肌内注射，每周 1 次，共 1~2 次；或普鲁卡因青霉素 80 万 IU/d 肌内注射，连续 15 天。对青霉素过敏者可用多西环素。②晚期梅毒及二期复发梅毒推荐的方案：苄星青霉素 240 万 IU，分两侧臀部肌内注射，每周 1 次，共 3 次；或者普鲁卡因青霉素 80 万 IU/d 肌内注射，连续 20 天为 1 个疗程，可考虑给予第 2 个疗程，疗程间需停药 2 周。③心血管梅毒：如有心力衰竭，首先治疗心力衰竭，待心功能可代偿时，注射青霉素，从小剂量开始，避免发生吉海（Jarisch-Herxheimer）反应，造成病情加剧或死亡。④神经梅毒、眼梅毒、耳梅毒：神经梅毒是系统性损害，累及重要脏器，多数患者的临床表现复杂且较为严重，因此需要综合性诊断与治疗。此外，也需注意胎传梅毒、妊娠期梅毒、合并 HIV 感染及吉海反应的处理等。非青霉素治疗包括多西环素、头孢曲松钠、阿奇霉素等。

（3）随访和治疗反应监测：梅毒经足量规则治疗后，应定期随访观察，包括全身体检和复查非梅毒螺旋体血清学试验效价。早期梅毒建议随访 2~3 年，第 1 次治疗后隔 3 个月复查，之后每隔 3 个月复查 1 次，1 年后每半年需复查 1 次。晚期梅毒要随访 3 年或更长，第 1 年每 3 个月 1 次，以后需每半年 1 次。神经梅毒治疗后需每 3~6 个月做 1 次检查，包括血清学和脑脊液的检查。

在诊治的过程中需要注意对二期梅毒出现的"前带现象"有明确的

分析和判定。（prozone phenomenon）在非梅毒螺旋体血清学试验（如RPR试验）中，由于血清抗体水平过高，抗原抗体比例不合适，而出现假阴性或弱阳性结果，将此血清稀释后再做血清学试验，出现阳性结果，称为前带现象。

梅毒患者经过规范的抗梅毒治疗和一定时间的随访（一期梅毒随访1年、二期梅毒随访2年、晚期梅毒随访3年），非梅毒螺旋体血清学试验维持在一定效价（一般在1∶8或以下，但超过1∶8也不鲜见），排除再感染、神经梅毒、心血管梅毒和生物学假阳性等，即为梅毒血清固定（syphilis serofast）。对于考虑梅毒血清固定的患者应进行全面体检。由于梅毒血清固定现象的发生率较高，目前对这类患者的处理已成为临床棘手的问题。早期诊断、及时规范治疗是防止梅毒血清固定的重要措施

三、布鲁氏菌病

1. 概述　布鲁氏菌病（brucellosis）简称"布病"，也称"波状热"，是布鲁氏菌感染引起的一种人畜共患传染病，属自然疫源性疾病，感染人及牛、羊、猪、犬等动物。在发病机制方面，布鲁氏菌病急性期主要为由细菌引起的菌血症及急性炎症；慢性期主要为血管内膜炎、血栓性脉管炎、脏器的浆液性炎症和坏死等。

2. 流行病学　疫畜是布鲁氏菌的主要传染源。我国大部分地区以羊作为主要传染源，有些地方牛是传染源，南方个别省份的猪可作为传染源。鹿和犬等经济动物也可成为传染源。病原体可以通过体表皮肤黏膜、消化道、呼吸道侵入机体。含有布鲁氏菌的各种污染物及食物均可成为传播媒介。人类对布鲁氏菌普遍易感。

3. 分期和临床表现　在临床分期尚无统一标准，世界卫生组织（WHO）将病程少于12个月的感染定义为急性或亚急性感染。中国布鲁氏菌病诊断标准将发病3个月以内的定义为急性期，发病3~6个月的定义为亚急性期，发病6个月以上者定义为慢性期。《布鲁菌病诊疗专家共识》（2017）将病程6个月以内的感染定义为急性期，病程超过6个月仍未痊愈的感染定义为慢性感染。

临床表现因感染的病原体（布鲁氏菌属是胞内生长的革兰氏阴性多形球状杆菌，无芽孢形成，由6个种、19个生物种组成，其中引起人类疾病的有羊、牛、猪和犬布鲁氏菌）、病程的阶段和累及器官系统不同而异，人布鲁氏菌病临床表现多样，羊型和猪型布鲁氏菌病大多症状较重，牛型较轻。

感染后潜伏期一般为1~4周，平均为2周，但少数患者可在感染后数

月或 1 年以上才发病。

临床可表现为持续数日乃至数周的发热（包括低热）、多汗（急性期病例出汗尤重，体温下降时加重）、乏力、肌肉和关节疼痛等。部分患者有淋巴结、肝脾和睾丸肿大，少数可出现各种样的皮疹、黄疸；全身各系统均可受累并出现相应的临床表现，约 30% 布鲁氏菌病患者出现局部感染病灶，以骨关节炎、脊椎炎、骨髓炎等为主，神经系统受累和心内膜炎虽不常见，却是造成死亡的主要原因。查体常呈非特异性，部分患者可出现肝脾大。

4. 辅助检查

（1）细菌培养：血液、骨髓、乳汁、子宫分泌物、脓性分泌物、关节液、脑膜炎患者的脑脊液等均可做细菌培养，阳性是确诊本病的依据。

（2）血清学检测：检测机体对菌体细胞膜上的光滑脂多糖（smooth-lipopolysaccharide, S-LPS）产生的抗体。包括：

虎红平板凝集试验（rose bengal plate agglutination test, RBPT）：推荐用作快速筛查试验。

平板凝集试验（plate agglutination test, PAT）：亦用作初筛。

酶联免疫吸附试验（enzyme linked immunosorbent assay, ELISA）：现已较好地实现标准化，且检测迅速（4~6 小时），敏感度、特异度较高，可以针对性地检测不同抗体，包括非凝集性抗体。

布鲁氏菌病抗人免疫球蛋白试验（Coombs 试验）：可同时检测凝集或非凝集性抗体，更适合用于慢性、有并发症、复发和持续性感染患者的检查。

血清凝集试验（serum agglutination test, SAT）：我国将其作为确诊试验之一。

补体结合试验（complement fixation test, CFT）：多用于动物感染诊断。

（3）分子生物学检测：针对 IS711 或 IS650、16S~23S rRNA 片段、*BCPS31* 和 *omp2a* 基因的 PCR 可以用作培养产物的菌种鉴定，也有直接用于临床样本鉴定。

5. 诊断　包括实验室诊断和临床诊断标准。

（1）实验室诊断标准：可通过 RBPT 或 PAT 筛查，阳性者需通过确诊试验以证实。

确诊试验：①由血或其他临床标本中分离得到布鲁氏菌属。②在上述基于凝集抗体检测的筛查试验基础上，加以下基于非凝集抗体的检测：ELISA 测 IgG 阳性；或者 Coombs 试验 IgG 效价 1∶400，并出现显著凝集及以上。③不少于 2 周间隔获取的双份血清样本抗体效价升高不低于 4

倍。④ CFT:效价 1∶10 并出现显著凝集及以上。⑤ SAT:国内作为确诊试验,效价为 1∶100 而且出现显著的凝集及以上者,或者病程一年以上效价 1∶50 并出现显著的凝集及以上者;或半年内有布鲁氏菌疫苗接种史,效价 1∶100 并出现显著的凝集及以上者。

(2)临床诊断标准:有布鲁氏菌病的临床表现,且流行病学相关即可作出布鲁氏菌病疑似诊断;疑似病例基础上有筛查试验阳性者可临床诊断;疑似或临床诊断病例基础上有确诊试验阳性可确诊病例;有流行病学史,符合确诊病例免疫学和病原学检查标准,但无临床表现者诊断隐性感染。

综合患者的流行病学资料、临床表现和辅助检查可作出诊断。血清学检查在诊断中发挥主要作用,同时流行病学资料对协助诊断有重要价值。

6. 治疗

(1)对症支持:注意休息,注意水、电解质及补充营养,给予高热量、足量维生素及易消化的饮食。高热者可用物理方法降温,持续不退者可用退热药等对症治疗。合并睾丸炎者,可短期加用小剂量糖皮质激素。合并脑膜炎者需给予脱水降颅内压治疗。

(2)抗菌治疗:治疗原则为早期、联合、足量、足疗程用药,必要时延长疗程,以防止复发及慢性化。治疗过程中注意监测血常规、肝肾功能等。无合并症的非复杂性感染(成人和 8 岁以上儿童)首选多西环素(6 周)联合庆大霉素(1 周);多西环素(6 周)联合链霉素(2~3 周)或多西环素(6 周)联合利福平(6 周)。慢性期感染可治疗 2~3 个疗程。有合并症或者特殊人群的治疗方案与上不同。

7. 其他 目前布鲁氏菌病的疗效尚无客观评价指标。血隐性感染者治疗尚需循证医学证据支持。

四、新型冠状病毒肺炎

1. 概述 新型冠状病毒肺炎(corona virus disease 2019,COVID-19)简称"新冠肺炎",为新发急性呼吸道传染病,对该病的早发现、早报告、早隔离和早治疗可以提高治愈率、降低病亡率。

2. 流行病学特点

(1)传染源:新型冠状病毒感染患者和无症状感染者,在潜伏期即有传染性,发病后 5 日内传染性较强。

(2)传播途径:经呼吸道飞沫和密切接触传播是主要的传播途径。接触病毒污染的物品也可造成感染。在相对封闭的环境中长时间暴露于高浓度气溶胶情况下存在经气溶胶传播的可能。由于粪便、尿液中可分离到新型冠状病毒,应注意其对环境污染造成接触传播或气溶胶传播。

（3）易感人群:人群普遍易感。感染后或接种新型冠状病毒疫苗后可获得一定的免疫力,但持续时间尚不明确。

3. 病原学　新型冠状病毒(2019-nCoV)属于β属的冠状病毒,有包膜,颗粒呈圆形或椭圆形,直径 60~140nm。具有 5 个必需基因,分别针对核蛋白(N)、病毒包膜(E)、基质蛋白(M)和刺突蛋白(S)4 种结构蛋白及RNA 依赖性的 RNA 聚合酶(RdRp)。

冠状病毒对紫外线和热敏感,56℃ 30 分钟、乙醚溶液、75% 乙醇溶液、含氯消毒剂、过氧乙酸和氯仿等脂溶剂均可有效灭活病毒,氯己定溶液不能有效灭活病毒。

4. 诊断　结合流行病学史和临床表现综合分析,明确疑似病例的诊断及确诊病例的诊断。

（1）流行病学史:①发病前 14 天内有病例报告社区的旅行史或居住史;②发病前 14 天内与新型冠状病毒感染的患者或无症状感染者有接触史;③发病前 14 天内曾接触来自有病例报告社区的发热或有呼吸道症状的患者;④聚集性发病(2 周内在小范围,如家庭、办公室、学校班级等场所,出现 2 例及以上发热和 / 或呼吸道症状的病例)。

（2）临床表现:①发热和 / 或呼吸道症状等新冠肺炎相关临床表现;②具有新冠肺炎影像学特征;③发病早期白细胞总数正常或降低,淋巴细胞计数正常或减少。

（3）可考虑为疑似病例的情况:有流行病学史中的任何 1 条,且符合临床表现中任意 2 条;或无明确流行病学史的,符合临床表现中任意 2 条,同时新型冠状病毒特异性 IgM 抗体阳性;或符合临床表现中的 3 条。

（4）疑似病例同时具备以下病原学或血清学证据之一者考虑为确诊病例:①实时荧光 RT-PCR 检测新型冠状病毒核酸阳性;②病毒基因测序,与已知的新型冠状病毒高度同源;③新型冠状病毒特异性 IgM 抗体和 IgG 抗体阳性;④新型冠状病毒特异性 IgG 抗体由阴性转为阳性或恢复期 IgG 抗体效价较急性期呈 4 倍及以上升高。

5. 病例的发现与报告　发现符合病例定义的疑似病例后,应当立即进行单人单间隔离治疗,院内专家会诊或主诊医生会诊,仍考虑疑似病例,在 2 小时内进行网络直报,并采集标本进行新型冠状病毒核酸检测,同时在确保转运安全前提下立即将疑似病例转运至定点医院。疑似病例连续两次新型冠状病毒核酸检测阴性(采样时间至少间隔 24 小时)且发病 7 日后新型冠状病毒特异性 IgM 抗体和 IgG 抗体仍为阴性可排除疑似病例诊断。

与新型冠状病毒感染者有密切接触者,即使常见呼吸道病原检测阳性,也建议及时进行新型冠状病毒病原学检测。

对于确诊病例应在发现后 2 小时内进行网络直报。

6. 治疗

(1)治疗场所:疑似及确诊病例应在具备有效隔离条件和防护条件的定点医院隔离治疗,疑似病例应单人单间隔离治疗。确诊病例可多人收治在同一病室。危重型病例应当尽早收入重症监护病房(ICU)治疗。

(2)一般治疗:卧床休息,加强支持治疗,保证充分能量摄入;注意水、电解质平衡,维持内环境稳定;密切监测生命体征、指氧饱和度等。根据病情监测血常规、尿常规、C 反应蛋白、生化指标(转氨酶、心肌酶、肾功能等)、凝血功能、动脉血气分析、胸部影像学检查等。有条件者可行细胞因子检测。及时给予有效氧疗措施,包括鼻导管、面罩给氧和经鼻高流量氧疗。有条件可采用氢氧混合吸入气(H_2/O_2:66.6%/33.3%)治疗。避免盲目或不恰当使用抗菌药物,尤其是联合使用广谱抗菌药物。

(3)抗病毒治疗:有重症高危因素及有重症倾向的患者可在病程早期应用有一定治疗作用的抗病毒药物。不推荐单独使用洛匹那韦/利托那韦和利巴韦林,不推荐使用羟氯喹或联合使用阿奇霉素。干扰素 α、利巴韦林(与干扰素或洛匹那韦/利托那韦联合应用)、磷酸氯喹、阿比多尔可在临床试用,在应用中进一步评价疗效。需注意上述药物的不良反应、禁忌证及与其他药物的相互作用等问题。不建议同时应用 3 种以上抗病毒药物,出现不可耐受的不良反应时应停止使用相关药物。对孕产妇患者的治疗应考虑妊娠周数,尽可能选择对胎儿影响较小的药物,以及考虑是否终止妊娠后再进行治疗,并知情告知。

(4)免疫治疗:康复者恢复期血浆适用于病情进展较快、重型和危重型患者。静脉注射 COVID-19 人免疫球蛋白可应急用于病情进展较快的普通型和重型患者。对于双肺广泛病变者及重型患者,且实验室检测白细胞介素(IL)-6 水平升高者,可试用托珠单抗。

(5)糖皮质激素:对于氧合指标进行性恶化、影像学进展迅速、机体炎症反应过度激活状态的患者,酌情短期内(一般建议 3~5 日,不超过 10 日)使用糖皮质激素,建议剂量相当于甲泼尼龙 0.5~1mg/(kg·d),应当注意较大剂量糖皮质激素由于免疫抑制作用,可能会延缓对病毒的清除。

(杨　薇　丁雅明)

第四节 院内感染的预防和处理

一、院内感染分类

院内感染可依据病原体来源和种类、感染的部位等进行分类。

（一）根据病原体的来源分类

院内感染可分为内源性和外源性感染。

1. 内源性感染（endogenous infection） 又称自身感染，是指患者自身的病原体所引发的感染。一般情况下定植、寄生于患者体表或体内的正常菌群，不会产生感染；当机体出现免疫功能低下时，正常菌群会发生移位，出现感染。

（1）寄生的部位改变：如肠道内大肠埃希菌进入泌尿道或经过手术的切口进入到腹腔血流等。

（2）宿主的本身免疫功能下降：如扁桃体摘除术后，甲型链球菌可经血液途径使心瓣膜畸形者出现亚急性细菌性心内膜炎。

（3）菌群失调（dysbacteriosis）：又称菌群失调症或菌群交替症，是机体某个部位的正常菌群间的比例失衡，引起一系列临床变化。

（4）二重感染（superinfection）：是在应用抗菌药物治疗感染性疾病的过程中出现的一种新感染。长期使用广谱抗生素，出现菌群失衡，导致耐药菌大量繁殖，金黄色葡萄球菌、革兰氏阴性杆菌及白念珠菌等常见。临床主要表现在消化道、肺部、尿路感染和败血症等。

2. 外源性感染（exogenous infection） 又称交叉感染，是指宿主体外的病原体，以直接或间接途径，传播给易感人群并引起的感染。这种感染包括患者间、患者与医务人员间直接感染或通过污染物品使人间接感染。外源性病原体包括外环境和其他患者的病原体等，外源性感染也包括医院内的环境感染（如通过空气的感染）。

（1）患者：大部分感染是人与人之间传播造成的，从潜伏期到恢复期的都有可能存在传染性，因此做到早发现、早诊断、早报告、早隔离、早治疗是控制和消灭传染源的一项根本措施。

（2）带菌者：是指某些健康的带菌者和传染病恢复期的排菌者。这些带菌者没有临床症状，不易被发现，是重要的传染源。他们带来的危害极大，健康带菌者常见于脑膜炎球菌、白喉杆菌感染等；恢复期带菌者常见于伤寒杆菌、痢疾杆菌感染等。

（二）根据病原体的种类

院内感染按照病原体的种类可分为细菌性感染、病毒性感染、真菌性感染、支原体和衣原体感染及原虫感染等，其中细菌性感染最常见。此外，院内感染还可以根据病原体的具体名称分类，如柯萨奇病毒感染、铜绿假单胞菌感染及金黄色葡萄球菌感染等。

（三）根据感染发生的部位

全身各个部位、器官都可发生，如呼吸系统、泌尿系统、皮肤软组织等都可发生院内感染（表 6-7）。

表 6-7　根据感染发生部位的院内感染分类

院内感染分类	内容
呼吸系统	上呼吸道感染、气管炎、气管支气管炎、肺炎、肺部其他感染
泌尿系统	无症状菌尿症、肾、泌尿道等其他泌尿系统感染
消化系统	胃肠炎及胃肠道感染、腹腔内感染、肝炎、婴儿坏死性肠炎
运动系统	骨髓、关节、滑囊及椎间盘感染
中枢神经系统	无脑膜炎性椎管内脓肿、颅内感染（脑脓肿、硬膜下／外感染、脑炎等）、脑膜炎或脑室炎
心血管系统	心内膜、心肌和心包炎，动静脉、纵隔感染
血液系统	败血症、实验室证实的血液感染
生殖系统	盆腔、外阴、生殖器感染
皮肤和软组织	皮肤、软组织感染，乳腺脓肿或乳腺炎，脐炎，婴儿脓疱病，烧伤组织感染，褥疮（浅层和深部组织感染）
手术部位	切口及深部组织感染
耳、鼻、咽、喉、口腔和眼	耳感染、鼻旁窦、咽、喉炎，口腔部位、结膜、球内感染
全身感染系统	系统或器官的感染

二、院内感染的原因

（一）宿主防御功能减退

1. 基础疾病严重，易发生院内感染　基础疾病较严重的患者，机体免疫功能下降，住院时间延长，由于抗生素的应用和侵入性操作较多，易发生感染，如恶性肿瘤、糖尿病、肾病、肝病等。

2. 婴幼儿（包括新生儿）和老年人易发生院内感染　婴幼儿和老年

患者是院内感染的高危人群,并且病情往往较为严重。因为婴幼儿的免疫机制尚未发育成熟,而老年患者器官功能退化,生理防御功能减退,免疫功能下降,易发生感染。

3. 免疫功能受损,易发生院内感染　当机体免疫系统受到暴露射线、细胞毒性药物、免疫抑制剂、人类免疫缺陷病毒等的破坏时,会出现免疫功能低下、抗病毒能力差,也易发生院内感染。

（二）创伤性诊疗措施为病原体侵袭提供了条件

带有创伤性的诊疗措施,如手术、静脉穿刺导管、机械通气、留置导尿管、内镜检查、胸腔穿刺引流等,破坏了机体的正常防御屏障,增加了与病原体接触的机会,极易引起相应部位的感染。

（三）抗菌药物的不合理使用

耐药菌株感染仍是院内感染的重要致病菌。近年来随着抗菌药物应用的品种增多,数量增加、抗菌药物不合理应用,使耐药菌株得以繁殖。抗菌药物不合理应用主要存在于以下情况:无明显临床指征用药、广谱抗菌药物的局部应用、联合用药等。抗菌药物可以直接损伤机体的防御机制,如骨髓再生障碍和粒细胞减少;抑制淋巴细胞转化和抗体的产生;导致代谢及免疫状态变化,如肝、肾等器官功能障碍;使菌群生态失平衡,降低机体抵抗力。因此抗菌药物滥用不但不利于控制感染,还会增加院内感染的发生。

（四）由交叉感染引起的院内感染

1. 传染病潜伏期患者,入院后发病,与其同病房的患者被传染的概率增加,特别是呼吸道传染病。如流行性感冒潜伏期的高血压患者,入院后发病,则同病室患者可能出现流行性感冒。

2. 携带病原体的患者或医务人员,可引发其他住院患者的感染,甚至感染暴发。如携带肺炎链球菌的血液病患者,可能导致血液病病房内的肺炎暴发。因住院患者或医务人员很少做系统带菌检查,所以此类感染较难查明。

3. 入院时诊断错误,如把一种传染病误诊为另一种传染病或者把传染病误诊为非传染病,均可引起院内感染。

4. 同一病区的不同传染病,如隔离、消毒不严,交叉感染的发生率会增加。

5. 如感染的病原体类型不同,即便同病房的同种传染病患者,也会出现交叉感染,如病毒性肝炎、细菌性痢疾等。

（五）医院管理不当

1. 医务工作人员未严格执行消毒隔离原则　医院内隔离、消毒制度执行不严格,如通风时间不足、空气消毒不认真、送至供应室的使用后诊疗物品用没有进行初步消毒处理;医务人员接触污染物后未洗手消毒又为其他患者诊疗;医疗废物被扔在生活垃圾桶,如患者伤口敷料、拔除的引流管、导尿管等;食品、餐具被污染未处理等都容易发生医院感染。

2. 供应室的安全质量　供应室提供的医疗器械是影响院内感染的重要因素,在清洗、包装、消毒、灭菌等工作流程中,任何一个环节不合格,都可能引起感染。

3. 未严格执行探视及陪护制度　对探视者不加管理,随意出入病房,如果传染源进入病区则造成院内感染,如呼吸道感染疾病或其他传染病带菌者入院探视,使病原体通过空气、飞沫或手等的接触,感染其他患者或院内工作人员,造成院内感染。

三、控制院内感染的措施

院内感染越来越被广大医务人员所重视,加强管理减少院内感染是医务人员所面临的迫切任务和长期奋斗目标。建立监管院内感染的组织机构,规范无菌操作和消毒隔离流程的制度,重视院内环境管控、加强医务人员的业务培训和安全教育、合理使用抗生素是减少院内感染的必要措施。院内感染的防治原则包括控制传染源、切断传播途径、增强患者免疫功能和抵抗力。

(一)完善相关组织建设

各级医院应有专职的院内感染防治小组,由流行病学医师、化验员和公共卫生护士组成,从事病历、检验结果和 X 线等检查;发现感染病例,追查传染源及传播途径,制订有效的防治措施,随时修改完善。

(二)加强院内感染监测

建立院内感染的监控网络,对院内感染的发生率、分布情况、诱发因素、每个病区的感染率、病原菌的耐药性等进行全面系统的调查分析,从而发现问题,提出相应的防治措施。院内感染监测网络应由院内感染管理委员会、护理部、医务科和临床各科室感染控制人员参加。

(三)加强培训教育

应对院内职工进行院内感染的基本知识的教育培训,包括医务人员和非医务人员,防止患者间的交叉感染,也防止患者因接触医务人员被感染及医务人员自己发生院内感染。

(四)严格执行消毒

1. 加强病房空气环境的管理　空气中细菌含量与感染的发生和种

类有关,降低高危环境的空气微生物的含量至关重要。可以采用多种方法,如定时通风、控制室内温湿度、湿式清扫、床单每日更换、1∶200的84消毒液超声雾化进行空气消毒。对高危科室和人群进行保护性隔离,严格规定探视制度,探视者更换隔离衣、洗手,探视后采取室内通风、消毒等措施。每月进行一次细菌培养,如不合格的,进行重新消毒后再培养。

2. 加强物品消毒灭菌处理 消毒灭菌不规范是造成院内感染的重要原因,最有效果的灭菌方法是高温、高压灭菌法。交叉感染的重要传播因素包括污染的呼吸机、床旁柜、公用洗涤池等,因此应加强相关物品消毒灭菌。

3. 手的消毒 在各项诊疗操作前后都应彻底手清洁,手是院内感染最主要的传播媒介。洗手和消毒是对医务人员和患者双向保护的有效措施。因此医务人员在临床诊疗工作中不准戴戒指、手链,应严格按照无菌操作制度。

4. 终末消毒 患者出院或患者病故后,应对床单等物品进行严格的清洗擦拭并进行消毒,以达到彻底的终末消毒目的。

（五）隔离预防和无菌操作

隔离预防和无菌操作是预防和控制院内感染两个基本的环节。隔离预防是防止感染因子从患者或带菌者传播给其他人的一种措施。医院供应室是存放和处理无菌器材的场所,要降低院内感染的发生率,应加强供应室的管理,做好医用器材的消毒灭菌。一旦无菌器材受到污染或灭菌处理不彻底,会导致院内感染的发生。无菌技术是在医学诊疗过程中,为防止病原微生物侵入人体和保持无菌物品、无菌区域不被污染的一系列操作技术和管理。无菌技术可以防止医源性感染的发生,作为医务人员必须正确熟练地掌握无菌技术,并应严守操作规程。

（六）合理使用抗生素

临床应用抗生素时依据药敏试验结果进行选择,应慎用广谱抗生素,用药医务人员必须掌握药理知识,执行护士应根据药物有效半衰期在规定时间给药,根据疗效向医生提供换药和停药依据,减少耐药发生率。抗生素在配伍时可能会发生化学结构上的改变,失去药理活性,从而降低或丧失抗菌作用,所以当两种以上抗生素同时应用时,不可以置于同一溶液中静脉滴注。

四、院内感染的应急预案

根据《医院感染管理办法》(卫生部令第48号),当病区或多个病区在短期内出现同样性质的感染病例时，由院长决定紧急启动应急预案。

报告程序：临床科室—院长—进行调查、分析、协助处理—启动预案。全院采取如下措施：

（一）科室进行的调查处理

1. 必须及时查找原因，根据感染疾病的性质，立即采取相应的隔离措施，对不明原因的疾病，采取标准预防措施。

2. 对同病房的患者采取保护措施。

3. 按消毒隔离规范要求处理患者排泄物及使用的物品。

4. 按传染源性质对患者出院、转出、死亡后进行严格的终末消毒。

（二）医院进行的调查处理

1. 确诊疑似同类感染病例。

2. 对感染患者、接触者、可疑传染病源、环境、物品、医务人员及陪护人员进行流行病学调查。

3. 对感染患者及周围人群流行病学调查。

4. 消毒、隔离处理，暂停收治新患者。

5. 调查，分析、总结经验，制订防范措施。

五、医疗废物的处理

医疗废物处理是相关工作人员对医院内部产生的物理、化学或生物感染性伤害的医用废弃物品和垃圾的处理流程，包括对某些感染性强的医疗废弃物品的妥善消毒和彻底清除的过程。

（一）处理原则

依据《医疗废物管理规范》，可采取以下原则：

1. 分类收集原则　减少传染性废物和有害、有毒的数量，有利废物的回收、处理。

2. 回收利用原则　采用回收利用原则可避免浪费。

3. 减量化原则　采用减量化原则可减少固体废物的体积和数量。

4. 无公害原则　遵守环保和卫生法规要求。

5. 分散和集中处理相结合的原则　分类收集的废物应分别进行处理。

（二）医疗废物的分类

根据中华人民共和国国务院令（第 380 号）《医疗废物管理条例》和卫生部令（第 36 号）《国疗卫生机构医疗废物管理方法》的规定，分类处理医疗废物（表 6-8）。

表 6-8 医疗废物的分类

分类	医疗废物
感染性	患者血液、体液、排泄物污染的物品,包括各类敷料物品;一次性医疗器械、医疗卫生用品;患者的生活垃圾,包括隔离和疑似传染患者;病原体的标本、培养基及保存液(菌种、毒种);废弃的医学标本、血液、血清;使用后的一次性医疗用品和器械
病理性	诊疗过程及手术产生的废弃人体器官、组织及病理蜡块等,医学实验动物
损伤性	医用针头和锐器,如解剖刀、手术刀等;玻璃试管和安瓿、载玻片
药物性	一般性废弃药品,如抗生素、非处方类药品等;特殊废弃药物,如细胞和遗传毒性药物,包括可疑致癌药物(顺铂、阿霉素);免疫抑制剂;致癌性药物(硫唑嘌呤);废弃血液制品、疫苗等
化学性	医学实验室、影像室废弃的化学试剂(造影剂、实验试剂);化学消毒剂(过氧乙酸、戊二醛等);汞温度计、血压计

(三)处理方法

1. 相关人员职责

(1)直接产生者:应用消毒水浸泡等简单处理,即一级处理。

(2)医院指定责任人:采用分装、打包等二级处理。

(3)专职人员:环卫或卫生部门指定的专职人员,做彻底的无害化处理。

2. 物品专用

(1)专门的塑料袋:黄色的,只能装医用垃圾,如敷料等,禁止装生活垃圾。

(2)专门的垃圾桶:黄色的,只能扔医用垃圾,如注射器等,禁止装生活垃圾。

(3)专门的容器:只能盛装医用垃圾,如化学试剂等,禁止存放其他物品。

3. 医疗废物分类收集 依据《医疗废物管理条例》(根据 2011 年 1 月 8 日《国务院关于废止和修改部分行政法规的决定》修订版)和《医疗废物管理规定》。

(1)专业的设置两种以上颜色的塑料污物袋:黄色袋装医用垃圾(感染性废弃物),黑色袋装生活垃圾。如需直接焚烧的特殊医疗废物,应注明"特殊"字样标志。

(2)建立污物分类收集制度:采用黑色塑料袋收集医护办公室、病房、过道的生活垃圾。必须定点放置收集医疗废物的专用的黄色垃圾桶（兜），加盖，并配有明显标志。

（3）特殊说明：锐利器械（针头）用后必须放置于专用的黄色锐器盒中；放射性污物放置于可以防止扩散的容器中；高危区的院内污物一般使用双层的黄色塑料袋，并做到及时密封。

（4）收集和转运：定时由清洁工人分开收集医疗废物与生活垃圾，集中转运。及时清理不能移动的废弃物污物箱，并补充新的污物袋，应防止泄漏，造成环境污染。

（四）处理流程

1. 分类　按照《医疗废物分类目录》对日常医疗废物进行分类。

2. 收集　根据医疗废物的类别，需使用符合《医疗废物专用包装袋、容器标准和警示标识规定》的专用包装袋或容器收集医疗废物，容积达到 3/4 时使用有效的封口方式密封包装物或容器。注意需在包装袋或容器使用前确认有无损坏、渗液和其他缺陷。

3. 标识标签　包装物或容器外表面应有警示标记和中文标签，包括医疗废物产生单位、产生日期、类别等。

4. 过秤登记　包装物或容器内废物，不得任意取出。医疗废物管理应有专职人员，并每日对医疗废物进行过称、登记。登记内容包括医疗废物的种类、来源、重量、交接时间、最终去向和经办人等。

5. 运送贮存　分类包装医疗废物，按照规定的路线运送，过程中防止医疗废物流失、泄漏和身体直接接触，并将医疗废物运送至指定地点。指定地点的医疗废物贮存时间不得超过 2 日，应由专职人员转交卫生局、环保局指定的专门人员处置，填写危险废物转移联单。

6. 消毒　运送工作结束后，做好运送工具的及时清洁和消毒。专职人员应对医疗废物转出后的临时贮存地点、设施进行及时清洁、消毒处理，并做好记录。

7. 其他　在不具备条件的医疗机构，可以对医疗废物毁形，1∶50 的84 消毒液中浸泡 6 小时后，焚烧处理。

（五）各类废弃物的消毒处理

1. 感染性废弃物的消毒处理

（1）液体污物：患者的剩饭菜、排泄物、呕吐物等。①剩饭剩菜煮沸30 分钟后，可用作动物饲料；②排泄物、呕吐物可倒入专用化粪池或运出，但需加 1/5 量的漂白粉，搅匀作用 2 小时后处理；③严格无害化处理特殊传染病患者的排泄物、呕吐物后倾倒。

（2）固体污物：①焚烧处理可燃的固体污物；②消毒液浸泡非可燃性

固体污物(含有效氯 500~1 000mg/L,浸泡 60 分钟),消毒后送到废旧物品垃圾处理站。

(3)感染患者污物的消毒处理:见表 6-9。

表 6-9　感染患者污物的消毒处理

患者分类	污物种类	消毒方式
一般患者	呕吐物	1/5 量干漂白粉
	粪便	2 倍量 10%~20% 漂白粉乳液
	使用过的便器	1% 漂白粉上清液,含有效氯 2 000ml/L 的消毒液,0.5% 过氧乙酸浸泡 30 分钟
伤寒患者	尿液	每 100ml 加漂白粉 3g,搅匀加盖作用 2 小时后,倒入厕所
病毒性肝炎患者	衣物	采用消毒杀菌洗涤剂浸泡清洗;甲醛、环氧乙烷进行熏蒸消毒
结核患者	痰盆	收集后焚烧;或加等量 10%~20% 漂白粉乳液(或 1/5 量的干粉),作用 2~4 小时;或加等量 1% 过氧乙酸作用 30~60 分钟
真菌患者	毛巾、衣物	用 0.2% 过氧乙酸溶液浸泡 30 分钟后清洗;甲醛、环氧乙烷熏蒸

(4)炭疽患者污物的消毒处理:①尽量采用焚烧处理,不能焚烧的,用含有效氯 1 000mg/L 的消毒液或 2% 戊二醛浸泡擦拭 30~60 分钟。②炭疽患者排泄物加两倍量 10%~20% 的漂白粉乳液;呕吐物加 1/5 量干漂白粉,6 小时后再倒入厕所;所用便器用含有效氯 2 000mg/L 的消毒液、1% 的过氧乙酸浸泡 30~60 分钟。

(5)艾滋病的患者污物的消毒处理:①焚烧处理可燃性污物;②病毒携带者与患者分泌物,排泄物按照 1∶2 的比例用 20% 漂白粉乳液,作用 2 小时;③液体污物煮沸 30 分钟;也可用消毒剂(有效氯达到 1 000mg/L),或者过氧乙酸(达到 5 000mg/L)作用 30 分钟;④患者使用过的衣物和床单需采用压力蒸汽法的方法消毒,或直接经过煮沸 30 分钟,血液或排泄物污染的衣物需用有效氯 1 000mg/L 的消毒液,经浸泡 30 分钟后处理。

2. 放射性废弃物的消毒处理

(1)存放要求:根据废弃物的化学和放射性质、体积、处理和贮存方法来选择存放液态废弃物的容器,固体废弃物的盛放容器应在里层用耐用的透明塑料袋,可以加热密封,衰竭的放射源应保存在防护层下。

（2）放射性废液和固体废物的消毒处理:放射性废弃物需统一收集和处理,填写"放射废液处理记录本"。盛放固体废物的容器必须在显著位置标注废物类型、核素种类、比活度范围和存放日期等说明(表6-10)。

表 6-10　放射性废液和固体废物的消毒处理

废弃物类别	处理方式
核医学单位放射性核素量大,产生污水多	必须有废水专用处理装置、分隔污水池 无废水池:如废液核素半衰期长,先固化,再处理
放射性浓度 $<1 \times 10^5 Bq/L$ 的废闪烁液	按一般废弃物进行
放射性药物治疗的患者的排泄物	
专用化粪池	需在容器内存放 10 个半衰期,排入下水道系统
无专用化粪池	用有辐射防护性能的收集器收集患者排泄物,早期收集物的 10 个半衰期后再去做一般废弃物处理
含有 ^{131}I 的患者排泄物	加入 NaOH 或 10% KI 溶液后密封存放待处理
固体废物的消毒处理	
注射器和碎玻璃等物品	放置的废物袋应附加外套
可燃性固体废物	在具备焚烧的放射性物品的焚化炉内焚化
带病原微生物的固体废物	先消毒后,再按放射性固体的废物处理
Bq 量级以下的废弃密封放射源	需在具备外照屏蔽能力的设施里存放
比活度 $\leq 7.4 \times 10^4 Bq/kg$	密封的放射源可以退换给供应商,也可以向当地的环境保护部门申请提出处理废弃放射源

3. 锋利物的处理　锋利物品需要尽量焚化处理。

4. 遗传毒性废弃物的处理　①返还供应商;②高温焚化:应采用温度为 1 200℃以上的双室热解焚化炉;③化学降解法,如环磷酰胺、硫酸长春新碱、异环磷酰胺等;④也可选择封存或使之自动失效的方法处理。

5. 药物、化学性废弃物的处理（表 6-11）

表 6-11　药物性、化学性废弃物处理

废弃物类型	处理方式
化学废弃物	
一般的化学性废弃物	可与日常垃圾一起处置，或排入下水道
少量的危险化学性废弃物	热解焚化炉处理封存或填埋处理
大量的危险化学性废弃物	返还供应商；焚化、化学法处理（大量卤代有机溶剂不能采用焚化处理）
药物性废弃物	
少量药物性废弃物	填埋、封存、焚化处理
大量药物性废弃物	首选焚化，封存后填埋，液体可排入下水道

6. 纤维性废弃物的处理　纤维性医疗废物属于感染性医疗废物，包括被患者血液、体液、排泄物污染的生活物品、敷料、一次性纤维卫生用品（包括一次性口罩、帽子、棉签、棉球、麻醉包、中单等）。纤维性医疗废物实行单独的医疗废物桶（袋）分装。执行严格的医疗废物的登记、临时存储、转运、处置等，必须转运到专业的医疗废物处置场所处置。不得非法处置医疗废物。使用消毒液对纤维性医疗废物喷洒消毒（含有效氯 500mg/L），传染病患者纤维性废弃物处理有效氯需达到 1 000~2 000mg/L，处理后再行转运处置。在科室、院内转移、临时存储、与医疗废物处置场间的转运必须做好登记记录。

7. 转运工具及相关设施的消毒处理

（1）医疗废物转运后使用消毒液对地面进行喷洒或拖地（含有效氯 500~1 000mg/L 的），并做好记录。

（2）使用消毒液喷洒或擦拭转运桶、运送车、储存设施及相关物体表面（含有效氯 1 000~2 000mg/L，60 分钟），清洗干净并做好记录。

（3）使用 0.5% 的碘伏溶液擦拭 1~3 分钟对手与皮肤消毒，并清洗干净。

（4）用消毒液擦拭使用后的仪器设备（有效氯 500~1 000mg/L），并做好记录。

（5）使用后的防护用品应用消毒液浸泡消毒（有效氯 1 000mg/L 的消毒液，60 分钟以上），并做好记录。

8. 特殊医疗废物的处理

（1）依照相关法律法规处理废弃的放射性、麻醉、毒性等药品。

（2）由专门机构处理批量的废化学试剂、消毒剂和含汞的血压计、体温计等。

（3）对高危险废物产生地点进行高压灭菌或化学消毒处理，并按感染性废物收集。

（4）使用双层包装物对隔离或疑似传染病患者产生的医疗废物进行及时密封。

推荐阅读文献

［1］JOGGER J，DE CARLI G，PERRY J，et al. Occupational exposure to bloodbome pathogens；epidemiology and prevention. Philadelphia：Lippincott Williams & Wilkins，2003：430-465

［2］陈文平，黄少宏. 减少口腔科诊疗中感染微生物的传播. 现代医学，2019，3（19）：330-332.

［3］李智伟.《布鲁菌病诊疗专家共识》解读. 国际流行病学传染病学杂志，2018，45（4）：225-228.

［4］毛秀英，吴欣娟，于荔梅等. 部分临床护士发生针刺伤情况的调查. 中华护理杂志，2003，38（6）：422-425.

［5］王丽芹. 静脉输注治疗知识问答. 北京：人民军医出版社，2013：04.

［6］肖平. 医院职业暴露与防护. 北京：人民卫生出版社，2004：12.

［7］徐萍. 公共卫生管理中的问题与解决策略研究. 临床医药文献杂志，2018，5（25）：183-184.

［8］杨绍基. 传染病学. 8 版. 北京：人民卫生出版社，2013：11-16.

［9］赵春惠. 住院医师传染性疾病防治规范化培训教材. 北京：人民卫生出版社，2004：4-7.

［10］中国疾病预防控制中心性病控制中心，中华医学会皮肤性病学分会性病学组，中国医师协会皮肤科医师分会性病亚专业委员会. 梅毒、淋病和生殖道沙眼衣原体感染诊疗指南（2020 年）. 中华皮肤科杂志，2020，53（3）：168-179.

［11］中华人民共和国国家卫生健康委员会. 新型冠状病毒肺炎诊疗方案（试行第八版）. 中华临床感染病杂志，2020，13（5）：321-328.

［12］中华人民共和国国家卫生健康委员会. 艾滋病和艾滋病病毒感染诊断：WS 293—2019.［2020-02-13］. http://www.nhc.gov.cn/wjw/s9491/201

905/6430aa653728439c901a7340796e4723/files/84dffca4fb2c4293abb6be4d5353f924.pdf.

[13] 中华医学会感染病学分会艾滋病丙型肝炎学组,中国疾病预防控制中心.中国艾滋病诊疗指南(2018年版).中华内科杂志,2018,57(12):867-884.

[14]《中华传染病杂志》编辑委员会.布鲁菌病诊疗专家共识.中华传染病杂志,2017,35(12):705-710.

习　题

【A1 型题】

1. 医务人员手部皮肤发生破损,在进行有可能接触患者血液、体液的诊疗和护理操作时应( )

A. 必须戴双层手套

B. 戴无菌手套

C. 戴防护手套

D. 戴双层防护手套

E. 戴防护和无菌手套

答案:A

2. 传染病流行期的发热门诊,隔离病区的工作人员应该采取( )防护

A. 一级防护　　　　　　　　B. 二级防护

C. 三级防护　　　　　　　　D. 四级防护

E. 五级防护

答案:B

3. 穿清洁隔离衣的步骤( )

A. 洗手→穿隔离衣并系好颈后带子及腰带→戴口罩→戴手套

B. 洗手→穿隔离衣并系好颈后带子及腰带→戴口罩→戴手套

C. 戴口罩→穿隔离衣并系好颈后带子及腰带→洗手→戴手套

D. 洗手→戴口罩→戴手套→穿隔离衣并系好颈后带子及腰带

E. 洗手→戴手套→穿隔离衣并系好颈后带子及腰带→戴口罩

答案:C

4. 手与皮肤操作后随时消毒,应采取( )

A. 用 0.5% 的碘伏溶液擦拭 1~3 分钟并清洗干净

B. 用 0.95% 的碘伏溶液擦拭 1~3 分钟并清洗干净

C. 用 0.75% 的碘伏溶液擦拭 1~3 分钟并清洗干净

D. 用 0.5% 的碘伏溶液擦拭 5~10 分钟并清洗干净

E. 用 0.75% 的碘伏溶液擦拭 5~10 分钟并清洗干净

答案：A

5. 病原体侵入人体后能否引起疾病,主要取决于(　　　)

A. 机体的保护性免疫

B. 病原体的侵入途径与特异性定位

C. 病原体的毒力与数量

D. 机体的天然屏障作用

E. 病原体的致病力与机体的免疫机能

答案：E

6. 病原体侵入人体后,寄生在机体的某些部位,机体免疫功能使病原体局部化,但不足以将病原体清除,待机体免疫功能下降时,才引起疾病。此种表现是(　　　)

A. 机会性感染　　　　　　　　B. 潜伏性感染

C. 隐性感染　　　　　　　　　D. 显性感染

E. 病原携带状态

答案：B

7. 病原体侵入人体后,仅引起机体发生特异性的免疫应答,而不引起或只引起轻微的组织损伤,临床上不显出任何症状、体征与生化改变,只能通过免疫学检查才能发现。此种情况属于(　　　)

A. 病原体被清除　　　　　　　B. 隐性感染

C. 显性感染　　　　　　　　　D. 病原携带状态

E. 潜伏性感染

答案：B

8. 病原体侵入人体后,引起机体发生免疫应答,同时通过病原体本身的作用或机体的变态反应,导致组织损伤,引起病理改变与临床表现,此种情况是(　　　)

A. 隐性感染　　　　　　　　　B. 显性感染

C. 重复感染　　　　　　　　　D. 潜伏性感染

E. 机会性感染

答案：B

9. 用于某些传染病的早期诊断的免疫学检查,主要是测定血清中的(　　　)

A. IgG　　　　　　　　B. IgA　　　　　　　　C. IgM

D. IgD　　　　　　　　E. IgE

答案：C

10. 流行过程的基本条件是（　　　）

A. 患者病原携带者、受感染的动物

B. 周围性、地区性、季节性

C. 散发、流行、暴发流行

D. 传染源、传播途径、易感人群

E. 自然因素、社会因素

答案：D

11. 熟悉各种传染病的潜伏期,最重要的意义是（　　　）

A. 协助诊断

B. 确定检疫期

C. 追踪传染来源

D. 预测流行趋势

E. 有助于院内感染的鉴别

答案：B

12. 染病检疫期限的确定是依据该病的（　　　）

A. 隔离期　　　　　　　　　B. 传染期

C. 最长潜伏期　　　　　　　D. 最短潜伏期

E. 平均潜伏期

答案：C

13. 可作为传染病检疫与留验接触者的重要依据的是（　　　）

A. 传染期　　　　　　　　　B. 隔离期

C. 潜伏期　　　　　　　　　D. 前驱期

E. 免疫期

答案：C

14. 急性传染病的发生、发展和转归,通常分为（　　　）

A. 潜伏期、前驱期、症状明显期、恢复期

B. 前驱期、出疹期、恢复期

C. 初期、极期、恢复期

D. 体温上升期、极期、体温下降期

E. 早期、中期、晚期

答案：A

15. 霍乱治疗的最关键环节是（　　　）

A. 抗菌药物的使用

B. 保肾

C. 补液

D. 抗病毒治疗

E. 退热

答案：C

解析：霍乱是霍乱弧菌感染引起的一种急性腹泻性传染病。处理的原则是严格隔离、迅速补液、纠正电解质紊乱、纠正酸中毒、辅以抗菌治疗及对症处理。补液的治疗原则是早期、迅速、适量、先盐后糖、先快后慢、纠酸、见尿补钾。

16. **细菌性痢疾最常见的病原菌是（　　　）**

A. 霍乱弧菌

B. 空肠弯曲杆菌

C. 肠产志贺样毒素大肠埃希菌

D. 福氏痢疾杆菌

E. 致痢疾肠阿米巴

答案：D

17. **冠状病毒容易变异的重要原因是（　　　）**

A. 病毒的自身结构具有不稳定性

B. 在人群中广泛流行的结果

C. 自然环境发生变化

D. 化学消毒剂的广泛使用

E. 抗病毒药的随意使用

答案：A

解析：冠状病毒脂肪膜表面有三种糖蛋白，刺突糖蛋白（spike protein，S）；小包膜糖蛋白（envelope protein，E）；膜糖蛋白（membrane protein，M）。冠状病毒的 RNA 链 5' 端有甲基化，3' 端有 poly A 尾结构，这一结构省去了 RNA-DNA-RNA 的转录过程。冠状病毒的 RNA 和 RNA 之间重组率非常高，病毒出现变异正是由于这种高重组率。重组后，RNA 序列发生了变化，由此核酸编码的氨基酸序列也发生了变化。

18. **鼠疫的潜伏期为（　　　）**

A. 1 周　　　　　　　　B. 4 周　　　　　　　　C. 6 周

D. 8 周　　　　　　　　E. 12 周

答案：A

19. **奥司他韦的作用机制是（　　　）**

A. 蛋白质抑制剂

B. 逆转录酶抑制剂

C. 神经氨酸酶抑制剂

D. DNA 多聚酶抑制剂

E. 广谱抗病毒药

答案：C

解析：依据抗病毒药物的作用机制，目前的抗病毒药物包括：①金刚烷胺、金刚乙胺：穿入和脱壳抑制剂；②阿昔洛韦、更昔洛韦：DNA 多聚酶抑制剂；③拉米夫定、阿德福韦酯：逆转录酶抑制剂；④沙奎那韦：蛋白质抑制剂；⑤奥司他韦：神经氨酸酶抑制剂；⑥利巴韦林：广谱抗病毒药。

20. 化脓性脑膜炎最可靠的诊断依据是（　　　　）

A. 急性起病、高热、昏迷

B. 头痛、恶心、呕吐

C. 脑膜刺激征阳性

D. 脑脊液中检出化脓性细菌

E. 脑脊液细胞数明显增高

答案：D

解析：急性起病的发热、头痛、呕吐，查体有脑膜刺激征，脑脊液压力升高、白细胞明显升高，应考虑本病。但确诊须有病原学证据，包括脑脊液细菌涂片检出病原菌、血细菌培养阳性等。

【A2 型题】

1. 患儿，男，5 岁，高热、头痛、呕吐、意识障碍 22 小时入院。查体：血压 70/40mmHg，昏迷，双侧瞳孔不等大，颈强直，呼吸节律不规则，皮肤多处见大片淤斑。该患者除病原治疗外，此时下列措施最重要的是（　　　　）

A. 甘露醇静脉滴注

B. 扩容抗休克

C. 肝素治疗

D. 多巴胺升压

E. 激素治疗

答案：A

解析：患者双侧瞳孔不等大，考虑不除外脑疝，给予甘露醇静脉滴注降颅内压。

2. 患儿，女，9 岁。发热、头疼、呕吐 2 天，烦躁不安 1 天，于 2 月 20 日入院。查体：提问 39.8℃，血压 130/80mmHg，神志清，精神差，全身散在瘀点、瘀斑，颈抵抗（＋），克尼格征（＋），巴宾斯基征（＋）。实验室检查：血常规示白细胞计数 20×10^9/L，中性粒细胞百分比 90%；脑脊液检查示压力 240mmH$_2$O，外观浑浊,白细胞计数 1 200×10^6/L,蛋白 1.5g/L,糖 1.5mmol/L,氯化物 100mmol/L。最可能的诊断是(　　)

    A. 钩端螺旋体病

    B. 中毒型细菌性痢疾

    C. 流行性乙型脑炎

    D. 结核性脑膜炎

    E. 流行性脑脊髓膜炎

    答案:E

（王国年　丁雅明）

第七章
临床科研设计与临床循证实践

　　临床医生在临床实践中每日面对患者和疾病,经常需要回答患者提出的问题及解决诊疗过程中遇到的各种专业问题。如,"HPV 在中国人群中的感染状况如何?""HPV 对于宫颈癌发病的危险性有多大?""某肿瘤标志物在对宫颈癌进行诊断时的准确性和可靠性如何?""某化疗药物在宫颈癌治疗过程中的有效性和副作用如何?""某化疗药物对宫颈癌的长期预后有何影响?"等。这些问题涵盖临床诊断技术、治疗方法或药物、疾病长期预后结局等很多方面。科学合理地解决这些问题,需要临床医生熟知临床科研设计方法和临床循证实践的过程。本章将为您介绍与此相关的重要内容。

第一节　临床科研设计概述

一、临床科研方法的基本概述

　　临床科学研究与其他学科研究在研究对象、研究内容及研究目标等方面均存在差异,使临床科学研究具有自己的特点。首先,临床研究以患者为主要研究对象,以疾病的诊断、治疗、预后、病因为主要研究内容,以探索疾病发生、发展及转归规律,提高或创造新的疾病诊疗方法为主要研究目的。临床科研中的研究对象是人,自身具有生物属性和社会属性,在生理、精神心理、生存环境和遗传背景等方面存在明显个体差异,研究对象对疾病的表现和反应也具有复杂的多样性。在以人为观察对象的医学研究中,可以影响研究结果的因素众多,研究条件不易控制。因此,在研究的设计、实施和结果分析时要充分考虑可能的影响因素,否则得到的结果就不能正确地反映真实客观的情况。另外,在以人为观察对象的医学研究中,经常涉及伦理和道德等问题,所以在临床科学研究中应遵循医学伦理原则,并注意保护个人隐私。

临床科研的设计类型很多,可分为观察性研究和试验性研究两大类,后者指临床试验(clinical trial)。观察性研究和试验性研究最主要的区别是前者不能由研究者人为控制试验条件,因此,观察性研究的论证强度不及试验性研究。临床上常用的观察性研究,根据有无对照可分为描述性研究和分析性研究。描述性研究不强调对照组的设立,包括病例报告、横断面研究等;分析性研究须设立具有可比性的对照组,可进一步比较分析和推论,其论证强度较描述性研究强,包括病例对照研究和队列研究。试验性研究,设计者可人为地控制条件,可以随机分组,有目的地设置各种对照,从而探讨某研究因素与研究结局的联系。因此,试验性研究的论证强度较高,结论比较可靠。常用的临床试验包括随机对照试验、非随机同期对照试验、交叉对照试验、历史性对照试验、前后对照试验、序贯试验等。

临床科研设计是在临床研究实施之前的重要环节,也是研究进行过程中的依据,目的是要用较少的人力、物力、财力和时间完成预定的目标;是保证将误差降低到最小和进行数据统计处理的前提,是研究所得结果准确可靠的保证。因此,科研设计的好坏直接影响研究的成果。临床科研设计的具体内容概括如下:

1. 选择临床科研题目。
2. 根据研究目的选择最适合的方案。
3. 选择研究对象。
4. 估算样本量。
5. 制订研究措施的实施方法。
6. 确定研究的观察指标和观察期限。
7. 科学选择资料分析方法。
8. 制订研究的质量控制措施。

二、临床研究题目的选取

题目的选取是临床研究的起点,在临床研究中占有重要的位置。医务人员在大量临床实践活动中难免会遇到许多困难,这些困难孕育着有价值的临床研究题目。学会抓住临床工作中遇到的问题和难以解释的现象,积极进行分析,追根溯源,就能找出适合自己的研究题目。同时,医务人员在实际工作中,积累了大量的临床病例和经验,也为选题提供了较好的基础。

临床研究题目选取的基本原则如下:

1. 需要性原则 即课题的价值,如科学价值、实用价值、经济价值;近期与远期需要的关系。研究者要根据临床实际需求考虑所提出的临床问题是否具有研究价值,能否解决临床问题。

2. 创新性原则　一项研究没有新的创意,就不会出现令人振奋的成果。所以需要研究者凭借新的观点、新的角度、新的方法等选择一些具有创新性的研究课题。要能为临床实践提供有效指导,改进现有的临床诊断技术或治疗方法。

3. 科学性原则　在临床研究题目确定前,一定要仔细查阅大量国内外有关文献,掌握相关学科领域的研究进展,形成科学的假说,保证自己的选题立论依据充分,研究目标明确具体。

4. 可行性原则　正确评价客观和主观条件是否都具备,即研究人员的自身素质、实验室仪器和设备条件、技术手段及研究经费是否具备。

三、临床研究设计原则

临床研究设计的目的是在复杂的临床研究中,保证研究结果尽可能不受已知或未知的非研究因素的干扰,获得真实可靠的研究结果。临床研究设计的原则有随机化原则、设立对照原则、均衡性原则、重复性原则。

1. 随机化原则　随机化是临床研究的重要方法和基本原则之一。

(1)随机化的分类

1)随机抽样:临床研究中,由于人力、财力及时间的限制,不能将全部患者都纳入研究中,只能是按照设计的要求,选择一定数量的患者作为研究对象。因此采用随机抽样的方法在总体中选择研究样本,可以使总体人群中的每一个个体都有同等的机会被选作研究对象。而且通过随机抽取样本,可以使样本能够代表总体,避免选择偏倚和混杂偏倚。

2)随机分组:将纳入的研究对象应用随机化的方法,使每一个个体都有同等的机会进入试验组或对照组,接受相应的干预措施。这样能使一些已知或未知的非研究因素在两组间的分布达到基本均衡,消除或减少非研究因素的组间差别,增强组间的可比性。

(2)随机的方法

1)简单随机化:是最简单的一种随机方法,有摸球、抽签、抛硬币、查随机数字表法、计算器随机法等。随机数字在临床研究中是较常用的简单随机方法。

2)分层随机化:按照研究对象的不同特征先进行分层,即可能产生混杂作用的某些因素(年龄、性别、病情、病程等因素)作为分层因素,然后在每一层内再进行简单随机抽样或者随机分组。如果直接进行简单随机,在样本量较小的情况下,难以保证抽取的样本具有代表性或试验组与对照组间具有可比性。因此,临床上常常采用分层随机化的方法提高研究样本的代表性和可比性。

3）区组随机化:将研究对象分成例数相等的若干区组,在每个区组中再进行简单随机化分组。这种方法能保证区组内和组间的病例数相等,便于进行期中分析和临时停止试验,不会因为两组例数相差太大而导致偏倚。

4）整群随机化:以团体为单位进行随机抽样或者随机分组,即一个病房、一个病区、一个医院乃至一个地区作为一个单位,抽取或分组的对象不是个人而是团体。整群随机化要求各团体间的变异越小越好。此法在实际工作中易为研究对象所接受,调查或干预都比较方便,可节约人力物力,因而多用于大规模调查或干预研究。其缺点是抽样误差较大,分析工作量也大。

5）多级抽样:首先将研究对象的总体人群分成一定规模的抽样单位,抽出几个单位后,再从中进行第二次抽样,这种方法称为二次抽样。如果从二次抽样中,再进行第三次抽样,称为多次抽样。如此多次反复,称为多级抽样。结合整群随机化抽样,用于在大规模调查或干预研究中选择研究对象。

2. 设立对照原则　设立对照是科学研究的核心思想和基本要求,有比较才有鉴别,而对照是比较的基础。在医学研究中,设立对照就是选择一组研究对象,除了研究因素(如某种新型干预药物)外,其他各种因素均尽可能与研究因素所在组的研究对象一致。这些其他因素涵盖很多方面,如研究对象的年龄、性别、生活习惯、性格特征、精神心理状况和所患疾病的类型、病程、严重程度,以及护理过程、相关检查方法、诊断标准等。这些因素均可以影响疾病的结局(研究的观察终点指标),因此,在临床研究中只有设置了对照才能够排除上述各种非研究因素对疾病结局的影响,进而确定研究因素的真实效果。

在医学研究中,按对照是否采用随机的方法获得,将对照分为随机对照和非随机对照;按对照自身的性质,可分为有效对照、安慰剂对照和空白对照;按研究设计方案,可将对照分为自身对照、交叉设计对照和历史性对照等。

(1)按对照是否采用随机的方法分类

1）随机对照:按严格正规的随机化方法将研究对象分为试验组和对照组,以此方法设置的对照类型即为随机对照。随机对照的优点可使试验组和对照组的研究对象除了研究因素以外的各因素在两组间均衡分布;还能消除研究者或研究对象在分组上的主观因素,可以减少或消除选择偏倚和混杂偏倚。另外,应用统计学方法比较两组疗效时,由于多数统计方法是以随机样本为基础的,因此这种类型更适宜于做统计学处理。随机选取对照的缺点是研究对象有时不配合,对于有些药物或疾病还可能涉及伦理方面的争议。

2）非随机对照:未按照严格正规的随机化方法选择的对照,而是依据客观存在或主观意愿等因素选取对照。这种设置对照的方法简便易行,也易为患者和研究者所接受。主要缺点是患者的某些临床特征或影响疾病结局的某些因素,在两组间的分布可能不均衡,影响组间的可比性,致使临床研究的结论产生偏倚。

（2）按对照自身的性质分类

1）有效对照:又称标准疗法对照,是临床试验中最常用的对照形式,即以常规或现行的最好疗法作为对照。适用于已知有肯定疗效的治疗方法的疾病。

2）安慰剂对照:即感官性状(外形、颜色、味道等)与试验药物相似但完全没有药理作用的类似物作为对照组用药。通常用乳糖、淀粉、生理盐水等成分制成,不加任何有效成分。在明确所研究的疾病尚无公认有效的防治药物和使用安慰剂对研究对象的病情无不良影响时才可以使用。使用安慰剂的目的主要是考虑临床试验中研究对象可能对治疗措施产生心理作用,干扰了对试验措施的正确评价。在对照组中使用安慰剂,就可以将试验组患者中的安慰剂所达到的心理作用和效果进行抵消。因此,设置安慰剂对照所取得的试验结果,对科学评估新型治疗药物或措施的临床作用具有十分重要的意义。在此需注意,给予患者无疗效的安慰剂是否存在伦理方面的争议。

3）空白对照:即对照组不采取任何治疗措施,目的是观察治疗药物或措施对疾病的治疗效果,一般在尚无有效疗法或无法实施安慰剂对照时,探索性评价治疗药物或措施的效果。但不给患者采用任何治疗措施可能会存在伦理方面的争议。

（3）按研究设计方案分类

1）同期随机对照:将研究对象在同时间用随机分配的方式分为试验组和对照组,对照组则称为同期随机对照。同期随机对照除了干预因素不同外,其余条件基本一致,可比性强,避免了选择性偏倚。

2）交叉对照:整个设计分为两个阶段,先将研究对象随机分为两组,在试验的第一阶段第一组接受 A 措施,第二组接受 B 措施,观察两组的疗效。此阶段结束后,两组患者均停药一段时间进行洗脱,以避免前一阶段的干预效应对后一阶段的干预效应产生影响。之后再进入试验的第二阶段,将接受治疗措施对调,即第一组改为 B 措施,第二组改为 A 措施,然后再观察两组的疗效,并进行综合分析。这种设计不仅有组间对照,而且还有自身前后对照,从理论上可减小各种偏倚的影响,同时也可节省样本量。

3) 自身对照:受试对象不进行分组处理,研究设计分为前后两个阶段。两个阶段分别施加不同的干预措施,然后比较两个阶段的疗效差异。可以采用随机的方法决定前后两阶段的干预措施出现的先后顺序。与交叉对照相同,前一阶段结束后应有一段时间间隔再进入第二阶段,即设置合理的洗脱期。

4) 历史性对照:纳入的研究对象皆为试验组,全部接受一种新疗法,将其疗效与过去某时间用某种方法治疗的同类型患者作为对照组进行比较。这是一种非随机、非同期的对照研究,其对照的资料可来自文献或医院病历资料。如某病在一段时间内自然病程、诊断标准或技术手段、治疗水平比较稳定或变化不大,即对照组患者在临床特征和主要预后因素等特征与目前患者保持基本一致,才可以采用此型对照。其优点是易为患者所接受,较少违背医德和伦理,节省样本和经费。但其缺点也较明显,对照组资料很可能不完整,难以判断两组患者是否可比。因此,一般不宜采用。但在特殊情况下,如对一些预后极差的疾病,采用历史对照还是有一定科学意义的。

3. **均衡性原则** 在临床研究中只设立对照组还不能完全抵消非研究因素带来的影响,这些非研究因素可能会对研究结论的真实性产生影响。因此一个好的临床研究在进行两组比较时,还必须使非研究因素(包括已知和未知的)在试验组与对照组间均衡分布,两组的均衡性好、可比性好,才能消除非研究因素对结果的影响,得到真实客观的结论。达到均衡性的具体实施方法有随机、盲法等,随机已进行过阐述,以下介绍盲法。

盲法是临床研究中十分重要的设计原则和质量控制措施,即研究对象和/或研究者不知道研究对象的分组、接受试验措施的具体内容。应用盲法的目的是使研究对象、研究者对于研究因素作出客观反应和客观判断,避免人为主观因素对研究结果的影响,以保证研究结果的真实性。医学研究中常用的盲法有以下几种类型:

(1) 非盲:也称开放试验,研究者和研究对象均知道分组情况。其优点是易于实施研究因素、易于发现并及时处理研究过程中出现的问题;缺点是无法避免由主观因素带来的偏倚。

(2) 单盲:仅研究对象单方面不知道自己在哪个组。单盲的优点是研究者可以更好地观察了解研究对象,必要时可及时处理研究对象发生的意外情况,使研究对象的安全得以保障。缺点是避免不了研究者方面带来的主观测量偏倚。

（3）双盲：研究者和研究对象双方均不知道分组情况、不知道研究对象接受的是何种干预措施，需要第三方设计安排和控制整个研究。双盲的优点是可避免研究者和研究对象两方面的主观因素带来的偏倚。缺点是设计方法复杂，较难实行，一旦研究对象在试验过程中发生事先未预料到的意外反应，需要采取紧急医疗措施时，第三方若不能及时揭露受试对象所在组别，可能导致耽误治疗和抢救时机。

（4）三盲：研究者、研究对象和资料分析者或报告人员皆不知道研究对象的分组和干预情况。从理论上讲这种设计可以完全消除各方面主观因素带来的偏倚，但在临床实施过程中较为复杂困难，有时难以实现，即缺乏实际可行性。

4. 重复性原则　随机抽取样本，能在很大程度上抵消非处理因素所造成的偏性，但不能全部消除其影响。因此，重复性原则很重要。重复性是指研究各组（如试验组与对照组）应有一定数量的结果重复或再现。只有在相同条件下，对同一观察指标进行多次重复测定，才能用统计学方法估计研究对象的个体差异及其抽样误差。重复性原则的意义：避免了把个别情况误认为普遍情况，把偶然当成必然；估计研究中的随机误差（主要是抽样误差）大小。

四、临床研究常见偏倚及控制

偏倚是随机误差以外的误差，使研究结果未能真实地反映客观存在。可以引起偏倚的因素有很多，这些偏倚因素可以存在于研究设计、研究实施、资料分析和结论推导等任何一个环节。有些偏倚因素会夸大研究因素的效果，有些会减小研究因素的效果，甚至反转效果。总之，偏倚的出现会使研究结果的真实性降低，乃至失去临床价值。

与基础医学研究相比，临床研究更容易产生偏倚。在动物实验中，研究者可以很好地控制所需要的一切实验条件和环境。然而在临床研究中，研究对象是人，而且是处于疾病过程中的患者，他们在临床研究过程中的反应和表现复杂多样，难以预先估计，更不可能控制。因此在临床研究中偏倚因素普遍存在，要完全避免偏倚的产生是不大可能。但研究者在研究设计和实施阶段应尽量识别和控制偏倚因素，减少各种偏倚的产生。

临床研究中所出现的偏倚按其性质和产生的阶段可分为三大类，即选择偏倚、信息偏倚和混杂偏倚。选择偏倚主要在研究设计阶段产生，信息偏倚主要在研究实施阶段出现，而混杂偏倚主要是由于在设计和资料分析阶段未对其加以控制和消除而影响研究结论。

1. 选择偏倚 医学研究过程中,从纳入的研究对象中获得的有关研究因素与疾病结局的联系不同于目标人群中该因素与疾病结局间的真实联系,即认为有选择偏倚存在。选择偏倚有多种,因研究对象的纳入方式和条件而异,包括检出症候偏倚、诊断偏倚、入院率偏倚、现患-新发病例偏倚、纳入排除偏倚、无应答偏倚、失访偏倚、志愿者偏倚和健康工人效应等。

控制选择偏倚的关键在于获取有代表性的研究样本和保证研究对象分组后的组间均衡性。因此在临床研究中应尽量采用随机化抽样和分组。并且根据研究目的科学定义目标人群和样本人群,制订合理的研究对象诊断标准和纳入排除标准。另外,应尽可能选取合格的新发病例,避免来自存活者的回忆偏倚;加强随访,减少中途退出和失访,提高应答率等。总之,选择偏倚来源于设计和资料收集上的缺陷,应尽量在此阶段避免和减少选择偏倚的产生。

2. 信息偏倚 信息偏倚指研究实施过程中由于收集的有关信息不准确或不完整,造成对研究因素与疾病结局关联的错误判断。信息偏倚种类较多,包括回忆偏倚、报告偏倚、调查者偏倚、测量偏倚、生态学偏倚等。

从信息偏倚的种类可见,信息偏倚主要来自资料收集过程中的不正确信息,而产生这些不正确信息的原因可以来自研究对象本身也可以由研究者的态度或方法不当所致。因此,控制信息偏倚就是要在研究的不同阶段控制和消除影响信息准确性的各种因素。首先,研究人员需经过严格培训,能正确理解研究的意义、方法和内容,能严谨客观地从事资料收集工作。为避免主观诱导研究对象,在临床试验和某些现场研究中,应尽可能采用盲法以消除主观因素对研究结果的影响。如果采用调查问卷收集数据,调查表项目应易于理解和回答,力求指标定量化。调查前应开展预调查,充分估计调查实施过程中可能会遇到的问题及各调查项目的可行性。其次,需要使研究对象清楚地了解本次研究的目的、意义和要求,以获取其配合和支持。信息偏倚与研究对象的记忆程度和心理活动有关,如有需要可对同一内容以不同的形式重复询问,以帮助其回忆并检验应答的可信性。除此之外,研究中所使用的各种测量仪器、试剂和方法都应标准化,检测方法要统一,由专业人士测定。

3. 混杂偏倚 由于一个或多个非研究因素的存在,掩盖或夸大了研究因素(X)与疾病结局(Y)的联系,从而歪曲了两者之间的真实联系,称为混杂偏倚。引起混杂的因素称为混杂因子。在研究因素 X 与疾病结局 Y 的关系中,如果因素 F 是混杂因子,则应满足如下条件:①混杂因子 F 必须与 Y 的发生有关,是 Y 的危险因素之一;②F 必须与所研究因素 X 有统计学联系;③F 不是研究因素 X 与疾病结局 Y 因果链上的必须中间环节。满足这些基本条件的混杂因子 F,如果在各比较组间的分布不均衡,就可导致混杂偏倚的发生。

混杂可发生在临床研究的各个阶段,因此可通过良好的设计、周密的分析和合理的解释来避免混杂因素对研究结果的影响。常用的控制混杂偏倚的方法包括:限制研究对象的纳入条件,以排除混杂因素的干扰;采用配比和随机化的方法进行研究对象的选择和分组,使混杂因素在各个比较组间能够均衡分布;在资料分析阶段,采用分层分析、标准化和多因素分析等分析方法对混杂因素进行调整,使研究结论更科学真实。

第二节　临床研究常见设计方法及临床研究类型

临床研究设计方案有很多种,每种方案有各自的特点和应用条件。一般可以根据两方面来选择具体的方案:一是拟研究问题的性质,即研究目的是什么。探索疾病病因、发现药物不良反应、验证药物疗效、比较不同诊断技术、描绘慢性疾病长期预后等,不同的研究目的和内容需要选择不同的设计方法。二是研究人员现有的研究条件,包括研究人员所在团队的技术水平、经费、协作条件及可获得患者的数量等。若经费、人员、时间充足,可以首先选择前瞻性研究方案,否则可以考虑回顾性方案。

一、临床研究常见设计方法

1. 随机对照试验(randomized controlled trial,RCT)　RCT 指根据一定的纳入、排除标准选取满足样本量要求的合格病例后,按照正规科学的随机方法,使每位研究对象(患者)有同等机会被分入试验组或对照组。RCT 的研究对象可以是患病群体的随机样本,也可以是来自医院的连续非随机抽样,但都要保证研究对象的代表性,即纳入的研究对象无论从年龄、性别、疾病类型、病情轻重及有无合并症等方面都能代表病例总体。随机分组后,试验组实施治疗措施(研究因素),对照组给予对照措施,在相同条件下,经一段时间随访观察后,应用客观效应指标,比较两组的差别。RCT 随访时间无论长短,都有失访的可能性。不同的失访率对研究结果的影响不同,目前被广泛应用的估计失访影响大小的方法是治疗意愿性分析(intention to treat analysis,ITT)。

RCT 属于前瞻性研究,主要用于临床治疗性或预防性研究,探讨和比较某一新药或新的治疗措施对疾病的治疗和预防效果,为正确的决策提供科学的依据。RCT 的精髓在于精心考虑研究对象的代表性和可靠性,以及采用随机、对照、盲法等原则,尽可能避免和减少各类偏倚的影响,从而使研究结果具有真实性和可靠性。总之,RCT 研究结果的真实性强,证据级别高,资料统计分析相对容易实施,设计方案的优点比较突出。但也存在一些缺点,如 RCT 所需样本量大,耗费人力、物力较多,研究周期也较长,组织工作也较复杂;纳入、排除标准严格,可能使研究对象的代表性不够充分;若对照组使用安慰剂不当,会影响患者的治疗,违背伦理原则,存在潜在的伦理学影响。

虽然 RCT 研究结果的真实性强,证据级别高,然而并非所有的 RCT 都能达到高质量的水平,因此需要对其设计质量进行评价。如,样本量是否足够;是否真正做到随机分组;是否对随机分组做了隐匿性处理;是否为盲法的随机对照试验;是否有正确、合适的诊断标准、纳入标准及排除标准;是否应用合理的统计学方法。

2. 非随机对照试验(non-randomized controlled trial,NRCT) 非随机对照试验是指未按随机化原则将研究对象分组,而是由研究者根据现实条件的限定、临床适应证或患者自身意愿等进行分组,一组作为试验组,另一组作为对照组。经过一段时间观察后比较两组的疾病结局是否有差异。如,在两个同级医院合作开展对一种疾病两种疗法疗效的比较,其中 A 医院有条件(设备和技术人员)采用新疗法,于是该医院患者为试验组,采用新疗法;B 医院患者为对照组,采用传统的疗法,然后比较两组的疗效。NRCT 设计模式与 RCT 比较,除了没有严格的随机分组外,其他相同。

非随机对照试验的优点:临床医生和患者均容易接受,研究工作较容易进行;在一定程度上限制了伦理问题的影响。非随机对照试验的缺点:两组研究对象的基本临床特点和主要预后因素可能分布不均衡,缺乏严格的可比性,使研究结果产生偏差。如研究者为了获得阳性结果,可能将预后好的、病情轻的患者,更多的分在试验组,结果人为夸大了试验药物的疗效,导致临床试验的错误结论。

3. 队列研究(cohort study) 队列研究是指在"自然状态"下,根据某暴露因素的有无将纳入的研究对象分为暴露组和非暴露组,暴露因素不是人为施加的。随访观察两组疾病及预后结局(发病、治愈、药物反应、生存、死亡等)的差异,以验证暴露因素与研究疾病(事件)之间有无因果联系的观察分析方法。队列研究属于有假设无干预的一种前瞻性研究设计,在循证医学证据等级中仅次于随机对照试验。在随机对照试验可能面临方法学和伦理学限制的时候,队列研究可能是唯一的选择。

(1)分类

1)依据研究对象进入队列时间是过去还是现在,分为前瞻性队列、历史性队列和双向队列研究。

①前瞻性队列研究:指暴露组与非暴露组是根据每个观察对象现时的暴露状态确定的,研究结局需前瞻性地观察一段时间才能得到,即从现在追踪到将来。特点是偏倚小,结果真实性强,需要定期随访,耗费时间、人力及物力。

②历史性队列研究:又称回顾性队列研究,指暴露组和非暴露组是根据过去某时期是否暴露于某因素而定,观察结局在研究开始时已经发生,即暴露因素和研究结局都可以从现有的资料中获得。虽然该研究方法获得的数据都来自过去,但性质上仍属于前瞻性研究,即属于先因后果的研究。历史性队列研究无须多年随访等待,节省人力物力,但研究数据并不由研究者亲自追踪获得,故偏倚较大。

③双向队列研究:将前瞻性队列研究与回顾性队列研究相结合,在回顾性队列研究之后,继续进行一段时间的前瞻性队列研究,弥补两者的明显缺陷。

2)根据研究对象构成队列的特点,分为固定队列和动态队列。

①固定队列:指研究对象在固定时期或一个短时期之内进入队列并随访至终止,不加入新成员,即队列研究中观察人口固定,在观察期间人口无变化。固定队列使用累积发病率(cumulative incidence,CI)来描述研究结局出现的频率(式 7-1)。

$$CI=I/P \times 100\% \qquad 式 7\text{-}1$$

式中 CI 为累积发病率,I 为观察期间发生的新病例数,P 为固定观察人口数。

②动态队列:指在某时期确定队列后,可随时增加新的观察对象,观察人群数量可以不断变化,因此考虑使用观察时间来描述研究结局出现的频率,即发病密度(incidence density,ID),发病密度是指人群中发生的新病例与该人群中所有观察对象的观察时间总和之比(式 7-2)。从发病密度定义可见,发病密度表示单位时间内新病例数的变化。

$$ID=I/\sum T_i \qquad 式 7\text{-}2$$

式中 ID 为发病密度,I 为观察期间发生的新病例数,$\sum T_i$ 为每个观察对象的观察时间之和。

(2)队列研究常用因果联系强度指标:有相对危险度(relative risk,RR)、归因危险度(attributable risk,AR)及归因危险度百分比(attributable risk percent,$AR\%$ 或 ARP)。

1)相对危险度(RR):指暴露组与非暴露组的累积发生率(累积发病率、累积死亡率)之比(式 7-3),或暴露组与非暴露组的发病(死亡)密度之比(式 7-4)。相对危险度表示暴露组发病或死亡危险是非暴露组的多少倍,说明了假设因素与疾病的联系强度。

$$RR=CI_1/CI_0 \qquad\qquad 式 7-3$$
$$RR=ID_1/ID_0 \qquad\qquad 式 7-4$$

2)归因危险度(AR):又称特异危险度或率差,用暴露组与非暴露组累积发病/死亡率之差(式 7-5)或发病/死亡密度之差(式 7-6)表示。归因危险度表示暴露于某因素者中完全由该因素所致的发生率。

$$AR=CI_1-CI_0 \qquad\qquad 式 7-5$$
$$AR=ID_1-ID_0 \qquad\qquad 式 7-6$$

3)归因危险度百分比($AR\%$):又称病因分值(etiologic fraction,EF),指暴露人群中由于暴露于某因素导致的发病或死亡占暴露者发病或死亡的百分比,即在暴露人群中事件发生真正归因于暴露的比例(式 7-7、式 7-8)。

$$AR\%=(CI_1-CI_0)/CI_1\times100\% \qquad\qquad 式 7-7$$
$$AR\%=(ID_1-ID_0)/ID_1\times100\% \qquad\qquad 式 7-8$$

队列研究的优点:可直接得到暴露组和非暴露组的研究结局发生率(发病率或死亡率),可计算出 RR 和 AR 等指标,直接分析暴露因素与疾病结局之间的因果关系。队列研究的缺点:前瞻性队列需要较多人力物力,随访时间长,研究对象容易失访;研究对象改变暴露因素后易产生偏倚;不适用于以罕见事件作为观察结局的研究。

4. 病例对照研究(case-control study)　病例对照研究属于回顾性研究,是通过病例与对照的对比探讨某暴露因素与疾病之间是否可能存在因果关系。在临床上,可选择具有某种特征(恶化或并发症等)的患者作为"病例组",选择无此特征的患者作为"对照组",然后比较这两组患者接受的治疗措施或影响疾病特征的因素的暴露差异,若两组暴露差别有统计学意义,可以认为这种暴露因素与疾病结局有一定的关联。该方法属于由果到因的研究,"果"指的是疾病特征(疾病发生或结局),"因"指的是危险因素,强调先由疾病入手,去发现可能导致疾病发生或结局的原因。

病例对照研究在选择病例组时最好选择新病例,因为新病例发病时间更接近可疑因素的暴露时间,对过去的回忆比较可靠,提供的暴露信息较为准确。选择对照的基本原则:对照与产生病例的人群来源应尽可能一致,另外对照组要有一定的暴露机会。

病例对照研究中,反应暴露因素与疾病间联系强度的指标是比值比(odds ratio,OR)。由于在病例对照研究中不能计算发病率(或死亡率),因此不能直接计算 RR,但可用 OR 来估计和代替 RR。

（1）若病例组与对照组是成组比较:OR 值计算见表 7-1、式 7-9。

表 7-1　病例组与对照组成组比较的数据表达

暴露情况（X）	病例组	对照组	合计
是	a	b	$a+b$
否	c	d	$c+d$
合计	$a+c$	$b+d$	$a+b+c+d$

$$OR=ad/bc \qquad \text{式 7-9}$$

（2）若病例组与对照组属于 1:1 配对比较:OR 值为病例有暴露史而对照无暴露史的对子数（c）与对照有暴露史而病例无暴露史的对子数（b）之比,OR 值计算见表 7-2、式 7-10。

表 7-2　病例组与对照组 1:1 配对比较的数据表达

对照暴露情况	病例暴露情况		对子数合计
	是	否	
是	a	b	$a+b$
否	c	d	$c+d$
对子数合计	$a+c$	$b+d$	$a+b+c+d$

$$OR=c/b \qquad \text{式 7-10}$$

病例对照研究的优点:特别适用于罕见病研究,有时往往是唯一选择;省时省力,易于组织实施,很适合临床医生在医院内实施;应用范围非常广泛,除了用于探索验证病因外,还可用于疗效、预后因素等方面的研究。病例对照研究的缺点:不适于研究人群中暴露比例很低的因素;存在较大的偏倚;有时不能判断暴露因素与研究结局的时序关系,因果论证强度没有队列研究高。

5. 横断面研究（cross-sectional study）　横断面研究又称现况研究,是在某特定的时间内调查某个目标人群或具有代表性的一些人中,某种（些）疾病的患病状况及与某些因素的关系,由于同时获得患病和有关因素的信息,无法明确彼此的时序关系,故横断面研究不用于验证因果关联,主要目的是了解疾病或健康水平的状况及影响因素,为寻找疾病的影响因素奠定基础,为制订合理的卫生保健计划提供依据,以及在人群中筛查患者,达到早发现、早诊断和早治疗的目的。

横断面调查方法分为普查和抽样调查。

（1）普查（census）：指在特定时间对特定范围内的全部人群进行调查。特定时间应该较短，不宜太长。特定范围是指某个地区或具有某种特征的人群。普查的优点主要是设计比较简单。普查的不足主要有：时间短工作量大，难免漏查，工作上难以做到细致；耗费大量人力物力和时间；由于是在人群中进行调查，只能使用一些简单易行的诊断手段，诊断可能不够准确。

（2）抽样调查（sampling survey）：调查某一人群中有代表性的部分人群的结果，估计出目标人群某病的患病率或某些特征的情况，揭示该疾病的分布规律。其特点是以部分估计总体。抽样调查的主要优点有：节省人力物力、时间；调查工作比较容易做到细致。抽样调查的缺点主要是：设计、实施和资料分析比较复杂；不适用于变异过大的资料；不适用于发病率很低的疾病。

二、常见临床研究类型

1. 诊断试验研究　诊断试验研究主要用于评价某种诊断方法（包括生化指标的测定、影像学检查、临床诊断标准等）在疾病诊断中的真实性、可靠性和临床应用价值。拟评价的诊断试验须以金标准为对照，并进行同步盲法的比较。金标准（gold standard）又称参考标准或标准诊断，是当前临床医学界公认的诊断该病最准确可靠的诊断方法。常用的金标准有病理学标准、外科手术发现、特殊影像诊断、长期临床随访结果、公认的综合临床诊断标准等。在诊断试验研究中，金标准将研究对象区分为"患病"和"无病"，然而金标准的选择有时是相对的，应结合临床具体情况决定，否则实施诊断试验研究时可能存在实际困难或伦理问题。

依据金标准，诊断试验的研究对象包括"无病组"和"患病组"，无病组（对照组）可以是无病的正常人，但通常会选择在临床上与该病患者具有类似的症状、体征等需要鉴别诊断疾病的患者；而患病组除了选择典型的患者，还应当选择不同病情程度（轻、中、重）的患者。这样能使研究对象更具有代表性，诊断试验的研究结果更符合临床实际，具有更高的真实性和临床实用价值。

诊断试验研究的方法主要是通过与金标准的同步盲法比较，获得诊断试验的真实性、可靠性及临床应用价值的评价结果。常用到的评价指标如下，绘制四格表是诊断试验研究结果表达的核心，是各种评价指标计算的基础（表7-3）。

表 7-3 诊断试验四格表

诊断试验结果	金标准判断患病人群		合计
	是	否	
阳性	a(真阳性)	b(假阳性)	$a+b$
阴性	c(假阴性)	d(真阴性)	$c+d$
合计	$a+c$(患病组)	$b+d$(无病组)	$a+b+c+d$

（1）敏感度（sensitivity）：金标准诊断患病且诊断试验结果阳性的比例，敏感度越高代表漏诊率越低。敏感度 $=a/(a+c)\times100\%$。

（2）特异度（specificity）：金标准诊断无病的例数中，诊断试验结果为阴性的比例，特异度越高代表误诊率越低。特异度 $=d/(b+d)\times100\%$。

（3）约登指数（Youden index，YI）：也称正确诊断指数，用来判断某诊断试验正确诊断患病或无病的能力，常用来比较不同的诊断试验。约登指数 =（敏感度 + 特异度）-1。

（4）准确度（accuracy）：诊断试验中的真阳性和真阴性占总检例数的比例。准确度 $=(a+d)/N\times100\%$。

（5）阳性预测值（positive predictive value，$^+$PV）：诊断试验结果阳性例数中，真正患者所占的比例，即诊断试验结果阳性中真正是患者的可能性。阳性预测值 $=a/(a+b)\times100\%$。

（6）阴性预测值（negative predictive value，$^-$PV）：诊断试验结果阴性的例数中，真正无病所占的比例，即诊断结果阴性时真正无病的可能性。阴性预测值 $=d/(c+d)\times100\%$。

（7）阳性似然比（positive likelihood ratio，$^+$LR）：诊断试验的真阳性率与假阳性率的比值。诊断性试验结果阳性时患者患病和无病的概率比值，该比值越大说明患病的概率越大。阳性似然比 = 敏感度 /（1- 特异度）。

（8）阴性似然比（negative likelihood ratio，$^-$LR）：诊断试验假阴性率和真阴性率的比值。诊断试验结果阴性时患者患病与无病的概率比值。阴性似然比 =（1- 敏感度）/ 特异度。

诊断试验用于临床医生判断患者是否患病，因此常常需要设定试验结果的正常与异常的界值，也称为参考值。如，诊断试验结果为连续变量，该数值结果通常在患病者与无病者之间存在重叠和交叉，因此界值的确定会影响诊断试验的特异度和敏感度等。对于连续变量确定界值的方法有四种：

①受试者工作特征（receiver operator characteristic curve，ROC）曲线：

根据不同诊断试验的界值计算出一系列的敏感度和特异度,以"1-特异度"为横坐标,敏感度为纵坐标,绘制出连续的曲线。ROC曲线下面积体现了诊断试验的准确性,曲线下面积越大反映诊断试验的诊断效率越高。而ROC曲线左上角的拐点是特异度和敏感度相对最优点,通常被选定为诊断试验的界值点;②正态分布法:诊断试验的测定值为正态分布时,确定正常和异常的方法是95%的正常人测量值为正常区间,双侧常用"均数 ±1.96倍的标准差"表示;③百分位数法:诊断试验的测定值为偏态分布时,可采用百分位数界定正常与异常,双侧用 $P_{2.5}$~$P_{97.5}$;④临床判断:根据大规模人群调查确定试验的测定值达到什么水平需要医疗干预。

目前新的诊断试验层出不穷,无论是自己开展的诊断试验研究还是参考其他研究中心的诊断试验研究结果,都要进行科学的评价,才能客观了解该诊断试验的诊断准确性及临床实用价值等。通常遵循下述原则进行评价:①诊断试验须与金标准进行盲法比较,得到客观科学的结论;②诊断试验研究纳入的病例应包括轻、中、重各型患者,对照应包括临床上容易与该研究疾病混淆的其他疾病的病例;③应叙述研究对象的来源及特征,以便读者评价诊断试验的临床应用价值;④临床诊断试验必须具有良好重复性,即测定稳定性;⑤诊断试验中使用的正常值是否科学合理;⑥若存在一系列诊断试验,对其进行怎样的组合对疾病诊断更有利;⑦诊断试验的操作步骤、注意事项和结果判断方法应描述详尽;⑧综合诊断试验的临床意义、真实性及稳定性来判断其临床实用价值。

2. 治疗效果研究　临床工作的最终目标是治愈疾病,让患者最大限度获益,为了提高临床工作的可靠性和科学性,对患者采取切实有效的治疗措施,临床医生需要经常针对先进的治疗措施进行相关的疗效研究。因此,疾病疗效研究是临床科研工作的一个重要组成。疾病疗效研究的范围比较宽泛,包括药物、手术、预防措施、治疗方案(如肿瘤化疗)、特定形式的治疗单元(如监护病房的作用)等。要注意,临床疗效研究是以人体为对象的医学研究,应遵从赫尔辛基宣言的道德原则,根据这个原则,临床研究须满足以下要求:①具有社会或科学价值;②研究的正确性;③公平选择受试者;④良好的风险受益比;⑤独立审查;⑥知情同意;⑦尊重受试者意愿。

疾病疗效研究可以采用的设计方案类型很多,大多属于干预性研究,其目的是确定一种干预措施能否改变疾病的自然病程,或提高目前常规治疗方法的临床效果。因此常采用的设计方法有随机对照试验、非随机同期对照试验、历史对照研究、自身前后对照研究等。在疾病疗效研究中,最常见的还是随机对照试验,需要注意随机分组的设计和执行、盲法比较的应用和对照组干预措施的选择。

疾病疗效研究中会涉及很多不同类型的效应指标,按资料的性质,效应指标大致分为定性的计数指标和定量的计量指标,前者如阳性、阴性、痊愈、好转、无效、恶化、X线片变化,细胞坏死程度,症状是否出现等;后者如身高、体重、血压、体温、细胞计数等。我们也经常将测量指标分为客观指标和主观指标,前者如痊愈、病残、死亡等;另外由实验或仪器测定的指标也是常用客观指标。后者如关节痛、头痛、乏力、腹胀等患者主观描述性指标。效应指标选择原则:

①客观性:疗效研究应根据情况尽量采用客观指标,主观指标不确切而且可靠性差,一般应谨慎选用;②特异性:要与研究目的密切相关,能确切反映处理因素的效应,防止非处理因素的干扰;③灵敏性:对处理因素要能灵敏地反映出来;④稳定性:任何实验指标都要求稳定性好,能被不同时间、地点和操作者重复证实,误差应在允许范围之内;⑤结局性:尽可能选用结局性指标,少用中间性指标。

最后,简单概括一下治疗性研究的评价的原则:①研究结论是否从随机对照盲法试验中获得;②研究是否报告了全部研究结果,即疗效和不良反应;③研究是否包含按方案完成全程治疗的所有对象;④研究结果是否同时考虑了临床意义和统计学意义;⑤研究对象是否有明确的限定,治疗措施是否切实可行,这是评价研究结果能否被正确推广应用的重要依据。

3. 疾病预后研究　　预后(prognosis)是指疾病发生后,对疾病未来病程和结局(痊愈、复发、恶化、伤残、并发症和死亡等)的预测或估计。疾病预后研究指对疾病各种结局发生概率及其影响因素的研究,包括率的估计和预后因素的分析两方面。率的估计包括并发症发生率、致残率、复发率、生存率、死亡率等。预后因素的研究包括:人口学和社会学因素,如性别、年龄、种族、职业、受教育程度、经济状况等;生活方式,如饮食习惯、运动习惯等;疾病临床特征,如疾病的亚型、症状、实验室检查和其他辅助检查结果;各种治疗措施;各种并发症等。一般来说,与疾病关系密切的临床指标和临床治疗比较受研究者重视。

预后研究常用的临床研究设计包括队列研究、病例对照研究、纵向描述性研究、系列病例分析、专家意见和个案报道等,最推荐的是队列研究。下面以队列研究为例,介绍如何建立一项高质量的预后研究;同时,评价一项预后队列研究也参照同样的原则。

(1)预后研究的真实性:明确研究对象的纳入排除标准,详细描述研究对象的来源及特征,以便了解研究对象的代表性和局限性。预后队列研究要求纳入研究对象的起始点要明确,因为患者处在不同病期和病程都将直接影响预后结局。只有保证研究对象纳入时在大致相同的阶段(诊断日、住院日、手术日等),其预后结果才具有真实性。研究起始点最好在病程早期,至少应在相同病程阶段。

任何疾病都需要经过一段时间才发生最后的结局,因此随访时间的长短直接影响是否能够发现足够的预后结局。随访时间须足够长,使大部分可能会出现阳性结局的患者能达到研究终点。失访率高低影响研究结果的真实性。失访率在 5% 以下,偏倚较小;失访率超过 20%,严重影响结果真实性;失访在 5%~20%,需根据情况叙述失访原因。

预后研究的结局包括研究终点和截尾。研究终点也称为研究结局或阳性结局,要根据具体研究疾病的性质和特点明确定义,判断标准要科学客观,以免临床医生在判断预后结局时发生测量偏倚。如果预后结局是"死亡"或"病残"等硬指标,可不用盲法判断;如果结局的判断可能受主观因素影响须采用盲法,由不知情的其他医生判断,以避免偏倚。在预后研究结束时,尚未达到研究终点者称为截尾,截尾代表不确定性结局,而不是阴性。预后研究中的随访时间,是指从研究起点至终点(出现阳性结局)或截尾(随访结束未出现阳性结局)的时间。因为需要对该时间变量进行充分的利用和分析,预后研究通常采用生存分析的统计学分析方法。

(2)预后研究的重要性:预后研究应报告整个病程的预后结局,而不仅是某一时间点的结局。疾病预后结局的描述通常采用以下指标:①某一时间点的生存百分率,如 1 年生存率、5 年生存率;②中位生存时间;③生存曲线。此外,临床预后因素常常比较复杂,为清除有关混杂因素的影响,应采用多因素分析方法(如 Cox 比例风险模型)进行全面分析,使研究结论更真实可靠。最后,以上所涉及指标的精确度如何,即 95% 可信区间应明确提供。

(3)预后研究的适用性:研究中的患者与现实中的患者是否相似(临床特征、诊断、纳入和排除标准等)。研究结果是否有助于对临床治疗作出决策和有助于对患者及其家属进行解释。

第三节 医学文献评阅及论文发表

一、医学文献的阅读与评价

临床医生在临床实践中每日面对的是患者和疾病,需要通过大量阅读文献和不断学习来掌握先进的诊断技术和治疗措施、保持知识的不断更新以便更好地解答患者的各种问题和解决临床工作中的难题。因此,临床医生需要掌握正确阅读和评价医学文献的方法,医学文献的阅读与评价是临床医生必备基本技能之一。

阅读医学文献前应先查寻有无相关的高质量系统综述,因为这类文献浓缩了大量原始文献的信息,且严格的方法学使文献的结论具有很高的真实性和可信度,可节省读者逐篇阅读和评价原始文献的时间和精力,从而快速有效地获取信息资源。如果没有相关的系统综述,则再查询和阅读相关的原始文献。大多数原始论著包括摘要、前言、方法、结果、讨论、结论和参考文献。阅读文献时,推荐首先阅读方法学部分,来了解其设计方案、病例选择标准等以判断其结论是否适合于临床实践中的患者。如果一篇文献的设计、实施方法或统计方法是不恰当的,无论其结果看起来多么诱人,其结论也不真实可靠。因此,不能盲目遵从文献得出的结果和结论,应该采用临床流行病学和循证医学评价文献的原则和方法对文献进行严格评价。

临床研究文献评价的基本方面包括:

1. 研究的设计类型　不同设计类型,研究结果的论证强度不同。因此在文献评价中应注意区分研究的设计类型。试验研究,如随机对照临床试验结果的论证强度最高;严格设计的观察性研究,如队列研究、病例对照研究次之;资料不是有计划按统一标准收集的(如一般病案分析),则可信度较低。

2. 研究对象的选择及分组　研究对象是否有明确的诊断、纳入、排除标准及足够的数量,以保证样本的代表性。如单个医院收集少量病例代表性较差,易存在选择偏倚,如能随机抽样或从几个医院收集病例(如多中心研究)则可改善。另外,与结局相关的主要非研究因素在各个比较组间是否分布均衡,以保证研究对象的可比性。总之,研究对象的选择、分组不当,会带来明显的选择偏倚或混杂偏倚,足以使该文献结果失真。

3. 测量指标及测量方法　测量质量是影响研究结果真实性和可靠性的重要因素,因此也是文献评价的重要方面。文献中采用的观察指标的种类和数量,必须与研究目的相适应。文献所涉及的专业名词、诊断指标、观察指标、结局指标等都应有科学明确的定义及相应的测量方法。另外,还需注意文献中表达核心结果的效应指标是否科学合理。如干预试验中,普遍认为应使用相对危险降低度(relative risk reduction, *RRR*)、绝对危险降低率(absolute risk reduction, *ARR*)等效应指标来表达,以便于互相比较。

4. 统计分析及其推论　根据数据来源和性质不同,所适用的统计分析方法也不同。因此在文献评价中,要注意其所使用的统计分析方法是否正确,对统计学显著性检验的含义理解是否正确。文献中的结论或推论是否将自身的统计结果和临床意义相结合。结论中是否正确认识和对待阳性、阴性结果;只要设计合理,测量严谨,分析客观,立论有据,一项阴性结果同样是一件成功的研究成果。此外,如果该研究结果将应用于实际临床诊疗,则文献中还需对患者的可接受性、费用大小等问题,即临床可行性或实用性,进行客观描述。

二、医学论文的撰写、投稿与修改

医学论文的目的在于正确总结研究结果并公开发表,论文结构一般由题目、摘要(中英文)、前言、材料和方法、结果(图表)、讨论、致谢、参考文献等部分组成。

1. 论文题目　通常情况下,论文题目应该用简洁、准确的词语反映文章最重要的特定内容,最好不超过 20 个字。题目表达最好具有吸引力,但也要与正文内容相符合,不能超越文章内容。

2. 论文摘要　论文摘要一般包括目的、方法、结果和结论四部分。不同杂志对稿件摘要的结构、内容和字数会提出具体要求,作者投稿前应注意。摘要应着重反映论文的创新点和必要性,一般以第三人称书写,不引用参考文献,避免主观评论。

3. 论文前言　前言(亦称引言)是论文的开头一段,也是论文的开场白,要求开门见山,简明扼要。前言以介绍研究背景、问题来源及研究目的为主,清楚阐述目前研究的重点或热点及存在的难点,引出本文主题。前言的作用是给读者以引导,不宜过长,不要写成讨论或与讨论内容部分重复。

4. 材料和方法　也称对象与方法,是论文的重要组成部分,审稿人和读者通过此方法学部分可了解到该项研究结果或结论的真实性和可靠性。该部分需要详细清晰地交代研究对象的选择和分组方法、研究因素干预措施实施、资料收集、指标测量及统计分析等过程。临床研究论文中有关方法学部分的撰写,需参考临床流行病学原则和要求,目的是为读者判断研究质量提供必要的详尽资料。

5. 论文结果　研究结果的表达应实事求是、客观准确、清晰完整,且符合统计学描述和推断的要求。论文结果中除了文字部分,很多情况下包含必要的图表,图表数量不宜过多,作者须参考投稿杂志对图表的具体要求。论文中的图表,要与文字相互辅助,不应单纯重复数据。图表的形式结构应符合发表要求和统计学规定,表达数据应准确清楚,同时兼顾阅读的舒适感和美观感受。

6. 讨论部分　讨论的作用是解释和评价结果,阐明研究的系统性,起到画龙点睛和深化主题的作用。论文讨论部分应紧密结合本研究获得的重要结果和结论,特别是对新发现、文献尚未报道的内容进行深入讨论,包括可能的机制、临床应用范围等。此外,也可以讨论本研究发现与同类研究文献报道有何不同、本研究可能存在的偏倚及解释、本研究的内部真实性和外部真实性等。撰写讨论部分不要硬凑字数,切忌冗长无意义的阐述和对结果的简单重复。

7. 论文致谢、利益冲突和基金资助等 不符合作者条件、对本文有贡献的人员应放在致谢中。当接收了医药公司或其他来源的资助,可能影响研究行为和研究结论时,应该写明,例如,研究经费由某医药公司提供,但该公司不参加研究设计、资料收集、数据分析和结果解释。若有基金资助,应该写明基金的来源和编号。

8. 参考文献 在正文后面列出的参考文献必须是作者亲自阅读的文献,按照在正文中出现的先后顺序依次列出。参考文献主要包括作者、论文题目、期刊名称、发表时间及起始页码等信息。参考文献格式要符合所投期刊的具体要求。

医学论文写好之后,追求时效性就要尽快投稿,争取早日发表。投稿前要对相关学术期刊的分布特征和学术水平有一个系统的了解。通过比较不同期刊的办刊宗旨、关注领域和发表周期后,初步锁定欲投期刊。然后迅速浏览近几期该期刊发表过的论文,从中发现该期刊发表论文的基本共性,如每期重点或集中发表哪些主题的文章等,一旦确定自己论文主题内容和学术水平与之相符合则应尽快投稿。投稿时要注意的原则:①不能一稿多投;②投稿前一定仔细阅读欲投期刊对投稿的要求和规范,并认真对自己的稿件进行修正;③投稿时谨慎列出作者及相关信息,稿件接收后最好不要轻易修改,尤其是第一作者和通讯作者的信息。

稿件投出后就要耐心等待编辑评阅和同行专家评审。审稿意见返回时通常会包含若干问题,无论这些问题是小是大、是易是难,作者都需高度关注、谨慎对待、逐一进行回答和解决,作者对审稿意见的回答水平直接影响到该论文的接受发表。总之,不存在毫无缺陷的科研设计和完美无瑕的医学论文,优秀的论文也要经过反复耐心的科学修改,才能顺利发表。

第四节 循证医学概述

一、循证医学概述及在临床实践中的作用

循证医学(evidence based medicine,EBM)核心思想是慎重、准确、明

智地利用当前所能获得的最佳研究证据,结合临床医生个人的技能和经验,充分考虑患者的价值和期望,从而作出合理的医疗决策,达到最佳诊治效果。循证医学实践的基础主要包括以下几个部分:

1. 临床研究的最佳证据　最佳证据是实践循证医学决策的依据。结合具体临床问题,应用科学的方法检索和评价,最终获得最新、最真实、量化分级且有临床实际应用价值的研究成果或证据。

2. 临床医生　临床医生是循证医学实践的主体。需具备扎实的医学理论基础、过硬的专业知识和技能、崇高的职业道德及良好的为患者服务的精神。

3. 患者的价值观与愿望　患者的参与是实践循证医学的基础。最佳决策的实施与应用需取得患者的合作才能获得客观良好的效果,而且患者对治疗方案有知情权和选择权。

4. 医疗条件的保证　循证医学实践都要在具体的医疗环境下进行。除了要具有高水平的诊疗设备外,一些必要的硬件设施,如计算机网络、循证电子资源、专业数据库、图书馆等也是实践循证医学必不可少的条件。

循证医学实践的目的和作用是为了更好地将优质证据用于解决临床中的问题,提高医疗质量,培养高素质的临床医务人员,不断促进临床医学的发展。循证医学是基于临床中的实际问题,遵循证据作出决策,同时关注后效评价,贯穿了科学思想,对诊治措施的有效性、安全性、适用性都作了充分的考虑,因此有助于提高疾病的诊治水平。循证医学还同时考虑了患者的知情权和选择权,有助于患者参与医疗过程、保障自身的权益。同时,循证医学实践促使临床医生不断学习新知识、新方法,逐步适应新型诊治模式,使自己的业务素质和水平不断提高。

二、实践循证医学的步骤

临床医生可以分 5 个步骤来实践循证医学。

(一)提出问题

在循证医学实践中,提出恰当的临床问题是第一步。医生对的患者诊治过程是一个不断提出问题(如病因、诊断、治疗和预后等多种类型的临床问题)、寻找证据、解决问题的过程。一个构架完好的问题,可以将初始临床问题转变为医学科研可以回答的临床问题,有利于临床医生快速检索到适合的证据,并且易于评价和应用。因此,住培学员恰当运用PICO 原则构建临床问题,在循证临床实践中是重要起点和关键步骤。

构建临床问题的 PICO 原则,包括 4 个基本成分:

1. 患者 / 人群(patient/population,P)　患者或者人群及其临床特征,包括与需要解决的临床问题密切相关的患者或者与患者相似的人群的临床特点。

2. 干预措施（intervention，I） 关注的处理措施，如暴露因素、药物、外科手术、诊断试验、预后因素等。

3. 对照措施（comparison，C） 与干预措施或者暴露因素相比较的措施，在治疗问题上，多以常规治疗、安慰剂作为对照措施；在诊断性问题上，对照措施常是诊断某种疾病的金标准。

4. 临床结局（outcome，O） 住培学员关注的暴露或处理措施导致的疾病相关结局，多为远期指标，如死亡率、功能改善、不良反应发生率等。

在临床实践中，医生会提出许多需要解决的临床问题。在不同临床内容、不同疾病、不同患者中，提出的问题也相应不同。在提出临床问题时应注意抓住主要矛盾，突出关键问题。面临大量问题时首先选择应优先回答的问题，然后根据所具有的医疗资源和条件、临床意义和研究质量等方面确定问题的范围，进而将问题具体化。同时要特别关注患者所关心的问题，多从患者及家属的角度思考，这样就能逐步构建出良好的问题。

（二）寻找证据

目前，大量循证医学证据涌现，高质量的临床研究、系统综述、文献摘要、循证指南、信息系统等日趋增加和完善，住培学员可以就自己感兴趣的问题，检索并利用最新的信息，为临床诊疗服务提供证据。Haynes 等最早提出"4S"模型帮助临床工作者搜寻医疗资讯，而后发展成"5S"模型，目前已经修改成"6S"模型（图 7-1）。其最终目的是快速找到高品质证据去回答临床问题。

循证医学证据资源"6S"等级结构：从最高级别至最低级别依次为：

1. 计算机决策支持系统（systems） 通过电子病历系统，根据个体患者的特征信息自动链接至当前与该患者具体情况相关的最佳证据的系统，并可以提醒或告知医务人员治疗的关键所在，主动协助临床医疗人员提供决策参考。

2. 证据综合（summaries） 针对某个临床主题整理各类证据（各个方面相关的摘要、系统综述或原始研究）形成概述或实践指南。主要形式是循证医学教科书及循证临床实践指南，如 Up To Dat、Clinical Evidence、National Guidelines Clearinghouse、Physicians' Information and Education Resource（PIER）等。

3. 循证证据提要（synopses of syntheses） 即对系统综述做简短摘要性评述的文章，往往可以提供足够的临床信息，以支持临床决策，如循证医学期刊上对系统综述的简要描述，*ACP Journal Club*、*Cochrane Database*

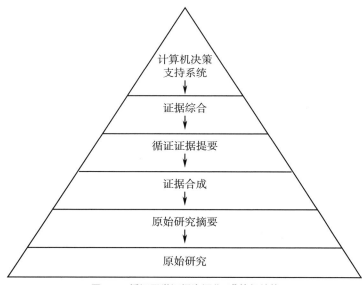

图 7-1 循证医学证据资源"6S"等级结构

of Abstracts of Reviews of Effects（DARE）、*Evidence-based Medicine* 等均属于此类型的期刊资料。

4. 证据合成（syntheses） 即系统综述，例如 Cochrane 系统综述。系统综述是通过广泛收集全球已发表和未发表的证据，严格评价，定量合成分析得到的科学综述。

5. 原始研究摘要（synopses of single studies） 主要形式是对单个高质量的研究做简短摘要性评述的文章，可以在相关循证医学摘要性质的期刊上获得，其优点是简洁概括、确保原始研究的高质量和临床相关性且具有评论性质的内容。

6. 原始研究（single original studies） 发表在各种杂志上的原始研究，如原始文献数据库 Medline、Ovid 等。其优点是包含最新的文献，缺点是常常需要决策者自己去严格评价证据的质量。

简言之，临床医生检索证据的策略：①循证医学中的核心部分是运用当前最佳证据，因此获取最佳证据的快捷途径应从资源等级的最高层开始，避免阅读不必要的文献；②临床问题不同，检索主题词等检索策略存在差异，应根据临床问题灵活运用；③不同网站、不同数据库，没有统一固定的检索模式，需要灵活调整检索的具体方式；④制订检索策略并非一次成功，需要反复调整，以达到最佳的检索目的。

（三）评价证据

证据作为循证医学的核心，贯穿于临床循证实践的全过程，高质量的证据可以帮助临床医生高效地实现临床决策。因此客观评价证据质量，进而确立证据级别，对于临床的实际应用十分重要。循证医学对证据级别的认识有一个渐进的过程，但目的始终都是帮助临床医生认识证据的质量如何，即证据是否可信及研究结果（干预措施）的利弊如何，即干预措施是否可用。

因此，循证证据包括证据质量和推荐级别两个分级。证据质量是对证据论证强度的估计；推荐级别除考虑证据质量外，还需要从临床医生、患者、政策制定者的角度，综合考虑风险，权衡利弊，故而高质量证据不一定等同于强推荐。总之，明确循证医学证据的质量分级和推荐分级是正确进行循证实践的重要基础。以下简单介绍目前常用的 GRADE（grading of recommendation assessment，development and evaluation）分级标准。

GRADE 系统将证据质量分为高、中、低、极低四级（表 7-4）。GRADE 系统中，就干预措施效果而言，最可靠的证据来自多个 RCT 的系统综述，其次是单个 RCT。虽然基于 RCT 得出的证据一开始被定为高质量，但 RCT 的证据可能会因为下面 5 个因素而降低：研究的局限性、研究结果不一致、间接证据、结果不精确及报告有偏倚。观察性研究（如队列研究和病例对照研究）一开始被归为低质量，但若某干预措施疗效显著、证据显示存在剂量效应关系或存在各种可能导致疗效显著性降低的偏倚时，观察性研究证据的等级将提高。

表 7-4　GRADE 对证据质量的分级

证据质量等级	定义
高质量（A）	非常确信真实的效应值接近效应估计值；进一步研究几乎不可能改变对效应估计值的可信度
中等质量（B）	对效应估计值有中等程度的信心：真实值有可能接近估计值，但仍存在两者很不相同的可能性；进一步研究很可能影响该疗效评估结果的可信度，且可能改变该评估结果
低质量（C）	对效应估计值的确信程度有限：真实值可能与估计值大不相同；进一步研究极有可能影响该疗效评估结果的可信度，且很可能改变该评估结果
极低质量（D）	效应估计值几乎没有信心：真实值很可能与估计值大不相同；目前任何疗效评估结果都很不确定

注：GRADE，grading of recommendation assessment，development and evaluation。

GRADE 系统推荐级别分为"强""弱"两级。当明确显示干预措施利大于弊或弊大于利时，将其列为强推荐。当利弊不确定或无论质量高低的证据均显示利弊相当时，则视为弱推荐。在推荐强度分级时，GRADE 系统除考虑证据质量外，其他一些因素也会影响推荐意见的强弱，包括患者价值观和意愿（尽管该证据质量高，但不同价值观和意愿的患者选择会有不同，就不能确定为强推荐）、资源的合理利用、推荐措施的获益程度与风险及成本。

（四）应用证据

通过寻找、评价而获得的高质量证据，在应用于临床实践之前还需要考虑：研究结果的作用大小及精确性、临床意义、临床实践中的患者与证据中纳入患者的相似性（诊断标准、纳入排除标准、临床特征等）、干预措施在当地的可行性、条件限制（技术、经费、观念）、患者及家属的意愿等。将这些信息与临床专业知识进行综合，权衡利弊，作出最佳的临床决策。

（五）后效评价

医疗决策予以实施后，需要对临床循证实践的过程和效果进行评估。如果临床效果不好，尤其要回顾和评价循证实践过程中的所有环节，修正错误，以提高下一次循证实践的水平。另外，随着医疗水平的发展，新干预措施的出现，最佳证据也会随着时代更新，因此对循证实践效果进行后效评价，也是必要的。

第五节　系统综述与荟萃分析

一、系统综述的基本概念

系统综述（systematic review, SR）亦称系统评价，指针对某一具体临床问题（如疾病的病因、诊断、治疗、预后），系统全面地收集已发表或未发表的临床研究，采用临床流行病学评价文献的原则和方法对纳入研究进行全面的质量评价，进而筛选出符合质量标准的文献并进行定性和／或定量分析，在此基础上对该问题进行系统总结的研究方法。根据是否进行定量分析，系统综述可分为定性系统综述和定量系统综述。

系统综述的主要目的是为临床医生、患者及其他相关人员提供高质量、对临床决策有重要意义的证据。系统综述的整个过程非常明确，具有良好的重复性。总之，高质量的系统综述是循证医学重要的研究方法和最佳证据的重要来源，被临床指南广泛引用。

二、系统综述的制作步骤

系统综述主要包括以下 5 个步骤:

1. 提出问题,制订研究计划　系统综述可以用于许多医学问题的研究,临床问题的提出一般要依据 PICO 原则。系统综述的题目确定后,需要制订详细的研究计划并严格遵循。

2. 检索并筛选文献　检索策略制订的具体方法可以参考本章第四节内容。需要说明的是,系统综述要求全面检索文献,检索的完整性会直接影响研究结果的可靠性。因此,系统综述除了要求收集已发表的原始文献外,还强调作者应该尽量收集有关未发表的文献资料,如学位论文、学术报告、会议论文及正在进行的试验研究等。原始文献的纳入标准一定要依据系统综述的目的制订,切忌将原始文献中的纳入与排除标准照搬过来应用。制订纳入排除标准一般依据:研究对象的类型、研究干预措施和对照措施、研究结局指标、研究设计方案等。

3. 评价文献质量　系统综述是基于文献的二次研究,结果受原始研究质量的影响,如果纳入的原始研究质量较差,将影响汇总结果的价值,故需对全部纳入的研究进行严谨的质量评价。质量评价是针对每个纳入的原始研究,在其设计、实施和分析过程中防止和减少偏倚的程度进行评价,对系统综述的结果至关重要:①可作为纳入标准之一,保证系统综述结果的真实性和可靠性;②用于解释研究结果间的异质性;③用于敏感性分析;④作为综合结果时赋予权重的依据,即质量越高赋予的权重越大。评价文献质量可能会受主观因素影响,因此通常至少有 2 名研究人员参与原始研究的质量评价,并对评价结果的一致性进行检验;可以考虑对质量评价者采用盲法,即隐藏纳入研究的作者、研究机构和期刊来源;提前根据原始研究的类型制订明确统一的评价标准或采用公认的工具量表进行评价。

4. 数据提取、资料分析并报告结果　资料提取的内容应当包括纳入研究的文献来源、合格性判定、设计类型及方法学信息、研究对象的基本特征及组间可比性、干预及对照措施、结局及结果等。在此工作基础上,进行资料分析并报告结果。首先描述纳入研究的特征,然后进行各纳入研究的异质性检验,判断能否进行资料的定量综合,即荟萃分析。

5. 系统综述结果的解释及更新　在进行一系列统计学合并分析后,应对系统综述所得结果进行客观、科学、合理的解释,如证据的完整性和强度、结果的可靠性和应用性、干预措施的利弊权衡等。

三、荟萃分析

荟萃分析（meta-analysis）是对以往多个研究结果进行定量合并，得出单个量化指标的综合分析方法。荟萃分析实际上是一种统计学分析方法，能从统计学角度增大样本含量，提高检验效能。系统综述有定性和定量两种，后者的实现需要进行荟萃分析。应注意，不按系统综述操作规范实施或未经严格文献评价的研究，即使采用了荟萃分析的统计学方法也不是系统综述，更难说是高质量研究。

荟萃分析前期的一些步骤如拟定研究计划、检索并收集资料、根据纳入标准选择研究、对每个研究进行质量评估、提取数据等与系统综述的要求基本相同，这里不再赘述。现主要介绍荟萃分析的统计分析步骤。

1. 效应指标的选择　首先考虑纳入文献中的哪些效应指标需要合并，合并的指标并非越多越好，而是看哪些指标具有代表性或临床意义重大，即主要结局指标（primary outcome）。应根据原始研究的设计类型和数据资料类型，选择不同的效应值。在荟萃分析中，常见的资料类型有两类：

（1）二分类资料：个体只能处于两种状态中的一种，如阴性与阳性、有或无等。这样的资料可选择比值比（odds ratio，*OR*）、相对危险度 / 危险比（relative risk，*RR*）、危险差 / 率差（risk difference/rate difference，*RD*）为合并统计量。

（2）连续性变量资料：如身高、体重、血压、血糖水平等，可选择加权均数差（weighted mean difference，*WMD*）或标准化均差（standardized mean difference，*SMD*）为合并统计量。*WMD* 为两均数的差值，以原有的单位真实地反映试验效应；*SMD* 适用于指标的单位不统一或均数相差比较大的资料，*SMD* 是没有单位的数值，因而需要慎重解释结果。

2. 异质性检验　荟萃分析是对多项研究的效应量进行合并，如果纳入的每个研究的结果相似或方向一致，由此合成的结果可信度较高；如果研究间差异过大，结果明显不一致，此基础上合成的结论在解决相应临床问题时，很可能不可靠。因此在荟萃分析中，只有那些同质的研究才能进行统计量的合并，但一般来说纳入的研究总是有差异的，因此荟萃分析前需要对原始研究结果进行异质性检验，以判断这些原始研究间是否具有同质性。

系统综述或荟萃分析中所纳入原始研究间的差异或变异叫作异质性（heterogeneity），分为临床异质性、方法学异质性和统计学异质性。临床异质性是指研究对象、干预措施或研究终点指标的差异导致的变异。方法学异质性是由研究设计和质量控制方面的差异引起的，如盲法或随机方法的不同,或研究过程中对变量定义、测量方法的不一致而导致的变异。统计学异质性是指不同研究间效应量的变异,是临床异质性和方法学异质性联合作用的结果。三者可相互独立又可相互关联,临床异质性或方法学异质性不一定在统计学上有异质性的表现,反之亦然。

异质性检验的方法,目前多用卡方检验,若异质性检验结果为 $P>0.10$,可认为多个研究具有同质性,可选择固定效应模型(fixed effect model,FEM)计算合并效应统计量。若 $P \le 0.10$,可认为多个原始研究间的结果具有异质性。纳入研究的异质性大小可用 I^2 体现,I^2 用于描述由各研究所致的变异占总变异的百分比。通常认为 I^2 不大于 50%,其异质性可以接受。当显示异质性存在时,首先应分析异质性的原因,如设计方案、受试对象、测量方法、用药方案等因素是否相同,由这些原因引起的异质性可用敏感性分析、亚组分析或荟萃回归进行分析和处理(可参考有关书籍)。若仍不能解决异质性,而且认为合并结果仍具有一定的实践意义,可选择随机效应模型(random effects model,REM)计算合并效应统计量。然而随机效应模型是针对存在异质性资料的统计方法,不能代替对异质性原因的分析。如果异质性过于明显,而且各研究在临床和方法学方面存在明显差异,应放弃对结果的合并,只对不同研究的结果分别报告和讨论。

3. 森林图 森林图(forest plot)是使用直观的图示方法表示荟萃分析的结果。主要包含以下内容:①每一条横线代表一个试验结果,线宽代表研究结果的95%可信区间,线宽越长,样本量越小;线宽越短,样本量越大。②每条横线中央矩形对应效应值的点估计值,矩形面积大小表示对荟萃分析的贡献度,即研究权重。通常对计数资料采用样本量作为权重的衡量依据,样本量越大,权重越大;计量资料采用标准差作为权重的衡量依据,标准差越小,权重越大;也有以纳入研究的质量评分作为权重的衡量依据。③最下方的菱形代表多个纳入研究的合并效应值,即采用FEM 或 REM 计算的合并效应值,菱形宽度代表其95%可信区间。④垂直线即无效线,将森林图分为左右两部分,用于判断合并效应值是否有统计学意义,每条横线或菱形若与无效线相交,则表明两组差异无统计学意义;不相交表明两组差异有统计学意义。⑤森林图还可给出每个纳入研究的基本信息、对纳入研究的异质性检验及合并效应量检验的参数及结果。图 7-2 为荟萃分析中的森林图。

4. 漏斗图 漏斗图(funnel plot)用于判断是否存在发表偏倚。发表偏倚指阳性研究结果较阴性或无效结果更易被发表,其主要来源于作者、研究赞助者和杂志编辑,在医学研究中属普遍现象。发表偏倚对荟萃分

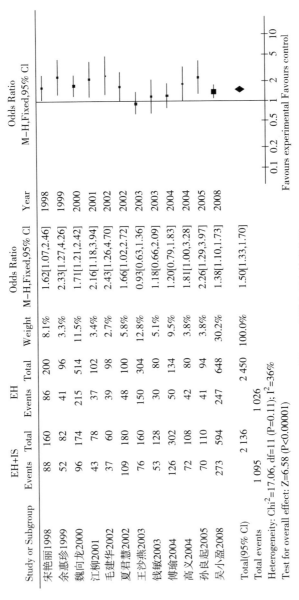

图 7-2　荟萃分析中的森林图

析结果的真实性和可靠性有很大影响,因此判断纳入的研究是否存在发表偏倚是一项十分重要的工作。

漏斗图以效应估计值为横坐标(x 轴),样本量或研究精确性指标(效应量的标准误)为纵坐标(y 轴),呈现倒置漏斗形状的散点图。小样本研究的效应估计值精确性较差,分布于图的底部,分布范围较宽;随着样本量增加,标准误降低,大样本研究的效应估计值精确性较高,分布在图的顶端,而且范围较窄。当没有发表偏倚存在时,各研究呈对称分布于中轴两侧(中轴即合并效应值的点估计值)。反之,如果漏斗图不对称或不完整则提示可能存在发表偏倚。当效应量是 *RR* 或 *OR* 时,应使用其对数尺度为 x 轴绘制漏斗图,以确保相同效应尺度但方向相反的量(如 0.5 与 2.0)与 1 保持等距。y 轴使用效应量的标准误或方差,而不是样本量。漏斗图的最大优点是简单易行、直观;缺点是当仅纳入几个小样本研究时,漏斗图的检验效能受到极大限制,因此,制作漏斗图一般要求研究数量在 10 个以上。目前对发表偏倚的定量检测方法还有 Egger 法和 Begg 法(可参考有关书籍)。图 7-3 为荟萃分析的倒漏斗图。

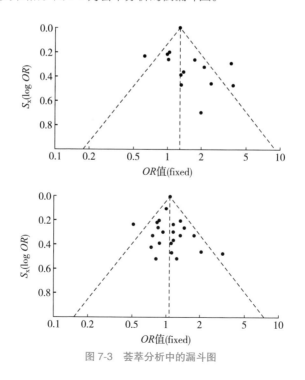

图 7-3　荟萃分析中的漏斗图

四、系统综述与荟萃分析的原则及评估工具

系统综述与荟萃分析在医学领域越来越重要,临床医生通过它们更新自己的专业知识和信息,同时还常常成为临床实践指南的证据基础。系统综述是对原始文献的二次综合分析和评价,其价值取决于纳入原始文献的数量和质量、系统综述的制作过程和方法及作者团队的水平等因素的影响,因此,使用系统综述作为证据解决临床问题前,一般需要进行评价,包括真实性、临床重要性和适用性三方面。

1. 真实性 包括是否根据 RCT 进行的系统综述;检索策略是否科学合理;纳入排除标准是否科学合理;单个研究是否进行了严格的质量评价等。

2. 重要性 包括纳入研究间是否具有同质性;综合效应量的大小及精确性等。

3. 适用性 包括系统综述中的干预方法是否可以在现实的医疗环境中实施;临床实践中的患者与研究中的患者是否有较大的差异;临床实践中的患者可能获得的利弊及其意愿如何。

为方便广大临床工作者科学、高效地评价与撰写系统综述,临床流行病学与循证医学专家陆续制定了多种评价量表,分为方法学质量评价和报告质量评价两方面。①方法学质量评价量表:如 AMSTAR 量表(A Measurement Tool to Assess Systematic Review),是系统综述或荟萃分析质量评价的一种工具量表,指导系统综述作者严格设计、实施分析;帮助系统综述读者筛选出有价值的信息,理性采纳证据。②报告质量评价量表:如 PRISMA 声明(Preferred Reporting Items for Systematic Reviews and Meta Analyses),由系统综述标题、摘要、前言、材料与方法、结果、讨论、结论与资金支持的 7 个方面 27 个条目的清单及一个四阶段流程图组成,主要针对干预性研究特别是 RCT 的系统综述,也可用于其他研究类型的系统综述。除了 PRISMA,常见的还有 MOOSE(Meta-analysis of Observational Studies in Epidemiology),是用于观察性研究的荟萃分析,如队列研究、病例对照研究和横断面调查。

总之,系统综述和荟萃分析属于高级别的循证证据,其结果很可能会影响到指南制定和临床决策,只有当系统综述或荟萃分析的方法学质量和报告质量均较高时,才能作为最佳证据指导临床实践。

第六节 临床研究证据的循证实践

临床问题多种多样,相应的循证实践过程也不同,但无论问题属于病

因、诊断、疗效还是预后,循证医学实践的过程仍是按照之前交代的 5 个步骤进行。在循证医学实践中,根据不同的临床问题和证据类型,我们需要有针对性地调整对证据的检索、评价和应用的过程(图 7-4～图 7-7)。

一、疾病病因证据的循证实践

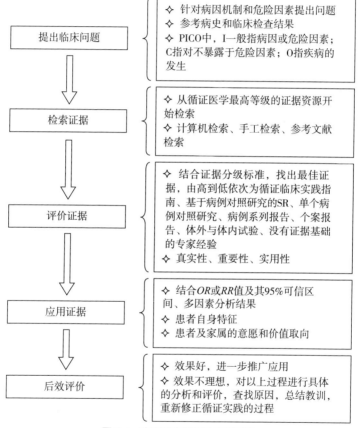

图 7-4　病因研究证据的循证实践

PICO. 患者 / 人群(patient/population,P)、干预措施(intervention,I)、对照措施(comparison,C)、临床结局(outcome,O);OR. 比值比;RR. 相对危险度。

二、疾病诊断证据的循证实践

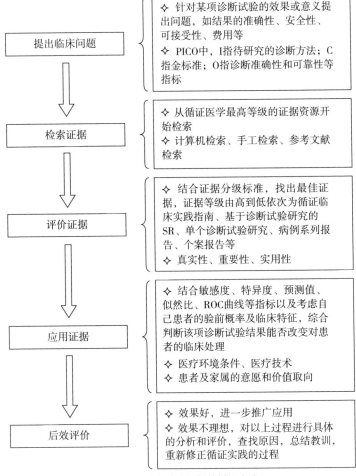

图 7-5 诊断试验证据的循证实践

PICO. 患者 / 人群（patient/population, P）、干预措施（intervention, I）、对照措施（comparison, C）、临床结局（outcome, O）; SR. 系统综述; ROC. 受试者工作特征。

三、疾病疗效证据的循证实践

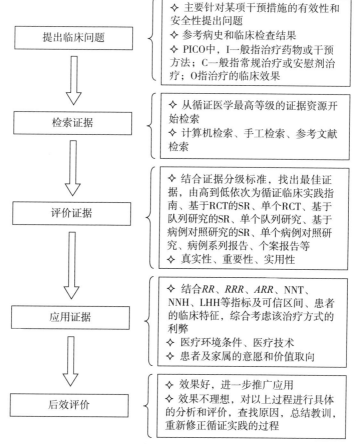

图 7-6 疗效研究证据的循证实践

PICO. 患者／人群（patient/population，P）、干预措施（intervention，I）、对照措施（comparison，C）、临床结局（outcome，O）；RCT. 随机对照试验；*RR*. 相对危险度；*RRR*. 相对危险降低度；*ARR*. 绝对危险降低率；NNT. 需要治疗人数；NNH. 需要伤害人数；LHH. 利弊比；SR. 系统综述。

四、疾病预后证据的循证实践

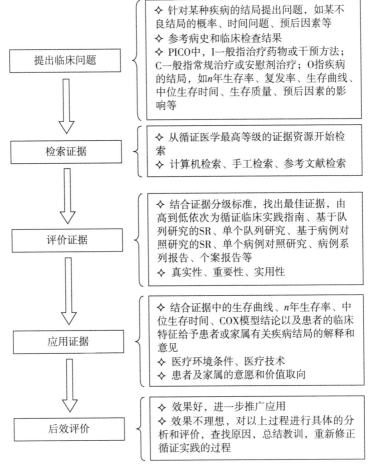

图 7-7 预后研究证据的循证实践

PICO. 患者/人群（patient/population，P）、干预措施（intervention，I）、对照措施（comparison，C）、临床结局（outcome，O）；SR. 系统综述。

推荐阅读文献

DICENSO A,BAYLEY L,HAYNES R B. Accessing pre-appraised evidence：fine-tuning the 5S model into a 6S model. Evid Based Nurs,2009,12(4):99-101.

习　　题

【A1 型题】

1. 关于发病密度(ID),下列说法正确的是(　　)

A. 指在一定时间内发生某病新病例的速率,即单位观察时间内人群的发病率

B. 用于动态队列,以人时为单位计算发病率

C. 时间单位可以是年、月或日,较常用的是人年

D. 具有瞬时频率性质

E. 以上都正确

答案:E

2. 临床研究选择研究对象的重要原则是(　　)

A. 研究对象能从临床试验中受益

B. 研究对象要有代表性

C. 尽量选择新发病例

D. 尽量选择依从性好的研究对象

E. 以上都正确

答案:E

解析:为了符合临床研究的伦理学要求和避免选择性偏倚,选择研究对象的时候应注意以上原则。

3. 临床试验的三项原则是(　　)

A. 单盲、双盲、三盲

B. 随机、对照、盲法

C. 真实性、可靠性、可行性

D. 研究者、研究对象、研究因素

E. 以上都不是

答案:B

4. 选择临床试验的观测指标时,下列不需要考虑的是(　　)

A. 该指标是否有敏感性和特异性

B. 该指标是否是受试者关心的内容

C. 指标数量

D. 指标与观察结局的关联性

E. 指标测量的过程是否科学可行

答案:B

解析:从科学的角度去选择临床试验的观察指标,而不是受试者关心的角度。

5. 某心血管内科医师欲研究一种新型降压药的效果,试验组以该降压新药为干预措施,对照组最好给予( )

A. 疗效明确的另一种常规降压药

B. 安慰剂

C. 不施加任何处理

D. 另一种新近使用的降压药

E. 以上均不对

答案:A

解析:阳性对照或者标准对照,是临床试验中比较推荐的,最符合伦理学要求。

6. 按研究设计方案分类的对照种类不包括( )

A. 安慰剂对照   B. 交叉设计对照

C. 历史性对照   D. 前后对照

E. 自身对照

答案:A

解析:安慰剂对照是一种比较常见的对照方式,然而对照分类的依据不是按照设计方案,而是对照的实际性质/内容。后四种对照(交叉设计对照、历史性对照、前后对照、自身对照)的分类依据是设计方案,它们分别对应一种设计方案。

7. 临床试验中采用随机分组法,其目的是( )

A. 使试验更具有代表性

B. 使实验组和对照组人数相等

C. 使试验因素对实验组、对照组作用均衡

D. 使非试验因素对实验组、对照组作用均衡

E. 以上都不是

答案:D

解析:为了避免选择性偏倚,非研究因素应在两组间均衡分布。随机分组是使非研究因素在实验组与对照组间均衡分布的重要手段之一。

8. 有关分层随机分组,下列结论中正确的是( )

A. 操作简单,节省时间

B. 分组单元是群体,干预措施易于实施

C. 分层因素越多越好

D. 年龄是最常见的分层因素之一

E. 尤其适合大样本量的情况下

答案:D

解析:年龄与性别是常见的分层随机分组的分层因素。分层因素数量不宜太多,否则各个亚组内样本数量过少或者会增加很多工作量。由于操作过程比简单随机分组的工作量大,因此如果样本数量比较大,简单随机分组的效果也会很好的情况下,不推荐采用分层随机分组。

9. 临床上的"双盲"研究是指( )

A. 研究组接受新药,对照组接受安慰剂

B. 观察者和受试对象均不知道分组情况

C. 研究组和对照组都不知道观察者的身份

D. 研究对象既不知道所属组别,也不知道所用药物种类

E. 研究者既不知道分组情况,也不知道所用药物种类

答案:B

10. 由于试验性研究是以人为研究对象,所以必须慎重考虑( )

A. 医德问题 B. 调查员的培训

C. 研究的持续时间 D. 开展研究的医院

E. 不同病种的对照

答案:A

解析:以人为研究对象的临床研究或者科学研究,伦理学的要求应是首要考虑的内容。

11. 反映某地区某一时点或期间疾病分布的特点,使用的指标主要是患病率,该研究为( )

A. 横断面研究 B. 病例对照研究

C. 队列研究 D. 类实验研究

E. 分析性研究

答案:A

12. 队列研究的优点是( )

A. 省时、省力

B. 不易发生随访偏倚

C. 控制混杂因子的作用易实现

D. 较直接地验证病因与疾病的因果关系

E. 研究的结果能代表全人群

答案：D

解析：请参考队列研究的定义及优缺点。E 选项，研究结果能否代表全人类，不是某一种研究方案本身就可以决定的，同时要考虑样本的数量和来源等可以影响样本代表性的因素。

13. 实验性研究中采用双盲法的主要目的是（　　　）

A. 尽可能减少失访

B. 减少抽样误差的影响

C. 使实验组和对照组不知道实验目的

D. 消除研究者和研究对象对结果的主观影响

E. 使实验组和对照组人口学特征更具有可比性

答案：D

解析：请参考双盲的定义及目的。E 选项，双盲也可以使两组间具有可比性，然而可比性有很多方面，人口学特征的可比，一般是由分组过程实现的（比如采用随机分组）。

14. 产生选择偏倚的根本原因可以认为是（　　　）

A. 不选对照组

B. 样本缺乏代表性或可比性

C. 调查方法不统一

D. 回忆不准确

E. 没有进行配比

答案：B

15. 荟萃分析在合并各个独立研究结果前应进行（　　　）

A. 相关性检验　　　　B. 异质性检验　　　　C. 回归分析

D. 关联性分析　　　　E. 标准化

答案：B

16. 有关荟萃分析的描述不正确的是（　　　）

A. 是一种观察性研究

B. 能排除原始研究中的偏倚

C. 可以增加检验效能

D. 目的是比较和综合多个同类研究的结果

E. 针对随机对照试验所做的荟萃分析结论更为可靠

答案：B

解析：作为二次研究，荟萃分析可以评估原始研究的偏倚情况，使汇总结果尽可能客观真实。荟萃分析可以排除偏倚大的原始研究,不将其纳入汇总结果,而不能把已经纳入汇总的原始研究中的偏倚排除掉。

17. 对系统综述的描述正确的是(　　　)

A. 题目与传统综述相比更具体明确

B. 是多个随机对照临床试验结果的相加求和

C. 必须使用荟萃分析方法进行汇总分析

D. 较传统综述引用更多的参考文献

E. 对文献的严格评价可不作强行要求

答案:A

18. 有关系统综述,下列描述不正确的是(　　　)

A. 是一种文献综述形式

B. 每篇系统综述只针对一种临床问题,如治疗等

C. 要收集发表和未发表的文献

D. 必须对纳入文献进行质量评价

E. 每篇系统评价均要进行定量分析

答案:E

19. 评价一项新的诊断试验,最重要的标准是(　　　)

A. 作者是否为著名的专家

B. 是否与标准的诊断方法进行盲法比较

C. 诊断试验的仪器是否为国外进口产品

D. 最后结果是否经过统计学处理

E. 参加研究的患者依从性是否高

答案:B

20. 假如进行 100 例胃癌患者的生存分析,有 15 例患者属于截尾,下列哪项不属于截尾的原因(　　　)

A. 在 2 年内死于其他疾病

B. 患者主动退出研究

C. 患者由于搬迁等原因失访

D. 由于入组时间比较晚,患者随访时间不足 2 年

E. 患者死于胃癌

答案:E

解析:胃癌死亡属于观察终点事件,如果可以观察到终点事件的发生,该患者数据属于完全数据,不属于截尾数据。没有观察到终点事件发生的患者,在生存分析的数据处理上,属于截尾数据,截尾数据在分析的过程中也是有作用的,不能直接将这 15 例患者的数据剔除。

【案例分析题】

从某医院收集 200 例糖尿病肾病肾衰竭患者,另取 200 例糖尿病肾功能正常患者,两组患者年龄、性别、入院日期配对,回顾性分析糖尿病肾病的预后因素。

1. 该研究方案所采用的是( )

A. 回顾性队列研究　　　　　　B. 病例对照研究

C. 前瞻性队列研究　　　　　　D. 横断面研究

E. 描述性研究

答案:B

2. 该研究方案很可能由以下哪项原因引进偏倚( )

A. 两组糖尿病患者未匹配病程带来的不可比

B. 两组糖尿病患者不同的失访率

C. 对于肾衰竭判断不准确

D. 对于糖尿病判断不准确

E. 此方案可能匹配过度(年龄、性别、入院日期)

答案:A

解析:此案例明确指出病例组的定义(某医院收集 200 例糖尿病肾病肾衰竭患者)及相应采取的对照人群(某医院 200 例糖尿病肾功能正常患者)。选择对照组的过程也给出了简单的描述(年龄、性别、入院日期配对)。此病例对照的研究目的是分析糖尿病肾病的预后因素,即是什么原因导致糖尿病患者的严重并发症(肾病肾衰竭)。对于慢性疾病而言,病程对疾病结局通常都有影响。因此糖尿病病程这个因素应该在病例组和对照组间均衡可比,这是非常有必要的。

(吴晓梅　周宝森)

索 引